ドラッグデリバリーシステムの新展開Ⅱ

―核酸医薬・抗体医薬・ワクチン医療を支えるDDS技術―

Recent Deployment of Drug Delivery Systems Ⅱ

―DDS for Nucleic Acid Medicine, Antibody Drug and Vaccine―

《普及版／Popular Edition》

監修 永井恒司，岡田弘晃

シーエムシー出版

DDS 研究の新しい挑戦
—Hybridization の総合科学技術—

今日の DDS 研究は，基礎的には益々生物学的要素の部分が拡大しつつある。同時に，それを臨床に使用できる医薬品製剤として仕上げるための新しい製剤技術，つまり生物学的な製剤技術が進展しつつある。これら両者の Hybridization が不可欠となる。これはまさに“治療の個別化”，または“Tailored drug therapy”と呼ばれる最適な臨床結果を求める Strategy であり，挑戦ともいえる。それには，生物医学工学をはじめ，あらゆる学問分野を，患者に有効で安全な製品を仕上げるために活用することになる。同時に，ここでの“物づくり”のアプローチの過程で Hybridize された知見・技術は新薬の創生・開発を導くことになる。

21 世紀の科学技術の特徴は *3H*（*Hi–quality*，*Husbandry*，*Hybrid*）だと言われている。宇宙ロケットが頻繁に打ち上げられるようになったのは *Hi–quality* が達成されてきたからであり，人類の寿命を延ばすためには地球にやさしく *Husbandry* でなければならなくなってきたことからも，*Hi–quality* および *Husbandry* がそれぞれ 21 世紀の科学技術の特徴になってきていることは実感できる。

そして *Hybrid* は *3H* の主軸をなすものと思われるが，近年のノーベル賞は *Hybrid* の新規な大発見や発明が対象となることが多くなってきた。したがって，一言でいえば，21 世紀の科学技術の特徴は *Hybridization* であるとも言える。

Hybridization の最たる例は，米国のアポロ計画の成功とそれに続く数々の宇宙開発だと言えよう。この 20 世紀における人類最高の業績を達成させた単位科学技術があるわけではない。まさに，物質材料科学，生命人間科学，情報科学を複合・総合させて組み立て最適化したものである。わが国の自動車が高い評価を受けるようになったのは *Hybridization* の科学技術が進歩したためとも言えるが，もともと，日本人は *Hybridization* が得意な国民だとは言えないように思う。例えば，過去においては異なる専門の人と人の共同作業により相乗効果が期待できるという意識は弱かったように思う。最近事情は少し変わりつつあるが，従来多くの場合，文科省等の大型共同研究費の申請は，似た領域の研究者から構成する研究者間で山分けするのが主たる目的で，真の各研究者同士の共同により実をあげるためとは言い難いところがあった。ノーベル賞の中で，とりわけ *Hybridization* が強く求められる生理学・医学賞受賞者がわが国で生まれにくいことも関係するとも言われる。

昔から，“専門馬鹿”と呼ばれ，自分の専門以外のことには関心を持たない人物が尊ばれる風習があった。“専門馬鹿”は単純な Specialist であり，*Hybridization* のためには Specialist であると同時に Generalist でなければならない。つまり，単位科学技術を一つの目標に向けて実のあるものにまとめ上げる能力が求められる。アメリカの科学技術は，*Hybridization* の実学から発展したとも言われる。フォード，ベル，エディソンの3大科学者は，それぞれ，自動車会社，電話会社，電気・電力・ガス会社を設立し，アメリカ国民のみならず，世界人類の幸福のために計り知れない貢献をしてきた。近年アメリカにおけるベンチャー企業隆盛の伝統はここから始まっているように思う。そして，これが今日のアメリカが世界最強の産業を維持している基盤になっている。

日本の製薬会社では，前の三共株式会社は高峰譲吉博士ら3人の科学者の共同で創られたが，実際にはこのような例は稀である。それは，科学者は純粋科学研究に没頭し，企業経営などには関心を示さないのが，美徳とされてきたからであろう。良い物をつくって人々を幸せにし，その報酬として，多額の収入を得ることは当然であるという欧米人の考え方とは隔たりがある。わが国では，今はともかく昔から一般に，大学の研究者はとかく企業の研究者より偉い（？）と見られがちであったように思う。私も，若い頃，そういう既成概念に染まっていた時があったが，アメリカ留学はそれを打ち砕いてくれた。アメリカには実学（企業）と基礎学（大学）とに差を設けない伝統があるように思う。

DDSの最終製品（Product）の品質はIdea，Design，Process，ServiceおよびAssessmentの品質に依存する。これには，上述のことからわかるように，必然的に学際的・学融的であることと，国際的であることが求められ，そしてPhilosophyとEthicsが包含されることになる。DDS開発を振興する環境条件も進んできている。例えば，国家プロジェクトの中にDDS関連の研究が重視されるようになってきた。こうして，すぐれたDDSを作り上げる手法が一般化され，今世紀には，DDSが新薬の開発において，新規化合物の開発と並んで重要な地位を占めることになってきた。

去る2011年3月11日，わが国は未曽有の大震災により，計り知れない損害をうけ，被災者には心からお見舞申し上げる次第である。関連して，当地でつくられる高品質の生産部品の供給に支障を来し，日本のみならず，世界中の生産活動が影響を受けたことが報道された。このことは，当地が世界最高の優れた技術の宝庫であることを明らかにした。わが国のこのように豊富な優れた技術のHybridizationにより，人類の福祉に貢献するDDS製剤とその科学が生まれることが期待される。

2012年3月

監修を代表して

㈶永井記念薬学国際交流財団

永井恒司

普及版の刊行にあたって

本書は2012年に『ドラッグデリバリーシステムの新展開Ⅱ —核酸医薬・抗体医薬・ワクチン医療を支えるDDS技術—』として刊行されました。普及版の刊行にあたり，内容は当時のままであり加筆・訂正などの手は加えておりませんので，ご了承ください。

2018年12月

シーエムシー出版　編集部

執筆者一覧（執筆順）

永井恒司	㈶永井記念薬学国際交流財団
西山伸宏	東京大学　大学院医学系研究科　臨床医工学部門　准教授
片岡一則	東京大学　大学院医学系研究科　臨床医工学部門，工学系研究科　マテリアル工学専攻　教授
三上益弘	㈱産業技術総合研究所　ナノシステム研究部門　主任研究員
保地毅彦	アステラス製薬㈱　製剤研究所　主管研究員
迫　和博	アステラス製薬㈱　製剤研究所　所長
畠山浩人	北海道大学　大学院薬学研究院　未来創剤学研究室　特任助教
秋田英万	北海道大学　大学院薬学研究院　薬剤分子設計学研究室　准教授
原島秀吉	北海道大学　大学院薬学研究院　薬剤分子設計学研究室　教授
西川元也	京都大学大学院　薬学研究科　病態情報薬学分野　准教授
毛利浩太	京都大学大学院　薬学研究科　病態情報薬学分野
高橋有己	京都大学大学院　薬学研究科　病態情報薬学分野　助教
高倉喜信	京都大学大学院　薬学研究科　病態情報薬学分野　教授
吉岡祐亮	㈱国立がん研究センター研究所　分子細胞治療研究分野　研修生
竹下文隆	㈱国立がん研究センター研究所　分子細胞治療研究分野　主任研究員
小坂展慶	㈱国立がん研究センター研究所　分子細胞治療研究分野　研究員
落谷孝広	㈱国立がん研究センター研究所　分子細胞治療研究分野　分野長
中西真人	㈱産業技術総合研究所　幹細胞工学研究センター　副センター長
櫻井文教	大阪大学大学院　薬学研究科　分子生物学分野　准教授
水口裕之	大阪大学大学院　薬学研究科　分子生物学分野　教授；大阪大学　MEIセンター　教授；㈱医薬基盤研究所　幹細胞制御プロジェクト　チーフプロジェクトリーダー
根岸洋一	東京薬科大学　薬学部　薬物送達学教室　准教授
高橋葉子	東京薬科大学　薬学部　薬物送達学教室　助手
新槇幸彦	東京薬科大学　薬学部　薬物送達学教室　教授
岡田弘晃	㈱岡田DDS研究所　所長
小河崇也	明治製菓㈱　医薬総合研究所　CMC研究所　薬剤研究室
田中　晃	東京薬科大学　薬学部　製剤設計学教室
金沢貴憲	東京薬科大学　薬学部　製剤設計学教室　助教
片山佳樹	九州大学　大学院工学研究院　応用化学部門　教授
村上正裕	大阪大谷大学　薬学部　薬剤学講座　教授
横田隆徳	東京医科歯科大学大学院　医歯学総合研究科　脳神経病態学分野　教授
高島由季	東京薬科大学　薬学部　医療薬物薬学科　製剤設計学教室　准教授
向井英史	㈱理化学研究所　分子イメージング科学研究センター　分子プローブ動態応用研究チーム　研究員
渡辺恭良	㈱理化学研究所　分子イメージング科学研究センター　センター長
小澤健夫	POCクリニカルリサーチ㈱　代表取締役社長

鈴　木　　　亮　　帝京大学　薬学部　生物薬剤学教室　講師
小　田　雄　介　　帝京大学　薬学部　生物薬剤学教室　助手
丸　山　一　雄　　帝京大学　薬学部　生物薬剤学教室　教授
谷　口　博　昭　　東京大学　医科学研究所　抗体・ワクチン・分子標的治療研究寄付部門　特任助教
今　井　浩　三　　東京大学　医科学研究所　附属病院長，先端医療研究センター　癌制御分野　教授
津　本　浩　平　　東京大学　医科学研究所　教授
珠　玖　　　洋　　三重大学　大学院医学系研究科　がんワクチン治療学／遺伝子・免疫細胞治療学　教授
原　田　直　純　　三重大学　大学院医学系研究科　がんワクチン治療学　リサーチアソシエイト
池　田　裕　明　　三重大学　大学院医学系研究科　遺伝子・免疫細胞治療学　准教授
安　永　正　浩　　㈱国立がん研究センター東病院　臨床開発センター　がん治療開発部　薬理薬効室長
眞　鍋　史　乃　　㈱理化学研究所　基幹研究所　伊藤細胞制御化学　専任研究員
松　村　保　広　　㈱国立がん研究センター東病院　臨床開発センター　がん治療開発部　部長
藤　井　郁　雄　　大阪府立大学　大学院理学系研究科　生物科学専攻　生体分子科学分野　教授
國　澤　　　純　　東京大学　医科学研究所　炎症免疫学分野　講師
松　尾　一　彦　　大阪大学　薬学研究科　薬剤学分野　特任研究員
岡　田　直　貴　　大阪大学　薬学研究科　薬剤学分野　准教授
中　川　晋　作　　大阪大学　薬学研究科　薬剤学分野　教授
小檜山　康　司　　㈱医薬基盤研究所　アジュバント開発プロジェクト　プロジェクト研究員
石　井　　　健　　㈱医薬基盤研究所　アジュバント開発プロジェクト　プロジェクトリーダー
宇　高　恵　子　　高知大学　医学部　免疫学　教授
弓　場　英　司　　大阪府立大学大学院　工学研究科　物質・化学系専攻　応用化学分野　助教
河　野　健　司　　大阪府立大学大学院　工学研究科　物質・化学系専攻　応用化学分野　教授
大　谷　敬　亨　　片山化学工業㈱　R&D センター　研究開発課　主任研究員
北　川　寛　之　　片山化学工業㈱　R&D センター　研究開発課　研究員
五十嵐　貢　一　　片山化学工業㈱　R&D センター　所長
水　島　　　徹　　慶應義塾大学　薬学部　分析科学講座　教授
加　藤　泰　己　　ナノキャリア㈱　取締役 CSO
松　村　　　学　　第一三共㈱　研究開発本部　トランスレーショナルメディシン部　グループ長

菅原一樹	Cancer Research Center, Sanford-Burnham Medical Research Center, Research Assistant Professor
松浦和則	九州大学　大学院工学研究院　応用化学部門　准教授
新留琢郎	九州大学　大学院工学研究院　応用化学部門　准教授
平井敏郎	大阪大学　大学院薬学研究科　毒性学分野；㈱医薬基盤研究所　バイオ創薬プロジェクト
吉岡靖雄	大阪大学　臨床医工学融合研究教育センター　特任准教授（常勤）；㈱医薬基盤研究所　バイオ創薬プロジェクト
鍋師裕美	大阪大学　大学院薬学研究科　附属実践薬学教育研究センター　特任助教（常勤）；㈱医薬基盤研究所　バイオ創薬プロジェクト
吉川友章	大阪大学　大学院薬学研究科　毒性学分野　助教；㈱医薬基盤研究所　バイオ創薬プロジェクト
堤　康央	大阪大学　大学院薬学研究科　毒性学分野　教授；㈱医薬基盤研究所　バイオ創薬プロジェクト；大阪大学　臨床医工学融合研究教育センター
澤　芳樹	大阪大学大学院　医学系研究科　外科学講座　心臓血管外科学　教授
大木岳志	東京女子医科大学　消化器外科　准講師；東京女子医科大学　先端生命医科学研究所
橋田泰彦	京都大学　物質—細胞統合システム拠点　特定研究員
樋口ゆり子	京都大学大学院　薬学研究科　革新的ナノバイオ創薬研究拠点　特定助教
橋田　充	京都大学大学院　薬学研究科　教授
口丸高弘	東京工業大学大学院　生命理工学研究科　生体分子機能工学専攻 生体機能制御工学分野　特別研究員
門之園哲哉	東京工業大学大学院　生命理工学研究科　生体分子機能工学専攻 生体機能制御工学分野　助教
近藤科江	東京工業大学大学院　生命理工学研究科　生体分子機能工学専攻 生体機能制御工学分野　教授
樋口和秀	大阪医科大学　第二内科　教授
森田英次郎	大阪医科大学　第二内科
進藤康則	龍谷大学　理工学部　機械システム工学科
能田貞治	大阪医科大学　第二内科
倉本貴典	大阪医科大学　第二内科
井上拓也	大阪医科大学　第二内科
時岡　聡	大阪医科大学　第二内科
梅垣英次	大阪医科大学　第二内科
大塚尚武	㈱ミュー

執筆者の所属表記は，2012年当時のものを使用しております。

目　　次

第1章　総論

第2章　核酸医薬への展開

目　次

第3章　抗体医薬への展開

第4章 ワクチンへの展開

第 5 章　企業による DDS プラットフォーム技術

第6章　DDSの新たな可能性

目　次

第1章　総論

1　DDSを用いた薬剤耐性の克服

西山伸宏[*1]，片岡一則[*2]

1.1　はじめに

薬物治療において細胞の耐性獲得は，きわめて重大な問題である。特にがん治療においては，治療早期に奏功した抗がん剤が治療中に効果が著しく低下したり，再発時にあらゆる抗がん剤が無効になっていることが見受けられる。さらに胃癌などのように，治療のはじめから抗がん剤が効かない自然耐性が存在することもよく知られている。このような薬剤耐性は，ほとんどの場合は，細胞レベルでなんらかの耐性機構が存在するためであると考えられている。このような耐性機構の主なものを図1に示す[1]。抗がん剤は，通常，細胞膜の拡散もしくはトランスポーターなどを介して細胞質へと移行し，標的と相互作用することにより抗がん活性を発揮する。この過程において，自然耐性および耐性獲得を有する細胞では，①多剤耐性細胞で過剰発現している多剤排出ABCトランスポーター（P糖たんぱく質）などの薬物排出ポンプによる細胞外への薬物の汲み出し，②グルタチオンなどの解毒分子・タンパク質による薬物の不活性化，③分子シャペロンとして機能する熱ショックタンパク質やDNA修復酵素による標的分子の修復，④外部からのサイトカインや増殖因子などの刺激による生存シグナルの発現，のいずれか，もしくは複数の機構が亢進していることが知られている。このような耐性を回避するために，作用メカニズムが異

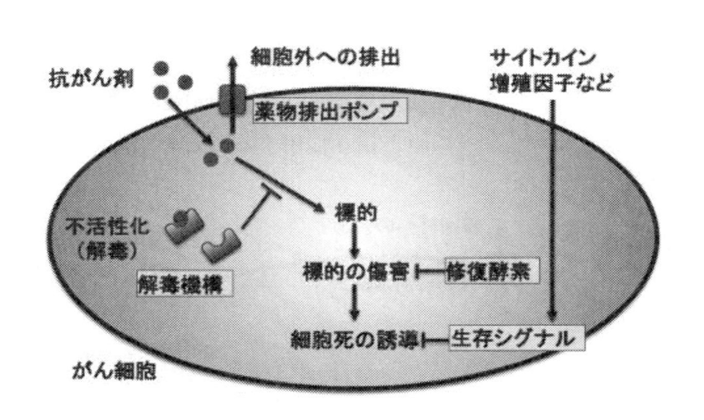

図1　がん細胞における主な薬剤耐性機構

＊1　Nobuhiro Nishiyama　東京大学　大学院医学系研究科　臨床医工学部門　准教授
＊2　Kazunori Kataoka　東京大学　大学院医学系研究科　臨床医工学部門，工学系研究科
マテリアル工学専攻　教授

なる薬物を組み合わせたり，耐性を示しにくい薬物の開発が行なわれているが，これまでのアプローチでは薬剤耐性を克服することはきわめて困難である。

DDSは，リポソームや高分子キャリアを利用して薬物を患部選択的に集積させることによって，副作用を軽減し，薬理効果を増強することを目的としているが，近年，全身レベルでの薬物デリバリーに加えて，細胞レベルでの薬物デリバリーに注目が集まっている[2)]。DDSを利用すれば，薬物の細胞内分布や活性型薬剤の作用パターンを制御することができ，上述の薬剤耐性機構を回避することも可能となる。ここでは，具体例を挙げながら，DDSの薬剤耐性克服の可能性について記述する。

1.2　薬物の細胞内動態の制御に基づく耐性機構の回避

DDSと低分子薬剤で大きく異なるのは細胞への取り込みメカニズムである。通常，低分子量薬剤は上述のように細胞膜を通過するが，DDSはエンドサイトーシスによって細胞内に取り込まれる。一方，エンドソーム／リソソーム内はpHやCl^-イオン濃度が細胞外と異なっていることが知られており[3)]，これらのオルガネラ特異的環境で選択的に薬物が放出されるようにDDSを設計することによって，図1の薬物排出ポンプによる細胞外への薬物の汲み出しを回避することが可能となる（図2）。例えば，Kopecekらは，N-（2-hydroxypropyl）methacrylamide（HPMA）共重合体と抗がん剤ドキソルビシン（Dox）がエンドソーム／リソソーム内のカテプシンBで切断される基質ペプチドで連結されたPHPMA-Dox複合体がエンドサイトーシスにより細胞内に取り込まれ，エンドソーム／リソソーム内で高濃度の薬物を放出することにより，Dox耐性がん細胞における薬物排出ポンプの過剰発現に基づく薬剤耐性機構を回避しうることを報告している[4,5)]。また，Baeらは，ポリエチレングリコール（PEG）-poly（histidine）ブロック共重合体が生理的pHではpoly（histidine）が疎水性となるために高分子ミセルを形成するが，エンドソーム／リソソーム内の低pH環境でpoly（histidine）がカチオン性となりミセル構造が不安定化する一方でエンドソーム膜と相互作用することを利用して，効率的にDoxを細

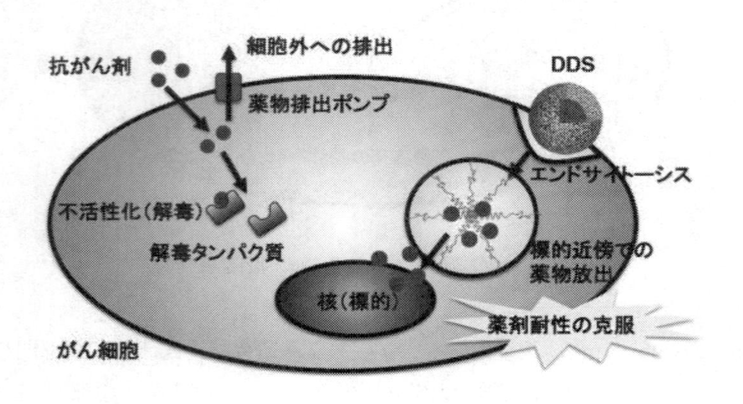

図2　DDSによるがん細胞の薬剤耐性機構の回避

胞質内に送達することに成功した[6]。Bae らは，がん細胞に高分子ミセルを効率的に取り込ませるために，多くのがん細胞で受容体の過剰発現が認められている葉酸分子をリガンド分子として搭載した高分子ミセルを開発することによって，Dox 耐性が克服可能であることを報告している[6]。

近年，筆者らは，大腸がんの標準治療薬として使用されるオキサリプラチンの活性体であるDACHPt を内包した高分子ミセルがオキサリプラチン耐性がんに対して優れた薬効を示すことを見出した[7]。オキサリプラチン耐性がんは，そのメカニズムを検証した結果，細胞質内のメタロチオネイン等の解毒タンパク質の過剰発現に起因することが示唆され，低 pH 環境と塩素イオン濃度に応答して活性型薬剤を放出する DACHP 内包ミセルは，エンドサイトーシスによって細胞に取り込まれた後に，標的である核近傍の後期エンドソーム／リソソームで選択的にDACHPt を放出することによって解毒タンパク質による DACHPt の失活を回避していることが示唆された[7]。

これらの結果は，DDS がナノスケールのトロイの木馬として細胞内の薬剤耐性機構を回避しうることを示唆している。

1.3　DDS がもたらす薬物の薬理作用の変化

一般的に，薬物は，その分子標的のみならず，細胞内の様々な生体分子（脂質，蛋白質など）と相互作用し，薬剤耐性，解毒，細胞内ストレスなどに関連する遺伝子の発現に影響を与えるものと考えられるが，DDS は薬物の細胞内分布と作用パターンに変化をもたらすために薬物の薬効を変化させうる。例えば，上述の PHPMA–Dox 複合体による Dox 耐性の克服のメカニズムに関して，Kopecek らは遺伝子の発現プロファイルを評価した結果，以下のことが明らかになった[4,5]。

（ｉ）Dox による処理は，ストレス因子，解毒酵素および DNA 修復酵素に関連する遺伝子群（HSP70，GST–P，BUDP，Topo–II α，β，TK–1）の発現を上昇させたが，PHPMA–Dox による処理はそれらの発現を減少させた。

（ii）PHPMA–Dox による処理は，Dox による処理と比較して，アポトーシス関連遺伝子（p53，c–fos，c–jun，Apaf–1，caspase–9）の発現を顕著に上昇させた。また，PHPMA–Dox による処理は，抗アポトーシス分子である Bcl–2 の発現を減少させた。

（iii）Dox による処理は，薬物排出蛋白質（MDR–1，MRP）の発現を上昇させたが，PHPMA–Dox による処理はそれらの発現を減少させた。

さらに，PHPMA–Dox で処理したがん細胞は，低酸素状態（hypoxia）となり，嫌気的エネルギー代謝が起こることも明らかになっており，上述の遺伝子発現に影響を与えているものと思われる。以上の結果より，Kopecek らは，PHPMA–Dox は，がん細胞の薬剤耐性および解毒関連分子の遺伝子発現を抑制し，さらにアポトーシスシグナルを活性化することで，耐性がんに対しても顕著な抗がん活性を示すものと考えている[4,5]。

一方，DDSは，キャリア材料自身が薬物に対する生体反応のモディファイアー（modifier）として機能することにより，薬物単独とは異なる薬理作用を示すことも報告されている。例えば，Kabanovらは，両親媒性のA–B–Aブロック共重合体であるPluronicが，c.m.c.以上で高分子ミセルを形成し，疎水的薬物の担体として機能する一方で，c.m.c.以下でユニマーが細胞膜と相互作用することによって二分子膜の流動性の低下や細胞内ATP量の減少を惹起し，さらにATPのABCトランスポーターへの結合を阻害することで，多剤耐性細胞の疎水性薬剤に対する感受性を高めることを報告している[8~10]。このPluronicによる細胞内ATP量の減少は，Pluronicが細胞膜を通過し，ミトコンドリア膜に相互作用することで，呼吸鎖複合体を破壊するためではないかと考えられている[8]。その結果，Pluronicによる処理で他のATP依存的薬剤耐性および解毒機構（glutathione–S–transferase（GST）など）も不活性化されることが示されている[8]。すなわち，Pluronicはキャリア材料自身が薬物の生体反応のモディファイアーとして機能すると考えられている。

1.4 おわりに

DDSは，薬物を患部まで輸送する「運び手」として考えられてきたが，細胞レベルにおいて薬物の細胞内動態（取り込み過程，細胞内局在，細胞内での薬剤の放出パターン）に変化をもたらし，薬物の薬理作用を積極的に変化させる可能性がある。また，DDSの中には，Pluronicのようにキャリア材料自身が細胞に直接作用し，内包された薬物の薬効を変化させるものも存在し，このような材料は単なる薬物の運び手ではなく，薬物に対する細胞の反応を制御するモディファイアーとして機能する。これらのDDSの細胞レベルでの効果を十分に理解し，制御することができれば，薬物の耐性機構を回避するための有効なアプローチとなるものと考えられる。このようなDDS研究は，従来の低分子化合物の開発とは異なる合理的かつ効率的な新薬の開発に繋がるものと考えられ，今後のさらなる発展が期待される。

謝辞

本研究の一部は，日本学術振興会　最先端研究開発支援プログラム（FIRSTプログラム）による支援を受けて行われた。記して謝意を表する。

文　　献

1） R. Agarwal, *et al., Nat. Rev. Cancer* **3**, 502–516 (2003)
2） J. A. Hubbell, *Science.* **300**, 595–596 (2003)
3） N. D. Sonawane, *et al., J. Biol. Chem.* **277**, 5506–5513 (2002)
4） T. Minko, *et al., Pharm Res.* **16**, 986– 996 (1999)

5) T. Minko, *et al., Int. J. Cancer* **86**, 108–117 (2000)
6) D. Kim, *et al., Small* **4**, 2043–2050 (2008)
7) M. Murakam, *et al.,Sci. Transl. Med.* **3**, 64ra2 (2011)
8) A. V. Kabanov, *et al., J. Control. Release* **101**, 259–271 (2005)
9) T. Minko T, *et al., J. Control. Release* **105**, 269–278 (2005)
10) E. V. Batrakova, *et al., Br. J. Cancer* **85**, 1987–1997 (2001)

2　DDSにおける放出制御・製剤設計シミュレーション

三上益弘*

2.1　はじめに

DDSにおける放出制御・製剤設計シミュレーションのうち，放出制御シミュレーションは，1960年代から研究が行われ，現在では，製品開発のスピードアップを実現するうえで実用的に役立っている。しかしながら，拡散係数などを実験に依存しているために，すべてをシミュレーションから設計できる状況には至っていない。一方，製剤設計シミュレーションは，分子構造や分子間相互作用の詳細を考慮しなくてはならないので，実用的に利用されるには至っていないが，徐々に普及しつつある。ここでは，DDSにおける放出制御・製剤設計シミュレーションの最近の研究動向を紹介するとともに，製剤設計とターゲッティング及び吸収促進を解析するための分子軌道法・分子シミュレーション・流体力学に基づいたマルチスケールDDSシミュレーション技術も紹介する。

2.2　放出制御シミュレーション

放出制御は，薬物の血中濃度を必要な期間治療域において適量に保ち，薬物の治療効果を最大にして，副作用を軽減させることを目標とする。このために，放出制御では，薬物を作用部位に適切な濃度—時間パターンのもとに送達させる。この技術の目標は，一定速度での放出（0次放出）である。これまで開発された方法として，下記の二種類がある。

（a）　リザーバー型：薬物を高分子などの放出制御膜で包みこみ，薬物の放出速度を被膜の膜透過性によりコントロールする方式である。

（b）　マトリックス型：薬物を高分子やワックスなどのマトリックスに分散させたもので，薬物の放出をマトリックス内の薬物の拡散速度により制御する方式である。

これに対して，拡散放出制御のシミュレーションとしては，これまで，Higuchiの先駆的な研究[1]以来，多くの研究が行われてきた。シミュレーションの効用として，特定の剤形からの制御薬物放出の機構についての深い理解と，薬物放出の速度論に定式化と処理パラメータの影響の定量的予測を得ることができる。その結果，シミュレーションから目的とする薬物放出プロファイルが得られ，最適なドラッグデリバリーシステムを設計し，開発する指針を確立することができる。ここでは，放出制御シミュレーション技術の現状を紹介する。

拡散放出の基本方程式は，(1) 式に示す拡散方程式である。

$$\frac{\partial c}{\partial t} = D\left(\frac{\partial^2 c}{\partial x^2} + \frac{\partial^2 c}{\partial y^2} + \frac{\partial^2 c}{\partial z^2}\right) \quad (1)$$

Siepmannらは，リザーバー型とマトリックス型DDSに対して，この方程式を錠剤の形状（ス

---

*　Masuhiro Mikami　㈱産業技術総合研究所　ナノシステム研究部門　主任研究員

ラブ型，球型，シリンダー型）と薬剤の埋め込み方式（独立な薬剤分子と薬剤結晶）に対する境界条件・初期条件の下で解いて，放出された薬剤の積算量について報告している[2)]。(2) 式は，マトリックス型のスラブ形状で薬剤分子はシリンダー中に一様に分散したタブレットに対する放出積算量である[3)]。同様に残りすべての型・形状・薬剤分散方式についての解が求められており，現在では，実用的に利用できる段階にある。

$$\frac{M(t)}{M_\infty}=1-\frac{32}{\pi^2}\sum_{q=1}^{\infty}\frac{1}{q^2}\exp\left(-\frac{q^2}{R^2}Dt\right)\sum_{p=1}^{\infty}\frac{1}{(2p+1)^2}\exp\left(-\frac{(2p+1)^2\pi^2}{H^2}Dt\right) \tag{2}$$

ここで，M (t) と M_∞ は時刻 t と無限大における放出された薬剤の積算量である。R と H はシリンダータブレットの半径と高さである。D は薬剤分子の製剤中における拡散係数である。Siepmann ら[2)]は，コルドリン SR 錠剤（80%ポリ酢酸ビニルと 19%ポリビニルピロリドン）からのジプロフィリンの積算放出量の (2) 式による理論的予測値と実験結果を比較している。図1に示した結果は，シリンダータブレットの初期の直径が 11.3mm，初期の高さが 1.3mm，3.9mm の二つの場合の薬剤放出量である。ジプロフィリンの 80%ポリ酢酸ビニルと 19%ポリビニルピロリドン混合系における拡散係数は，(2) 式により実験結果をカーブフィッティングして決められた。拡散係数はカーブフィッティングから決められたが，理論予測と実験結果は，よく一致している。このような放出制御シミュレーションは，コルドリン SR 錠剤の形状の最適化を行う上で非常に役立つ。さらに，拡散係数も理論的に決めることができたらその予測性は一層向上するであろう。

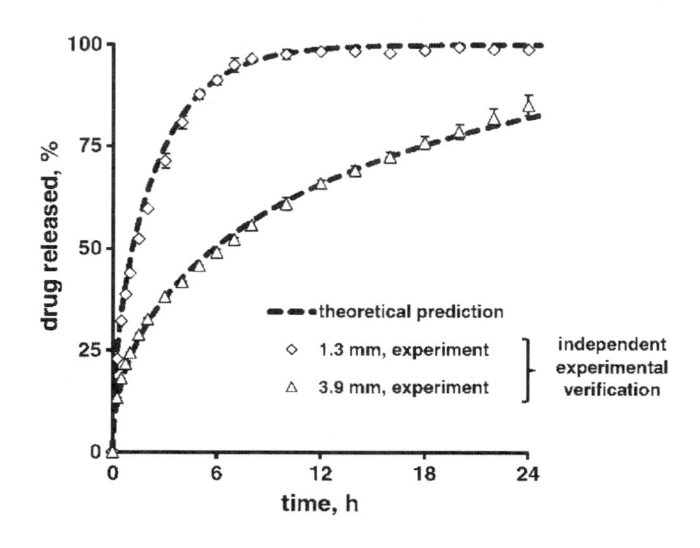

図1　放出制御シミュレーションによるコルドリン SR 錠剤の形状の最適化
鎖線は放出シミュレーションからの予測値．◇と△は初期の高さが 1.3mm，3.9mm の SR 錠剤の実験値．（文献 3）から転載）

2.3　製剤設計シミュレーション

製剤設計で重要なのは，薬剤の製剤に対する溶解度と薬剤の製剤中における拡散係数である。ここでは，分子動力学シミュレーションによる溶解度パラメータの評価についてのみ紹介する。拡散係数については，紙面の関係上，最近の総合報告[4]を紹介して割愛させて頂く。Hildebrandの溶解度パラメータ（δ）は，(3) 式で与えられる。

$$\delta = \sqrt{\frac{\Delta E_v}{V}} = \sqrt{\frac{(E_{vac} - E_{bulk})}{V}} = \sqrt{\frac{2\pi n^2}{V^2}\int_0^\infty u(r)g(r)r^2 dr} \tag{3}$$

ここで，$\Delta E_v/V$ は凝集エネルギー密度で，分子系が真空状態にある時の相互作用エネルギー：E_{vac} と凝集状態の時の相互作用エネルギー：E_{bulk} の差で定義される。V はモル体積，n は分子数，u（r）は相互作用エネルギー，g（r）は動経分布関数である。

混合系を構成する各成分の E_{vac} と E_{bulk} は分子動力学シミュレーションから計算し，対応する δ を求めるのに使われる。各成分の溶解度パラメータが得られたら，Flory–Hugginsの相互作用パラメータは（4）式を用いて求めることができる。

$$\chi = \frac{V_r(\delta_1 - \delta_2)^2}{RT} \tag{4}$$

ここで，V_rは参照体積，R は気体定数，T は温度である。δ_i はi成分の溶解度パラメータである。Paterら[5]は，分子動力学シミュレーションを用いて異なる分子量を持つブロックの組合せたミセル形成PEO–*b*–PCLブロック共重合体へのフェノフィブラート及びニモジピンの二つの非可溶性薬剤分子の溶解度パラメータを評価し，（4）式を用いてχパラメータを求め，その実験値および原子団寄与法による値と比較した。その結果，MDシミュレーションから計算されたχ（Flory–Hugginsの相互作用パラメータ）は，薬剤分子/PEO–*b*–PCL系の実験データと一致するのに対して，原子団寄与法により計算されたχの値は，実験値からかなりはずれることが示された。これは，原子団寄与法が分子の立体構造やブロック構造などを考慮することができないためであると考えられる。一方，分子シミュレーションによるχパラメータの評価法は，任意の形状の分子を扱え，さらに温度効果も考慮できるという点で優れている。

2.4　マルチスケールDDSシミュレーション

白血球などの数μmから数十μmのサイズの粒子の血管内壁への吸着現象については，粒子と壁の相互作用のDemboモデル[6]と流体力学に基づいたシミュレーション[7]があるが，100nm程度のより小さなサイズのDDSナノ粒子に関するシミュレーション技術の開発は，分子構造の影響が露わになるため，これまであまり行われてこなかった。最近，図2に示すような製剤設計とターゲッティング及び吸収促進を解析するための分子軌道法・分子シミュレーション・流体力学に基づいたマルチスケールシミュレーション技術の開発が行われている[8]。製剤としてリポソー

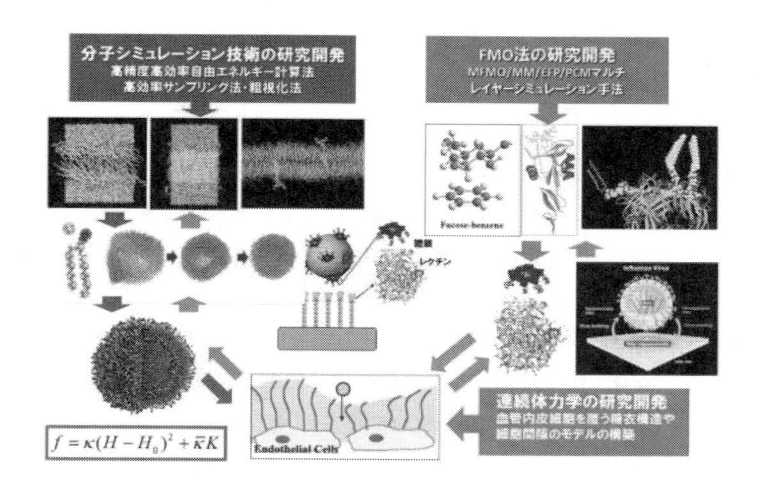

図2　マルチスケールDDSシミュレータの概念図

ムを考えた場合，体内での運搬時におけるリポソームの安定性や内包する薬剤のリポソーム膜外へのリークの制御が重要である。そこで，大規模分子系であるリポソームや脂質二重層膜の安定性や低分子の膜透過性，弾性定数などを評価するために，高速高精度自由エネルギー計算法[9]，粗視化モデル[10]，リポソームの局所圧力解析法[11]などの開発がされている。さらに，これらの分子シミュレーション技術を用いて，DDSナノ粒子の製剤設計に必要なフッ化脂質二重膜中の水分子の膜透過自由エネルギー計算[12]，リポソームの付着と融合の研究[13]，リポソームの形成過程[14]などの問題に適用し，DDSナノ粒子の製剤設計シミュレーション技術が開発されている。これにより原子モデル・分子モデルに基づいたDDSナノ粒子の設計が部分的にではあるが，可能になりつつある。

DDSナノ粒子表面の糖鎖分子とガン細胞近傍の血管壁細胞表面に存在するタンパク質分子：レクチンの相互作用は，DDSナノ粒子がガン細胞などの病巣を認識する重要な役割を持つが，分子レベルでの分子認識の詳細な理解はあまり進んでいない。主な原因として，実験的な構造解析の限界から，糖鎖のとりうる多様な配座を正確に決定する事が困難な点と，タンパク質―糖鎖複合体の高分解能な構造解析が困難な点が挙げられる。これについても，古典分子動力学計算と量子化学計算を組合せたハイブリッド法に基づいたモデリング法が開発され，Eセレクチン―シアリルルイスX糖鎖複合体に応用し，NMRの化学シフトの実験結果を良く再現する結果が得られている[15]。また，同様の分子認識は，トリインフルエンザウイルスのヒトへの感染機構でも重要な役割をはたしている。これを解明するために，多価相互作用の静的効果を高速分子軌道法であるフラグメント分子軌道法により調べ，HA三量体に対する1つ目のシアロ糖鎖結合は，2つ目及び3つ目のシアロ糖鎖結合に影響しないことが示されている[16]。このことは，HA三量体とシアロ糖鎖の相互作用にアロステリック効果はないことを示しており，既存の実験結果が合理的に説明されている。このような分子軌道法を用いた糖鎖とタンパク質分子の分子間相互作用の計算結果をDemboモデルの結合モデルなどに反映することができれば，これまで，実験データのみに依存していた分子認識によるDDSのターゲッティングの研究が大きく進展するものと考えられる。

血管内を流れてきたDDSナノ粒子が血管内皮細胞間隙を透過する過程がある。血管内皮細胞に存在する糖鎖分子の林立した糖衣構造や異常増殖細胞の近傍での細胞間隙拡大（EPR効果）がDDSナノ粒子の間隙透過に重要である。糖衣層の厚さや変形能，および細胞間隙の大きさが流れに与える影響を調べる流体力学シミュレーションとDDSナノ粒子の弾性体モデルを用いたシミュレーション技術が開発され，EPR効果に及ぼすそれらの因子を評価する試みが行われている[17]。また，肝臓のように細胞集合体の間隙を血液が流れる場合のDDSナノ粒子の搬送過程で，間隙の不均一性が血液流を変化させDDSナノ粒子の搬送に支配的な影響を及ぼすと予想される過程である。急速に増殖する細胞近傍での間隙の粗大化と血流の増加，腫瘍細胞に流入する血液の流路形成（血管新生）およびそれを利用したDDSナノ粒子輸送の可能性をシミュレーションにより明らかにし，モデル実験と比較し，良い一致が得られている[18]。

このような分子シミュレーション・フラグメント分子軌道法・流体力学の3つの方法をデータで結合するマルチスケールDDSシミュレータは，目的とする弾性率や分子吸着性，安定性，薬剤分子透過性を持つリポソーム製剤の設計に役立つとともに，将来，逆に特定の症状に最適なDDSナノ粒子の糖鎖密度，サイズ，弾性率を流体解析シミュレーションから予測し，それを実現する具体的な分子種を予測するにも役立つと考えられる。

文　献

1) T. Higuchi, *J. Pharm. Sci.* **50**, 874 (1961)
2) J. Siepmann, F. Siepmann, *J. Control. Release* (2011) doi:10.1016/j.jconrel.2011.10.006
3) J. M. Vergnaud, *Controlled Drug Release of Oral Dosage Forms.* Ellis Horwood (1993)
4) T. Xiang and B. D. Anderson, *Adv. Drug Delivery Rev.* **58**, 1357 (2006)
5) S. Patel, A. Lavasanifar and P. Choi, *Biomacromolecules,* **9**, 3014 (2006)
6) M. Dembo, D. C. Torney, K. Saxaman and D. Hammer, *Proc. R. Soc. Lond. B,* **234**, 55 (1988)
7) N. A. N'Dri, W. Shyy and R. Tran-Son-Tay, *Biophys. J.* **85**, 2273 (2003)
8) http://www.multi.jst.go.jp/
9) K. Shinoda, W. Shinoda and M. Mikami, *J. Comput. Chem.* **29**, 1912 (2008)
10) W. Shinoda, R. DeVane and M. L. Klein, *Soft Matter,* **4**, 2454 (2008)
11) T. Nakamura, W. Shinoda and T. Ikeshoji, *J. Chem. Phys.* **135**, 094106 (2011)
12) H. Saito, W. Shinoda and M. Mikami, *J. Phys. Chem. B* **112**, 11305 (2008)

13) W. Shinoda, R. DeVane and M. L. Klein, *J. Phys. Chem. B* **114**, 6836 (2010)
14) W. Shinoda, T. Nakamura and S. O. Nielsen, *Soft Matter,* **7**, 9012 (2011)
15) T. Ishida, *J. Phys. Chem. B* **114**, 3950 (2010)
16) T. Sawada, D. G. Fedorov, K. Kitaura, *J. Phys. Chem. B,* **114**, 15700 (2010)
17) K. Asayama, M. Makino, S. Itoh and O. Sano, *J. Phys. Soc. Jpn.* **81**, 014401 (2012)
18) O. Sano, *Comput. Phys. Comm.,* **182**, 1870 (2011)

3 DDSの将来予想と市場展望

保地毅彦[*1]，迫　和博[*2]

3.1 はじめに

薬物送達システム（Drug delivery systems，DDS）は，「必要量の薬物を，必要な時間（タイミング，期間）に，必要な場所（臓器，組織，細胞等）に送達させるシステム」であり，副作用の軽減や，薬効の増強・持続により薬物療法を最適化することを主目的とする。これに加え，近年では患者，その家族及び医療従事者の利便性や服用アドヒアランスを向上させる取り組みも大切な役割となってきている。創薬研究技術の向上により，標的となる特定組織・標的分子がより詳細になり，薬物選択性の改善が期待されている。難溶解性難吸収性の候補化合物が増大している事実からも候補化合物の複雑化がみてとれる。また，高齢化に伴い複数の慢性疾患を抱える患者も増えており，治療方法そのものも複雑化してきている。DDSは，この様に複雑化した問題点を解決し，絵に描いた美しい餅（薬物）を実際に食べられる餅（医薬品）に創りこむ手段として期待されている。1998年では約9%であった医薬品グローバル市場におけるDDS製品の占める割合は，2003年には約11%，更に2009年には約15%（約123億ドル）まで増大しており，DDS技術の製品化に対する有用性が伺える。DDSにおける対象有効成分は低分子化合物のみならず，タンパク質，ペプチド，遺伝子・核酸，ワクチン等のいわゆるバイオロジクス医薬品に対しても適応が図られている。医薬品企業における研究開発パイプラインの約25%がバイオロジクス医薬品で占められているという数字もあり[1)]，低分子医薬品からバイオロジクス医薬品へのシフトに高い期待があるのも事実である。世界市場での特許出願状況に注目してみると，これらバイオロジクス医薬品開発では，ナノ粒子を中心としたDDSキャリアーの開発が盛んであり，DDS技術無しにバイオロジクス医薬品の商用化は無いとも言っても過言ではない。しかしながら，実用化の観点からは，世界的な製造設備の不足，低分子医薬品の後発品とは異なるバイオシミラーとしての開発の必要性等々，総合的にバイオロジクス医薬品は未だチャレンジングなところが多い。近年著しく発展している癌関連分野の特許出願状況においては，従来の低分子化合物が約54%を占めているものの，タンパク質，ペプチドが18%，核酸も12%を占めるまで注目されてきた。本節では，抗体，ワクチン，核酸医薬におけるDDS技術の役割に関して，将来予測や市場展望，更には医薬品開発としての難しさを交えながら，論述していきたい。

3.2 抗体医薬品

抗体医薬品は，生体防御のための免疫系をつかさどる糖タンパク質である抗体が，標的となる抗原タンパク質を特異的に認識する性質を利用して治療する医薬品であり，癌治療薬や，関節リウマチ，感染症等の自己免疫疾患薬の領域で期待されている。選択性が高いことから副作用の軽

＊1　Takehiko Yasuji　アステラス製薬㈱　製剤研究所　主管研究員
＊2　Kazuhiro Sako　アステラス製薬㈱　製剤研究所　所長

減や高い治療効果が期待できること，多様な抗原タンパク質を標的にすることによる作用メカニズムの多様性が特徴である。歴史的には1980年代前半から数多くのモノクロナール抗体の開発が展開され，1990年代のゲノム関連研究の発展より数多くの遺伝子情報から標的抗原タンパク質を探索し，抗体医薬品の創製が進められてきた。2008年度の世界市場での売上高においても，ヒュムラ（適応症：関節リウマチ），リツキサン（適応症：血液癌），レミケード（適応症：関節リウマチ），ハープセプチン（適応症：乳癌）等，上位15品目中6品目が抗体医薬品である。抗体医薬品のグローバルセールスも，2008年の370億円から2010年は480億円と増加傾向である。表1に2010年度の抗体医薬品売上の上位5品目を示す。抗体医薬品は，標的となる抗原タンパク質を元に多種の抗体を作成して，結合強度（Affinity）を指標にスクリーニングを行った後に，Affinityを高めるために配列を最適化する必要がある。すなわち，他のバイオロジクス医薬品とは異なり低分子化合物と同様にリードオプティマイゼーション，ハイスループットスクリーニング，最終製剤のための処方製造法最適化等が重要となる。製剤技術としては，製造から流通まで一貫した抗体医薬品の品質保証のために安定化処方を見出す必要がある。また，治療効果増強を目的に抗体—薬物複合体形成（Antibody-drug conjugates，ADCs）の研究も米国ベンチャー企業を中心に盛んである。一方，遺伝子工学を駆使した製造技術の確立や品質管理のための高額な製造設備の必要性，高コストが課題として捉えられている。世界規模で抗体医薬品施設が不足している中，自社GMP施設建設は初期投資と設備維持費用のリスクが高く，製造設備投資時期の判断も重要となる。

3.3　ワクチン医薬品

ワクチンは無毒性化或いは弱毒性化した病原体を体内に入れることで，体内に抗体を作り予防する医薬品である。近年のインフルエンザやB型肝炎ウイルスの需要の増加により，2010年のワクチン医薬品のグローバルセールスは前年度比8%増の280億円に成長した。表2に2010年度のワクチン医薬品売上の上位5品目を示す。全ワクチン売上に対してもPfizer，Merck，GSKおよびSanofiといったグローバルメガ企業が80%を占める。近年，発癌リスクの高い個人への癌ウイルスの感染予防から癌治療を目的に癌ワクチンの開発が望まれている。日本でも子宮頸癌予防ワクチンとしてヒトパピローマウイルス（HPV）ワクチン（商品名：ガーダシル）が承認

表1　2010年度抗体医薬品売上の上位5品目

Product	Company	main indication	2010 sales（$MM）
Humura	Abbott Laboratories	Rheumatoid arthritis	$ 6,548
Avastin	Roche; Chugai; Genentech	Non-small cell lung cancer	$ 6,213
Mabthera/Rituxan	Roche; Chugai; Genentech	Rheumatoid arthritis	$ 6,112
Remicade	J&J Merck	Rheumatoid arthritis	$ 5,813
Herceptin	Roche; Chugai; Genentech	Brest cancer	$ 5,221

販売されている。前立腺癌ワクチン細胞免疫療法製剤 シプロイセルT（商品名：プロベンジ）は無症状性ホルモン療法抵抗性前立腺癌患者治療薬として米国食品医薬品局（Food and drug administration，FDA）より2010年に承認された。プロベンジは患者本人の血液から抗原提示細胞の樹状細胞を取り出し，抗原による感作を行った後に，患者に戻す *ex vivo* 型の癌ワクチンである。将来的には，*in vivo* で樹状細胞を標的化するDDS技術が望まれている。他に投与経路やデバイスの開発等のワクチン接種を支える技術も期待されている。現在，ワクチンの投与経路としては，皮下投与，筋肉内投与等の注射剤による接種が主流である。近年，親水性且つ生体内分解性高分子等からなる0.1–1 mmのマイクロニードルを用いたパッチ型のワクチンが注目されている。本ワクチン製剤の最大の利点としては，医療的インフラストラクチャーが整っていない新興国においても，注射針の打ち回しによる二次感染予防や医療従事者以外でも投与可能となることがあげられる。また，経肺投与型ドライパウダーワクチンも開発されており，超臨界流体とBubble dryerを用いた粒子設計技術によりワクチンのコンフォメーションを崩すこと無しに，適切な空気力学的粒子径を調製する可能な技術として注目されている。更には，150–400 nmのナノエマルジョンを経鼻投与する技術もインフルエンザワクチンへの適応を目指して開発中である。次世代ワクチンを支える技術としては，発育鶏卵を用いた従来型ワクチンに代わる製造法の開発が進められている。各種ポリマーを利用したナノサイズのカチオニックリポソームを用いたDNAワクチンの開発は期待を寄せている。またワクチン医薬品開発にはアジュバント（抗原性補強剤）の添加も重要である。しかしながら，日本におけるワクチン研究開発のインフラは欧米諸国に比較して充分に整っているとは云えず，ワクチンに関する日本の特許出願件数は欧米のわずかに1/10程度であることからも，更なる研究強化が期待される。

3.4 核酸医薬品

核酸医薬品は，DNA，RNAを薬効成分とする医薬品の総称であり，①プラスミドDNAによる遺伝子治療，②アプタマーによるタンパク質機能の制御，③CpGオリゴ（シトシン・グアニンジヌクレオチドを含む塩基配列を有する短鎖オリゴデオキシヌクレオチド）による免疫活性化DNA/RNAワクチン，④アンチセンス，リボザイム，siRNA，miRNA（マイクロRNA），デコイ核酸による遺伝子発現の抑制，に分類できる。遺伝子治療では，特定のタンパク質が不足し

表2 2010年度ワクチン医薬品売上の上位5品目

Product	Company	main indication	2010 sales（$MM）
Prevnar	Pfizer (former Wyeth)	Pneumococcal vaccine	$ 3,700
Proquad	Merck	Measles mumps and rubella	$ 1,380
Gardasil	Merck	Cervical cancer	$ 1,350
Infantrix/Pediatrix	GSK	Hepatitis B	$ 1,200
Fluzone	Sanofi Pasteaur	Influenza	$ 1,200

て起こる疾患に対して，そのタンパク質をコードするプラスミドDNAを細胞の核内に送達し，タンパク質の発現によって治療するため，DDS技術が重要である。1990年にアデノシンデアミナーゼ欠損症に対する最初の遺伝子治療臨床研究が始められて以来，多くの臨床プロトコールが実施されている。図1に遺伝子治療関連治験の対象疾患を，図2にその臨床ステージを示す[2)]。癌に対して約65%，心血管病に対して約9%，遺伝病などの単一遺伝子疾患に対して約8%の遺伝子治療が実施されており，開発状況はPhase 1およびPhase 1/2がそれぞれ全体の約61%，18%を占めるが，Phase 3が4%と徐々に臨床が進行している。遺伝子治療の年度別の総プロトコール数は，1990年代は右肩上がりに上昇し，1999年には100例を越えているが，それ以降は年間100例程度という横這い状態が続いている。その理由の1つとして，1999年のアデノウイルスベクター投与による死亡事故，2002年のレトロウイルスベクターによる白血病発症が挙げられ，ベクターの安全性に関する懸念が一つの要因として考えられる。遺伝子治療に用いられて

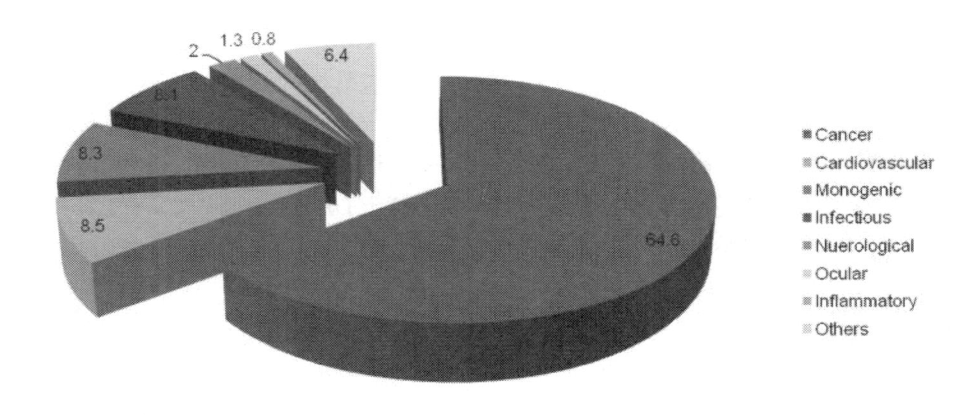

図1　対象疾患別遺伝子治療関連治験割合

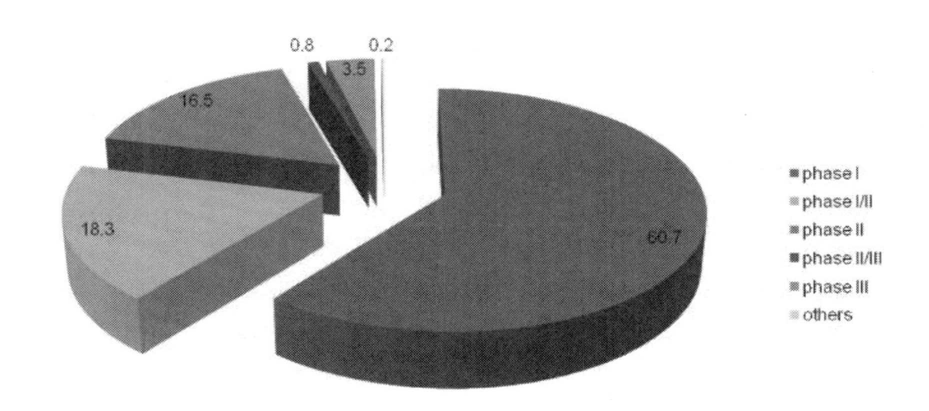

図2　臨床ステージ別遺伝子治療関連治験割合

いるベクターは，アデノウイルス，レトロウイルス，Naked/plasmid DNA，ワクシニアウイルス，リポフェクションが用いられており導入効率が良いウイルスベクターの安全性を高め，リポフェクションの効率を高めていくDDS技術やNakedの安定化の工夫が，今後の遺伝子治療の更なる発展に重要と考えられる。特定の分子と特異的に結合するアプタマーによるタンパク質機能の制御も大きな注目を集めており，世界初のアプタマー医薬品として，加齢性黄斑変性症治療のためのMacugenが上市された。現在も4件のPhase 2，4件のPhase 1試験が実施中であり，これらの試験を通じて，アプタマーの可能性や限界が明らかになると期待される。CpGオリゴヌクレオチドはCG配列を含む短鎖オリゴデオキシヌクレオチドであり，Toll様受容体（Toll-like Receptor 9）に結合して哺乳動物の免疫系を活性化し，Th1免疫反応を誘導する。そのためCpGオリゴをワクチン・アジュバントとして用いた研究が非常に多く行われ，現在開発が進められており大きく期待されている。アンチセンス，リボザイム，siRNA，miRNA，デコイ核酸は，投与後特定の生体機能を抑制する点では，抗体などのバイオ医薬品や低分子医薬品と類似している。アンチセンス，リボザイム，siRNAは，細胞質内のmRNAの特異的配列を認識して結合・分解し，標的タンパク質の発現量を抑制することで薬効を示す。miRNAは，生体で発現するノンコーディングRNAの一種であり，ターゲットmRNAの翻訳抑制により薬効を示す。デコイ核酸は，転写因子が認識する配列と同じ配列を持つ核酸であり，細胞の核内で内在性の転写因子と結合することで，その転写因子が制御している遺伝子発現を抑制して薬効を示す。

近年，旧来型の低分子医薬品が標的とするdruggable遺伝子の研究対象が残り少なくなってきており，抗体医薬の標的も細胞外に位置するものに限られている。低分子医薬品と抗体医薬は，標的となりうる分子の約20%にしか作用しておらず，残りの約80%がundruggableであると言われていることから，上記のような機序によりmRNAや転写因子を標的にできる核酸医薬は非常に大きな市場性を有すると期待されている。また核酸医薬は，作用機序が明確であり，標的特異性が高いため，副作用も少ないと期待される。さらに抗体医薬や遺伝子治療とは異なり，核酸医薬品は化学合成が可能であるため，製造設備の課題が少なく，比較的低コストでの供給が可能である。核酸医薬の世界市場規模は2010年現在で50–100億円とみられるが，2020年には約5000億円規模に伸びるとも予想されている。歴史的には，アンチセンス医薬品が注目され，多くの臨床試験が行われてきた。1998年にエイズ患者のサイトメガロウィルス性網膜炎治療薬としてアンチセンス医薬品Vitramuneが発売され，現在も癌，循環器，代謝，炎症などの疾患領域で，2件以上のPhase 3，28件以上のPhase 2が実施中である[3)]。一方，siRNAならびにmiRNAは，哺乳類の遺伝子発現の調節に重要な役割を担っている分子であり，アンチセンス，リボザイム，デコイ核酸と比べ極めて低濃度で有効性を示すことから，大きな期待が寄せられている。RNAiに関する特許出願数は年々増加しており[4)]，グローバルメガ企業の投資額は2002年から2010年の間に急速に拡大している。例えば，2010年度の世界売上トップ10のグローバルメガ企業では，全社が核酸医薬を開発中である。またsiRNAの基本特許を有する3社（アルナイラム社，ベニテック社，SIRNA社）は大手製薬会社と大型提携を締結しており，アルナイラム社は，ノバルティス，ロシュ，武田薬品，協和発酵キリンと提携し，ベニテック社からスピンアウトしたタチューレセラピューティクス社はファイザーと共同開発研究契約を締結，SIRNA社はメルクにより買収されている。siRNA薬の標的疾患としては，癌が32%，感染症が27%，呼吸器疾患が14%，であり，DDSが効果的に作用可能な局所疾患あるいは肝臓疾患での開発が進んでいる（Phase 2が5件，Phase 1が7件）のに加え，最近DDSの進歩により全身投与後の組織選択的製剤を用いた開発品がPhase 1に進んでいる。合成手法の進歩により核酸製造コストが低下しており，核酸医薬は抗体医薬と比べて安価となる可能性が高くなっていることも利点の一つである。核酸は血中酵素により分解されやすいが，2'位の水酸基を修飾したり，ペプチド核酸（Peptide nucleic acid，PNA），人工核酸（Locked nucleic acid，LNA）のように骨格を変更する各種化学修飾が工夫され，核酸の安定化技術が大きく向上してきた。しかし低分子と比べると製造及びライセンスに要するコストが高いため，標的組織の細胞内に効率的に送達する必要があり，全身循環系への投与の場合，組織選択性が高いDDSを用いる必要がある。また核酸はリン酸基の負電荷のため細胞膜透過性が非常に低いため，細胞膜を透過させるための細胞質内送達DDSが重要である。核酸医薬の末端にコレステロールを修飾したり，siRNAのDDSのためにアプタマーを修飾する等の試みが行われている。また核酸をDDSキャリアー中に封入して，キャリアーごと標的組織に送達し細胞内に取り込ませる手法が有用だが，DDSキャリアーは肝臓，脾臓などの細網内皮系にトラップされやすく，標的細胞に取り込まれる際もエンドサイトーシスにより取り込まれエンドソーム内で核酸が分解されてしまう可能性があるため，これらの課題を解決するべく世界中の研究者が鋭意検討を進めている。画期的なDDSの開発によって，核酸医薬の市場が大きく拡大することが期待される。

3.5　おわりに

抗体，ワクチン，遺伝子・核酸といったバイオロジクス医薬品は，癌，自己免疫疾患，感染症といった，低分子医薬品では標的しにくい適応症において大変有望である。この中で，抗体医薬品やワクチンは，抗癌剤や感染症を中心に開発・上市が進んでいるが，高額な製造設備が必要であり初期投資と設備維持費用のリスクが高く，製薬企業として投資判断が重要となる。また，核酸医薬品においても，コスト面の課題は残り，効率的な送達技術が求められる。この様な課題のなかでも，抗体，ワクチン，核酸医薬品のポテンシャルは高く，その製剤の安定性，活性強化，及び，標的部位へのターゲティングのためにも，nanoformulation等のDDS技術の進歩は不可欠であり，更なる基礎研究及び応用研究が望まれる。

文　献

1)　特許庁, 平成22年度特許出願技術動向調査報告書 ドラッグデリバリーシステム
2)　The journal of gene medicine website, http://www.wiley.com/legacy/wileychi/genmed/clinical/
3)　E.R.Rayburn and R Zhang, *Drug discovery today*, **13** (2008) 513–521.
4)　P. Lundin, *Nature Biotechnology*, **29** (2011) 493–497.

第2章　核酸医薬への展開

1　DDS技術を利用した核酸医薬の開発

畠山浩人[*1]，秋田英万[*2]，原島秀吉[*3]

遺伝子治療は21世紀に確立されるべき根本的な治療法として期待されてきた。この流れは2006年のRNA干渉に関するノーベル賞により加速され，現在では，siRNAのみならずmiRNAへと機能性核酸の研究が拡張している。搭載すべき核酸の進化とともに，その体内動態，細胞内動態，さらにはオルガネラ内動態をいかにして制御すべきか，という重要かつ科学的にも大変興味深い課題が生まれ，世界的なレベルで凌ぎを削る競争が展開されている。このような状況の中，日本発，世界初のDDS製剤を創出することは研究者のみならず，社会的にも悲願となっていると言える。本稿では，核酸医薬の基盤技術として我々が開発を進めている多機能性エンベロープ型ナノ構造体の開発戦略を中心に，細胞内動態制御，体内動態制御の観点から最新の知見を紹介したい。

1.1　細胞内動態を考慮した遺伝子・核酸デリバリー戦略

薬の機能を適切かつ効果的に発揮させ，また，副作用を軽減させるためには，薬理作用部位まで特異的に送達させるためのDDSの構築が不可欠である。抗がん剤などは脂溶性に富んだ低分子薬物である。従って，これら薬物は，リポソームなどの輸送キャリアによって腫瘍組織まで運ばれ，さらに細胞外で放出されれば，自発的に細胞内に取り込まれて薬効を示すことができる。一方で，高分子においては，サイズなどの物性の問題から細胞への取り込みが著しく制限される。特に，遺伝子・siRNAなどの核酸医薬は高い負電荷を帯びた高分子であり，細胞表面の負の表面電荷との反発をうけるために細胞内への取り込みは低い。従って，細胞膜の突破が第一の関門となる。また，送達させる高分子によって，細胞内の送達させるべきオルガネラを考慮する必要がある。例えば，siRNAは，細胞質に存在するアクセプター蛋白であるRNA-induced silencing complex（RISC）に認識させる必要がある。一方，プラスミドDNAを送達する遺伝子治療においては，転写を受ける部位である核まで送達させる必要がある。このように，従来の低分子薬物において，個々の薬物の作用機序を考慮した体内動態制御（臓器標的化）が必要であったように，遺伝子・核酸などの高分子医薬においては，それらの作用メカニズムを考えて特定のオル

＊1　Hiroto Hatakeyama　北海道大学　大学院薬学研究院　未来創剤学研究室　特任助教
＊2　Hidetaka Akita　北海道大学　大学院薬学研究院　薬剤分子設計学研究室　准教授
＊3　Hideyoshi Harashima　北海道大学　大学院薬学研究院　薬剤分子設計学研究室　教授

ガネラに輸送するための細胞内動態制御（オルガネラ標的化）が新たな重要な課題となる。我々の所属する研究室においては，遺伝子とポリカチオンの凝縮化コア粒子を脂質膜（リポソーム）によりコーティングした多機能性エンベロープ型ナノ構造体（Multi-functional envelope-type nano-device；MEND）を基盤とし，遺伝子や核酸のデリバリーシステムを構築してきた。本構造は血中滞留性素子や細胞内動態制御素子といった，様々な性質・特性を示す機能性素子を，トポロジーを考慮して配置することを可能とする[1,2]。

1.2 遺伝子・核酸の細胞内動態・脱被覆制御可能型MENDとワクチンへの展開

遺伝子，核酸デリバリーを達成するための共通の課題が，細胞膜・エンドソーム膜の突破である。エンドソーム脱出を促進するための戦略の一つとして，エンドソーム膜と融合性の高い脂質の利用が挙げられる。従来から，Dioleoylphosphatidyl ethanolamine（DOPE）が遺伝子導入のヘルパー脂質としてよく用いられてきた。本脂質とpH環境に応じて荷電状態が変化するコレステロールコハク酸（CHEMS）を組み合わせることで，pH7では安定な膜構造を保つものの，エンドソーム内の酸性環境下においては，ヘキサゴナルII相構造をとり，エンドソーム膜と融合することが知られている[3]。一方，最近，我々は，「低いpH環境下で細胞膜と融合性の高い脂質がエンドソーム融合性を促進するためのエンベロープ膜組成として有用である」という仮説の基，培養細胞と低pH環境下で高い融合性を示す脂質組成をスクリーニングした。スクリーニングにおいては，ドナー及びアクセプターとなる蛍光物質によりラベル化することで，蛍光エネルギー移動（Fluorescence Resonance Energy Transfer；FRET）を誘起した種々の組成のリポソームを調製し，酸性条件下で細胞とインキュベートした際のFRETの解消度合いを指標に用いている。その結果，DOPEとphosphatidic acid（PA）からなる脂質がDOPE/CHMESと同等あるいはそれ以上の融合性を示すことを見出している[4]。また，従来の単純水和法を用いたMENDにおいては，脂質膜枚数の制御が不十分であり，また，多重膜構造を有しているものであった。一方MENDの脂質膜枚数を2枚に制御可能なSingle unilamellar liposome（SUV）膜融合法が開発されている。本方法を用いることにより，サイズも小さく，均一性も高い粒子が形成できることが明らかとなっている。本粒子により，siRNAを導入した際の遺伝子ノックダウン効率の評価を行った結果，従来の方法により調製したMENDと比較しても劇的に遺伝子ノックダウン効果の上昇が認められ，低投与量（1/10量）においても高い遺伝子ノックダウン効果が得られることが明らかとなった[5]。これらMENDの細胞内における脱被覆化過程をイメージングにより評価した結果，細胞内ではほぼすべて（89.4%）のクラスターが脂質膜から解離した形で検出され，さらに，細胞間の解離効率のばらつきも極めて小さいことが明らかとなった。従って，SUV膜融合法により調製されたMENDは，内封siRNAを効率的にエンベロープ膜から細胞質内に放出していることが示唆された。

本システムは，樹状細胞においても効率的にsiRNAを導入することが可能であることが示されており，樹状細胞における免疫応用のネガティブフィードバックに関わる分子である

suppressor of cytokine signaling 1（SOCS1）などをノックダウンすることで，免疫応答を促進できることが現在までに明らかとなってきている[5]。本siRNAデリバリーシステムは樹状細胞の機能を操作し，ワクチン効果を高めるための基盤技術として有用であろう。

一方で，遺伝子導入を考えた場合，さらに核膜を突破して効率的に遺伝子を導入するためのシステムが重要となる。エンドソームや核膜などの生体膜を段階的に突破するための戦略として，これらの生体膜バリアを段階的な膜融合によって突破する方法を考案した[4]。本ベクターは，上記のSUVによる膜融合法を応用したものであり，遺伝子とポリカチオンからなる凝縮化コアを核膜融合性脂質並びにエンドソーム膜融合性脂質により段階的にコーティングした構造を有している。核膜との高い融合性を示す脂質組成のスクリーニングは，上記のエンドソーム膜融合性脂質のスクリーニングと同様に，ドナー及びアクセプターによってラベル化することでFRETを誘起した種々の種類のリポソームを単離核とインキュベーションし，その際に誘起されるFRETの解消率を核膜融合性の指標としている。その結果，DOPE及びカルジオリピンからなるリポソームが核膜高融合性脂質として同定された。エンドソーム脱出並びに核膜融合性脂質で2枚ずつ封入した脂質多重コーティング型ナノ構造体（Tetra-lamellar MEND；T-MEND）を構築することで，樹状細胞において従来型ベクターの遺伝子発現レベルを500倍以上，劇的に促進することを可能にしている（図1）[4]。さらに，核膜との融合性を高めるための工夫として，生理的条件下でαヘリックス構造を有するKALAペプチドを導入することで，更なる効率的な遺伝子発現と抗原提示を達成することに成功している[6]。

これら，送達物質に合わせた膜枚数制御戦略は，今後，樹状細胞のみでなく，あらゆる標的細胞にも適応できる重要なコンセプトと考えられる。

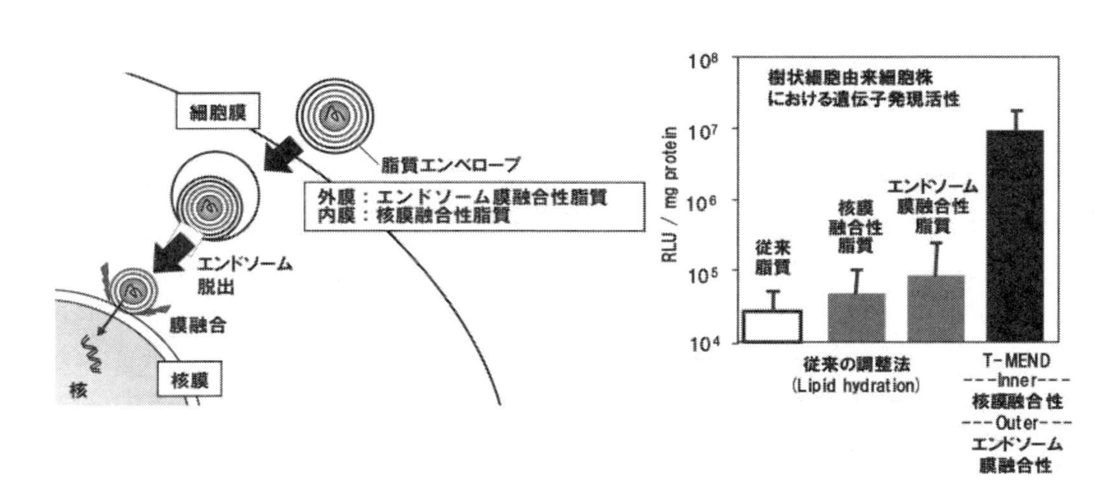

図1　T-MENDを用いた膜融合戦略による遺伝子細胞導入戦略

1.3 *in vivo* がんへの核酸 DDS と PEG のジレンマ

生命科学の進歩や新たな技術によって，外科治療や化学療法などのがん治療法も大きく進展している。しかし難治性がんに対する新たな治療法が望まれており，遺伝子治療・核酸医薬に大きな期待が集まっている。がん組織の新生血管は，正常とは異なり構造が疎であるため，血管透過性が亢進し，また腫瘍組織内はリンパ系が未発達なため，リンパを介した薬物の排泄がなされない[7]。そのため高分子や微粒子は血中から腫瘍組織へ漏出しやすく，蓄積しやすい。このような現象は Enhanced permeability and retention（EPR）効果として知られている[8]。そこで，PEG を修飾した MEND（PEG–MEND）による pDNA および siRNA のがんへの送達を試みた。PEG–MEND は血中を長時間滞留し，予想通り EPR 効果でがん組織へ蓄積することが確認された。しかし，がん組織到達後 PEG によって MEND のがん細胞への取り込み，また取り込まれた後のエンドソーム脱出が抑制されるため，内封した遺伝子・核酸の活性が著しく減弱する[9]。このように体内動態には有益な PEG 修飾が，細胞内動態の観点からは邪魔になってしまう問題を，我々は「PEG のジレンマ」と呼んでいる。PEG のジレンマは MEND に限らず EPR 効果に基づき，がんへの核酸を送達するキャリアが直面する難問であり，これを解決可能な DDS の開発こそが核酸医薬開発のブレークスルーとなると考えている。

1.4 PEG のジレンマを解決する戦略

PEG のジレンマは，核酸キャリアの体内動態を阻害せずに細胞内動態を如何に改善するかが鍵となる。がん細胞で特異的に発現する受容体を標的とした特異的リガンドを修飾することで，細胞選択性と取り込みを向上させることが期待される[10]。核酸キャリアはエンドサイトーシスで細胞へ取り込まれるが，エンドソームからの脱出の阻害が PEG のジレンマにおける最も大きな要因であると考えられる。これは，MEND は膜融合を介してエンドソームを脱出する際に，PEG によってエンドソーム膜との相互作用が阻害され，さらに PEG 修飾で脂質エンベロープが安定化されるためである。そこで我々は腫瘍環境に応答し活性化される DDS 開発を試み，腫瘍組織で過剰発現している分解酵素マトリックスメタロプロテアーゼ（MMP）に着目し，MMP によって分解されるリンカーを介した PEG 脂質（PPD）を開発した[11]。PPD を MEND に修飾することで，血中滞留性を示し EPR 効果で腫瘍組織へと蓄積した。また腫瘍組織内で PEG が切り離され MEND はがん細胞との接触が容易となるため，取り込みとエンドソーム脱出の両方を改善可能で，その結果，PEG–MEND と比較して pDNA や siRNA の効率的な送達に成功した（図 2A）[11,12]。

一方，30 アミノ酸からなる pH 応答性膜融合ペプチド GALA はエンドソーム内の低 pH に応答し MEND の脱出を促進させる[13,14]。しかし GALA 修飾で PEG–MEND の血中滞留性が阻害されたため，アミノ酸数を減少させた shortGALA（shGALA）を開発した[15]。shGALA 修飾 PEG–MEND（sGALA–MEND）は血中を滞留し EPR 効果で腫瘍組織へ蓄積後，PEG–MEND と比較して効率的に siRNA を導入し標的遺伝子のノックダウンや抗腫瘍効果の誘起に成功した

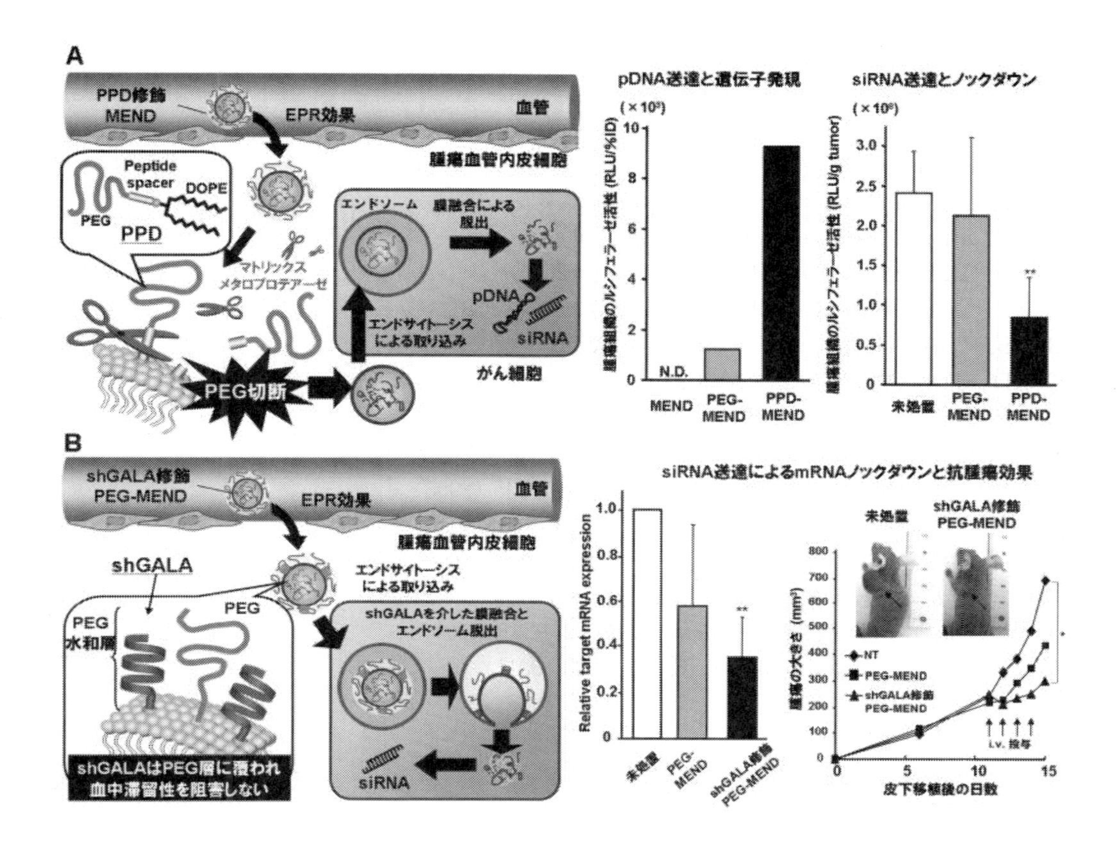

図2　PEGのジレンマ解決の戦略と全身投与型MENDによるがんへの核酸送達
A：PPD-MENDによるがん組織へのpDNA・siRNA送達による遺伝子発現およびノックダウン
B：shGALA修飾MENDによるがん組織へのsiRNA送達によるノックダウンと抗腫瘍効果

(図2B)[15]。

1.5　展望

核酸医薬が世の中に医薬品として登場するためには，臨床試験をパスしなければならないが，原理的な発見・発明と臨床試験の間には，GLP基準・GMP基準での高品質な製造法の確立という“死の谷”が存在している。低分子医薬の開発と異なり，精密設計が不可欠となるDDS製剤の開発を成功へ導くためには，この谷にかける橋が生命線となる。日米間で最も大きな違いが見られる点がここにあると思われる。産官学が協力してこの橋を架けることができれば，日本発，世界初の革新的核酸医薬を世の中に送出できる日が来ると確信している。

文　献

1) K. Kogure *et al., Adv. Drug Deliv. Rev.,* **60**, 559 (2008)
2) K. Kogure *et al., J. Control. Release,* **98**, 317 (2004)
3) Y. Xu *et al., Biochemistry,* **35**, 5616 (1996)
4) H. Akita *et al., Biomateirals,* **30**, 2940 (2009)
5) H. Akita *et al., J. Control. Release,* **143**, 311 (2010)
6) S. M. Shaheen *et al., Biomateirals,* **32**, 6342 (2011)
7) D. M. McDonald *et al., Nat. Med.,* **9**, 713 (2003)
8) Y. Matsumura *et al., Cancer Res.,* **46**, 6387 (1986)
9) H. Hatakeyama *et al., Adv. Drug Deliv. Rev.,* **63**, 152 (2011)
10) V. P. Torchilin. *Nat. Rev. Drug Discov.,* **4**, 145 (2005)
11) H. Hatakeyama *et al., Gene Ther.,* **14**, 68 (2007)
12) H. Hatakeyama *et al., Biomaterials,* **32**, 4306 (2011)
13) H. Hatakeyama *et al., J. Control. Release,* **139**, 127 (2009)
14) Y. Sakurai *et al., Biol. Pharm. Bull.,* **32**, 928 (2009)
15) Y. Sakurai *et al., Biomateirals,* **32**, 5733 (2011)

2 立体化によるDNAアジュバントの高機能化

西川元也[*1]，毛利浩太[*2]，高橋有己[*3]，高倉喜信[*4]

2.1 DNAナノテクノロジーを基盤とするDNAの立体化

親の性質や特徴が子に伝わることはかなり古くから認識されていたと思われる。人類の歴史において絶え間なく進められてきた，穀物や野菜，果物，さらには家畜の改良を通じて，我々は「遺伝」の意味を体得してきたはずである。その一方で，遺伝に関する科学的な理解は1865年にMendelが発表したいわゆる「メンデルの法則」に始まるとされる。Mendelの成果が十分な評価を受けなかったことや，技術革新を待たなければいけなかった事情もあり，DNAが遺伝物質の実体であることは，Griffithによる肺炎双球菌の形質転換実験を経て，メンデルの法則から80年近くが経過した1944年のAveryらによる論文でようやく理解されるに至った。その後，WatsonとCrickによるDNAの二重らせんモデルを提唱する歴史的な論文が発表され，その数年後にはCrickが，情報はDNA→RNA→タンパク質の順に伝達されるとするセントラルドグマを提唱した。現在では，スプライシング過程が存在することや，逆転写酵素によるRNA→DNAの逆向きの伝達も起きることが明らかとされている。

娘細胞や子孫への情報伝達に必須のDNA複製や，個体レベルでの時々刻々の生命活動に必要な遺伝情報の転写・翻訳においては，塩基配列の形で暗号化された情報の正確なハンドリングが必要不可欠である。ここでは，特定の塩基間に形成される水素結合が利用されており，情報伝達過程におけるエラーはヒューマンエラーと比較すると極端に少なく，非常に正確である。すなわち，アデニン（A）とチミン（T），あるいはグアニン（G）とシトシン（C）間に特異的に形成される水素結合が，正確な情報の保管・活用・伝承を可能にしている本体である。自然界においては分子内または2本の核酸間で形成される水素結合を，3本以上の核酸間で形成させるとどうなるだろうか。このユニークな問いを見出したNew York大学のSeemanらは，設計図に従って塩基配列をデザインしたオリゴデオキシヌクレオチド（ODN）を10本用意し，中が空洞の立方体がその答えの一つであることを世に示した[1)]。この発見は，二本鎖で構築可能な設計図を描き，その図面に対応するODNを用意すれば，理論的にはどのような構造であっても構築可能であることを示すものであった。

この可能性が検証されるまでにはしばらく時間を要し，DNAを基盤とするナノ構造体に関する報告が相次ぐようになったのは21世紀に入ってしばらくした頃であった。California工科大学のRothemundは，M13mp18ウイルスの7,249塩基からなる一本鎖環状DNAに対し，staple

＊1　Makiya Nishikawa　京都大学大学院　薬学研究科　病態情報薬学分野　准教授
＊2　Kohta Mohri　京都大学大学院　薬学研究科　病態情報薬学分野
＊3　Yuki Takahashi　京都大学大学院　薬学研究科　病態情報薬学分野　助教
＊4　Yoshinobu Takakura　京都大学大学院　薬学研究科　病態情報薬学分野　教授

DNA と呼ばれる 32 塩基程度の ODN を適宜設計し，環状 DNA を設計図通りに折りたたむことで目的とする構造体が形成可能であることを示した[2]。また，Purdue 大学の Zhang らは，複数の ODN を用いて角（コーナー）を作製し，これを適宜連結することで様々な多角形の構築に成功している[3]。一方，Cornell 大学の Luo らは，Y 型や X 型のような分岐型の DNA 構造体を構築し，これを連結することで構築した多分岐型 DNA ナノ構造体や DNA ハイドロゲルを報告した[4,5]。

2.2 DNA アジュバントのデザインと疾患治療への応用

種としての繁栄には，遺伝情報の正確な伝達に加えて自己と非自己の峻別も重要である。ヒトを初めとするほ乳類では，非自己核酸を認識することで異物の侵入を感知するシステムが備わっており，生体防御の一翼を担っている。ほ乳類の核 DNA では，16 通りあるジヌクレオチドのうち CG は想定される出現頻度の 20%程度と極端に低く，さらには出現する 60～90%の CG においてシトシンの 5 位炭素原子がメチル化されている。その結果，ほ乳類では，シトシンの 5 位炭素原子がメチル化されていない CG 配列は極端に低く，この配列—CpG モチーフ—が自己と非自己の認識に利用されている。すなわち，B 細胞や樹状細胞，マクロファージなどの免疫担当細胞に発現する Toll 様レセプター 9（TLR9）が，エンドソーム内で CpG モチーフを認識し，インターフェロン（IFN）産生などの自然免疫応答が誘導される。

CpG モチーフにより誘導されるⅠ型 IFN などのサイトカインは，自然免疫を活性化することで病原性微生物の感染防御や免疫バランスの改善，癌細胞増殖の抑制などに関与する。従って，ウイルス感染や免疫疾患，さらには種々の癌に対して，CpG モチーフを含む DNA（CpG DNA）をアジュバントとして利用する治療法の開発が検討されている[6]。CpG DNA による免疫活性化を利用した疾患治療の試みにおいては，天然のホスホジエステル（PO）型 DNA に代えてホスホロチオエート（PS）型 DNA の利用が一般的である。これは，PO DNA では酵素による分解が非常に速やかであり，十分な免疫応答を惹起できないことが原因である。その一方で，PS DNA はタンパク質との結合親和性が高く，細胞障害が懸念されることから，PS 化に代わる CpG DNA の活性増強法の開発が期待されている。そこで本稿では，PS 化に代表される安定化修飾とは異なり，DNA アジュバントの活性を増強する安全な方法として，DNA の立体構造改変，中でも立体化を取り上げ，現状と将来展望を概説する。

2.3 多足型構造を形成する核酸を利用した CpG DNA の高機能化

CpG DNA による免疫担当細胞の活性化は，CpG DNA と TLR9 との相互作用に端を発する。両者はエンドソーム内で出会うことから，CpG DNA の細胞取り込みを増大することでその免疫活性化能を増強可能と考えられる。筆者らは，CpG DNA を嵩高い構造体とすることで，細胞による取り込みが増大し，結果的に免疫活性化能も増強できるのではないかと仮説を立て，その検証を行ってきた。まず，最も単純な DNA 構造体として，Luo らが多分岐型 DNA ナノ構造体や

DNA ハイドロゲルの構築に用いた基本ユニット構造である Y 型 DNA（Y–DNA）を選択し，一本鎖 DNA（ssDNA），二本鎖 DNA（dsDNA）と比較検討した[7]。Y–DNA は，それぞれ半分ずつが相補的な 3 本の ODN を混合することで作製可能である（図 1）。TLR9 を発現するマウスマクロファージ様細胞株 RAW264.7 細胞に蛍光標識 DNA を添加したところ，Y–DNA は ssDNA や dsDNA と比較して有意に高い細胞取り込みを示した（図 2A）。また，Y–DNA は，RAW264.7 細胞からの腫瘍壊死因子–α（TNF–α）やインターロイキン（IL）–6 などのサイトカイン産生に関しても有意に高いことが示された（図 2B）。

生体に投与された DNA は血中や組織中で分解される。DNA 加水分解酵素である DNase I あるいはウシ胎児血清を用いた検討では，Y–DNA は dsDNA よりも速やかに分解されることが示されている。一般に，DNase は長い DNA に対して結合親和性が高いことから，Y–DNA の嵩

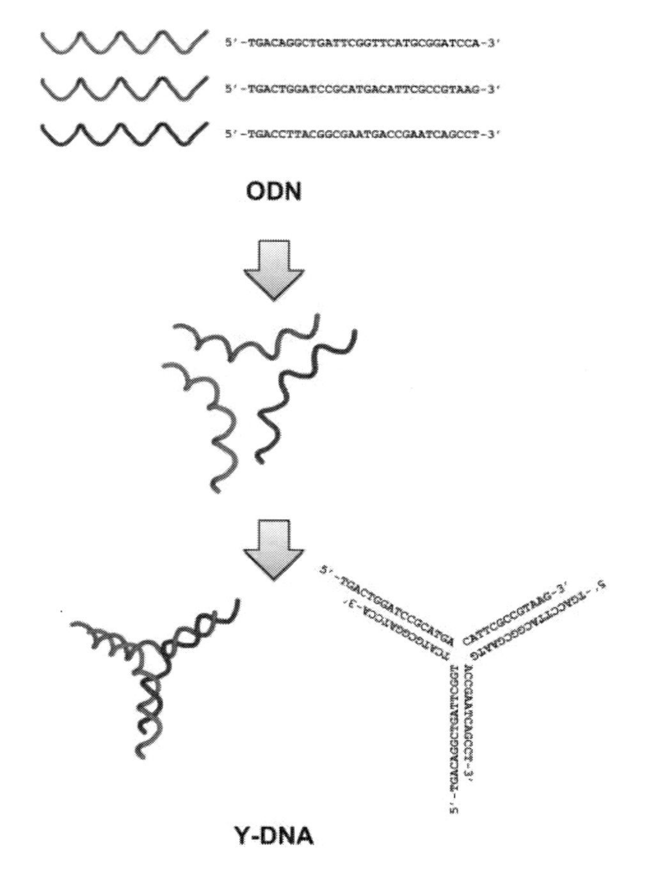

図 1　Y–DNA の設計・構築
半分ずつが相補的な 3 本の ODN を混合することで Y–DNA を構築可能である。図には，各 5′ 末端が 4 塩基突出した 30 ヌクレオチドの ODN からなる Y–DNA の塩基配列並びに推定される立体構造を示す。

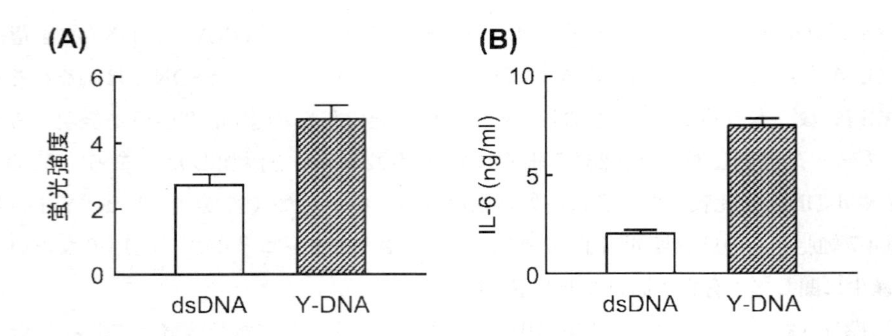

図2　Y–DNA と dsDNA との比較

（A）Fluorescein 標識 DNA を 10 μg/ml の濃度で RAW264.7 細胞に添加し，1 時間後にフローサイトメトリーで測定した細胞の平均蛍光強度を示す。（B）各 DNA を 18μg/ml の濃度で RAW264.7 細胞に添加したときの 24 時間後のメディウム中 IL–6 濃度を示す。

高さが速やかな Y–DNA の分解の原因と推察される。また，1 ユニット中の末端数が多い（dsDNA で 2 個，Y–DNA で 3 個）ことも影響している可能性がある。また，Y–DNA の融解温度（Tm）は dsDNA よりもかなり低いことも示された[8]。TLR9 と CpG DNA との結合性は，CpG DNA が二本鎖になることで低下することが報告されており[9]，Y–DNA の熱安定性の低さもその高い免疫活性に関与することが推察される。

2.4　多足型構造 DNA の連結によるデンドリマー型 DNA および DNA ハイドロゲルの開発

Y–DNA の末端を突出末端とすることで，様々な DNA 構造体を連結することが可能である。我々は，TGAC のような 4 塩基からなる接着性突出末端をもつ Y–DNA をデザインし，これに相補的な突出末端をもつ別の Y–DNA を連結することで第 1 世代（G1）から第 3 世代（G3）のデンドリマー型 DNA（DL DNA）を構築した（図 3）[10]。DL DNA の見かけの大きさは，G1，G2，G3 DL–DNA でそれぞれ約 12，20，36 nm と見積もられた。Y–DNA の場合と同様，RAW264.7 細胞を用いて細胞取り込みならびにサイトカイン産生を評価したところ，いずれにおいても G3 DL DNA は Y–DNA よりも大幅に高い値を示した（図 4）。ここで，細胞取り込みと比較して，サイトカイン産生における増大が顕著であったことから，TLR9 との相互作用やその後の過程においてもデンドリマー型にすることが有利である可能性が考えられる。

突出末端がパリンドローム（回文）配列の場合には，Y–DNA のようなユニット同士を連結することが可能である。パリンドローム配列の突出末端を有する Y–DNA や X–DNA などを，DNA リガーゼを用いて連結することで，DNA ハイドロゲルが調製可能であることが示されている。CpG DNA を含む X–DNA を用いて作製した DNA ハイドロゲルは，徐々に分解され，TLR9 を発現するマウス樹状細胞株 DC2.4 細胞を活性化することが示されている[11]。また，DNA ハイドロゲルが DNA アジュバントに加えて，抗癌剤ドキソルビシンの徐放性デバイスとしても有用であることが担癌マウスでの検討から明らかとなっている。

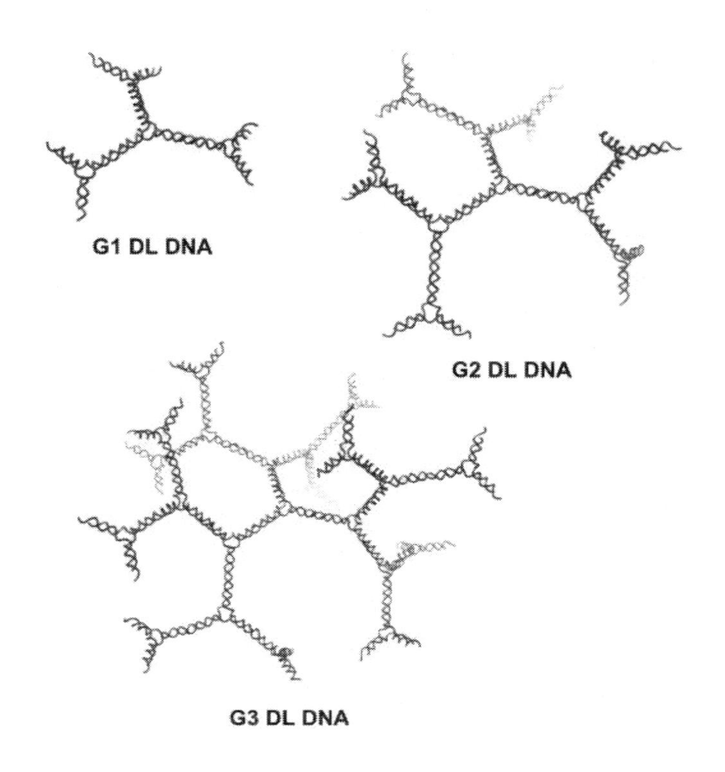

図3　デンドリマー型 DNA の構築
5'末端に4塩基突出した Y–DNA を連結することで構築されるデンドリマー型 DNA の推定模式図。

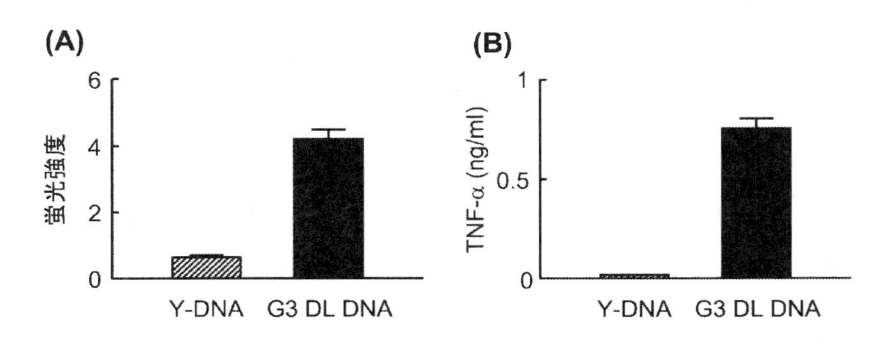

図4　G3 DL DNA と Y–DNA との比較
（A）Alexa488 標識 DNA を 10 μg/ml の濃度で RAW264.7 細胞に添加し，2時間後にフローサイトメトリーで測定した細胞の平均蛍光強度を示す。（B）各 DNA を 18 μg/ml の濃度で RAW264.7 細胞に添加したときの8時間後のメディウム中 TNF–α 濃度を示す。

2.5 ダンベル型 CpG DNA

ドイツ Mologen AG 社では，ダンベル型構造の CpG DNA である MGN1703 を DNA アジュバントとして開発を進めている[12]。ダンベル型とすることで酵素耐性が増大することが示されており，天然（PO）型 DNA が臨床試験にも用いられている。これまでに，大腸癌を含む進行固形癌患者を対象とした臨床試験が行われており，第 1 相試験では安全性が確認されている。最近開始された進行大腸癌を対象とした多施設共同無作為化二重盲検プラセボ対照第 2/3 相試験では，維持治療として忍容性があり，安全に施行できることが報告されている。

2.6 多角型 DNA への CpG DNA の結合による活性増強

最近 Li らは，PO DNA で構築した DNA tetrahedron（DNA 四面体，DNA 三角錐）に，PS 型 CpG DNA を連結することで，CpG DNA の免疫活性が増強可能であることを報告した[13]。ここでは，立体化による細胞取り込みの増大と酵素分解に対する安定化が，その活性増強に関与することが示唆されている。

2.7 おわりに

核酸と生体との相互作用に関しては近年も新たな発見が相次いでおり，その全貌については今後の解明が待たれる。本稿で紹介した DNA アジュバント開発を目的とした DNA 立体化の試みは，現在検討が進められる種々の核酸医薬に対しても応用可能と考えられる。今後，核酸と生体との相互作用の解明が進み，また核酸を利用した構造体開発技術が発展することで，核酸を利用した疾患治療の可能性が飛躍的に高くなることが期待される。

文　　献

1） J. Chen, N. C. Seeman, *Nature,* **350**, 631 (1991)
2） P. W. K. Rothemund, *Nature,* **440**, 297 (2006)
3） C. Zhang *et al, Proc. Natl. Acad. Sci. USA,* **105**, 10665 (2008)
4） Y. Li *et al, Nat. Mater.,* **3**, 38 (2004)
5） S. H. Um *et al, Nat. Mater.,* **5**, 797 (2006)
6） J. Vollmer, A. M. Krieg, *Adv. Drug Deliv. Rev.,* **61**, 195 (2009)
7） M. Nishikawa *et al, Immunology,* **124**, 247 (2008)
8） N. Matsuoka *et al, J. Control. Release,* **148**, 311 (2010)
9） S. Zelenay *et al, Eur. J. Immunol.,* **33**, 1382 (2003)
10） S. Rattanakiat *et al, Biomaterials,* **30**, 5701 (2009)
11） M. Nishikawa *et al, Biomaterials,* **32**, 488 (2011)

12） M. Schmidt *et al, Allergy,* **61**, 56 (2006)
13） J. Li *et al, ACS Nano,* **5**, 8783, (2011)

3 エクソソームを用いた新規核酸デリバリーシステム

吉岡祐亮*1，竹下文隆*2，小坂展慶*3，落谷孝広*4

3.1 はじめに

1998年，Fire，Melloらの報告において，2本鎖RNAを線虫に導入することで相補配列を持つmRNAの翻訳が抑制されることが示された[1)]。彼らが発見したRNA interference（RNAi）は，合成された21，22塩基の短いRNA（small interfering RNA，siRNA）を使用することで，線虫のみならず培養中の哺乳動物細胞においても誘導されることが，2001年にTuschlらにより報告された[2)]。この報告を機に世界中でsiRNAを用いた新たな核酸医薬の研究が進められた。しかし，核酸医薬の実現には，生体へのデリバリー方法の選択が大きな課題であるが，この問題は未解決のままである。本稿では近年注目されているExosome（エクソソーム）を用いた新規デリバリーシステムの有用性と医療応用への可能性を考察する。

3.2 siRNAのデリバリーシステム

前述したようにsiRNAを用いることで特定の遺伝子の発現を抑制することが可能となり，遺伝子の機能解析を行う際の有用なツールとなった。さらに，siRNAを用いたRNAi医薬への展開が期待されるが，投与方法や，どのような担体を用いるかによって，疾患部位や標的組織への特異性，生体への副作用やsiRNAの安定性が異なり，適材適所のデリバリー方法が求められる。*In vivo*におけるsiRNAのデリバリー方法について，リポソーム，ウィルスベクターやナノ粒子が研究されているが，われわれは安全性を最も重要と考え，生体親和性物質であるアテロコラーゲンを利用している。アテロコラーゲンとsiRNAなどの核酸を混合すると複合体を形成して生体中における安定性が高まることを利用し，マウスの精巣にヒト精巣腫瘍細胞を移植したモデルにおいて，HST-1/FGF-4 siRNAとアテロコラーゲン複合体を直接精巣（腫瘍）へ投与することで精巣腫瘍の増殖抑制効果を示した[3)]。また，siRNAとアテロコラーゲンの複合体は尾静脈投与による全身投与においても，前立腺がんの骨転移モデルマウスの骨組織中のがん細胞の増殖を抑制した。アテロコラーゲン複合体を投与してもIFN-αとIL-12の血中濃度に変化はなく，免疫応答が惹起されないことも示され，骨転移を伴う進行前立腺がんの治療への有用性が示された[4)]。

3.3 microRNAによる核酸医薬

microRNA（miRNA）の発見は1993年に線虫にて報告されたnon-coding RNAのlin-4で

---

*1 Yusuke Yoshioka (独)国立がん研究センター研究所 分子細胞治療研究分野 研修生
*2 Fumitaka Takeshita (独)国立がん研究センター研究所 分子細胞治療研究分野 主任研究員
*3 Nobuyoshi Kosaka (独)国立がん研究センター研究所 分子細胞治療研究分野 研究員
*4 Takahiro Ochiya (独)国立がん研究センター研究所 分子細胞治療研究分野 分野長

あり，lin-4 が lin-14 の翻訳を抑制することが示された[5, 6]。発見当時は miRNA とは名付けられておらず，2000 年にヒトを含むほ乳類で発見された後に miRNA と呼ばれるようになり，現在ではウィルスや植物，動物まで広く存在することが知られている。miRNA は約 22 塩基の RNA で標的遺伝子の mRNA の 3'非翻訳領域または翻訳領域に結合し翻訳抑制を行い，遺伝子発現の微調整役を担っており，がんをはじめとする様々な疾患において発現異常が認められる[7]。それら発現異常を起こしている miRNA が，がん細胞の増殖や浸潤，転移に関与していることが明らかとなってきた。そこで，がん細胞の増殖を抑制するような miRNA をがん細胞へ導入することで，siRNA 同様，がん治療への応用が miRNA でも可能であると考えられ，現在盛んに研究が行われている。実際われわれも複数の前立腺がん細胞株で発現が減少し，強発現させると細胞の増殖を抑制する miR-16 に着目し，前述した前立腺がんの骨転移モデルマウスにアテロコラーゲンと合成 miR-16 の複合体を尾静脈から全身投与を行い，骨組織中のがん細胞の増殖を抑制した[8]。また，田澤らはアテロコラーゲンを担体として合成 miR-34a を，ヌードマウスに移植した大腸がん細胞に腫瘍内投与し，細胞の増殖を抑制した[9]。miRNA を核酸医薬として用いる場合，一つの miRNA で数百の遺伝子を抑制し，特定の経路を強く制御する可能性があり，強力な治療薬となる可能性がある反面，複数経路の抑制による予期せぬ副作用もありうる。また，miR-146a のように前立腺がん，乳がん細胞では，がん抑制的に働くが[10, 11]，子宮頸がん細胞においては，がん促進的に働くことが報告されており[12]，導入する細胞によっても効果が異なることからデリバリーの特異性を高めることが課題である。

3.4　miRNA を体内輸送するエクソソーム

前項では，miRNA の治療への応用例を挙げたが，近年血中を循環している miRNA も注目を浴びている。血中を循環している miRNA は非侵襲性診断マーカーへの応用として研究が行われ始めた。Valadi らは血中を循環する一部の miRNA は細胞から分泌されるエクソソームと呼ばれる 100nm ほどの大きさで脂質二重膜構造をもつ小胞に含まれることを発見している[13]（図1)。このエクソソームの発見は，1983 年に Johnstone らがヒツジの網状赤血球において，細胞内への鉄取り込みに重要なトランスフェリンレセプターが小胞に包まれて細胞外へ排出されることを発見したことに遡る[14]。この論文中では「Exosome」とは表記されておらず，「Vesicle」と表記されていたが，後に Exosome と命名された[15]。miRNA はエクソソームに含まれることで，血中に存在する RNase に抵抗性を示し，安定に存在していると考えられている。血中での安定性とエクソソーム粒子の大きさを考えると，エクソソームは miRNA を体内の遠隔地に運ぶ物質として優れている可能性がある。しかし，分泌されたエクソソームに含まれる miRNA が細胞間を移動して，エクソソームの受け取り側の細胞で機能を果たすのか，もしくはただ単に細胞が「ゴミ」として余分な miRNA を掃き出しているものなのか，証明されていなかった。エクソソームをデリバリーの担体として用いるには，エクソソームが細胞に取り込まれ，含まれる miRNA が機能する必要がある。そこでわれわれは，エクソソームを介した miRNA の機能を証

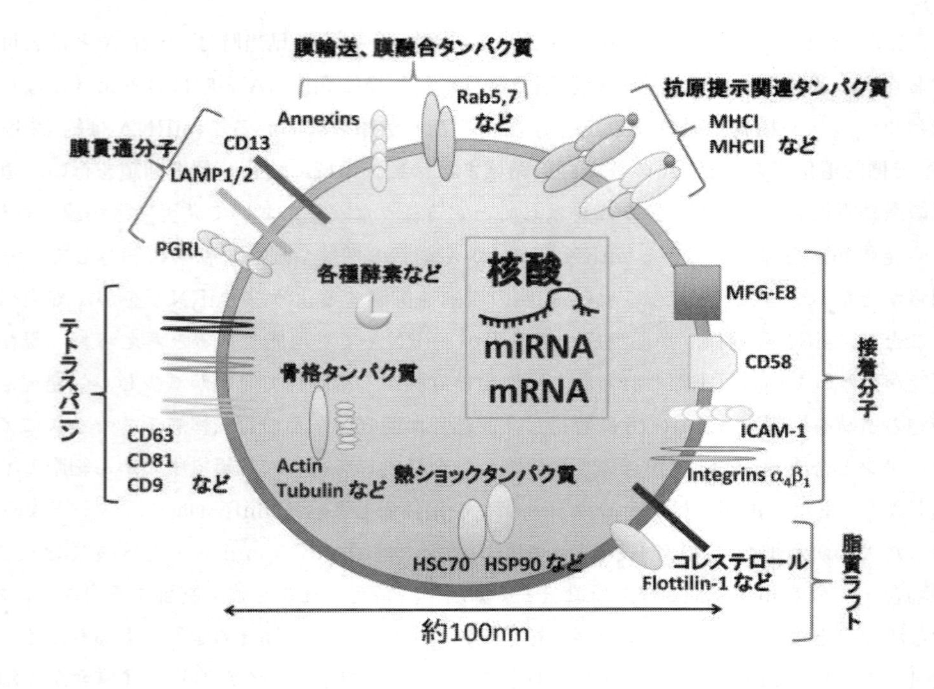

図1 エクソソームに含まれる主な物質

約100nmの大きさであるエクソソームは脂質二重膜構造を持ち，膜上にはテトラスパニンや接着分子をはじめ，様々なタンパク質，物質が存在する。エクソソーム内には各種酵素や熱ショックタンパク質，そしてmiRNAなど核酸が含まれる。

明するため，がん抑制性のmiR-146aを用いて研究を行った[16]。miR-146aは前立腺がんの細胞増殖を抑制することがすでに報告されている[10]。まず，miR-146aをヒト胎児腎由来細胞株HEK293とアフリカミドリザル腎由来細胞株COS-7細胞内で強発現させると，強発現させたmiR-146aは細胞内のみならず培養上清中においても存在量が増加することを明らかにした。次いで，COS-7にmiR-146aを強発現させ培養上清を回収し，回収した培養上清を前立腺がん細胞株PC-3Mに添加すると細胞の増殖抑制効果を示した。さらにmiR-146aを強発現させた培養上清をPC-3Mに添加すると，miR-146aの標的遺伝子の一つであるROCK1の発現が減少していた。以上の結果から，細胞から分泌されたエクソソームに含まれるmiRNAは，細胞間を移動し，受け取り側の細胞内でも機能することが証明された。

われわれと同時期に，他にも2つのグループがエクソソームに含まれるmiRNAの機能証明を報告している。Pegtelらは EBV（Epstein-Barr Virus）に感染したリンパ芽球様細胞株LCLとEBVに感染していない単球由来の樹状細胞を非接触型供培養し，エクソソームが細胞間を移動することを確認した。その結果，EBVに感染していない単球由来の樹状細胞において，EBVがコードするmiRNAが検出され，標的遺伝子の発現を抑制し，機能していることを明らかにした[17]。また，ZhangらはヒトТ単球系細胞株THP-1がLPSや過酸化水素などの外部の刺激に反応して miR–150 を特異的にエクソソームへパッケージし，エクソソーム中の miR–150 が血管内皮細胞株 HMEC–1 の細胞内に取り込まれ，c-Myb の発現を抑制し，遊走能を上昇させることを示した[18]。

3.5　デリバリーシステムとしてのエクソソーム

エクソソームが細胞に取り込まれ，エクソソーム内に含まれる miRNA が機能を持つことが証明され，デリバリーの担体としての応用性が見出された。実際にエクソソームをデリバリーの担体として利用している例として，まず，核酸ではないが，化合物をデリバリーした例を挙げる。2010 年に Sun らは，エクソソームを担体としてクルクミンをマウスに腹腔内投与した[19]。クルクミンは抗炎症作用，抗酸化作用，抗腫瘍作用などを示す事が知られているが[20, 21]，クルクミンは疎水性化合物であり，経口投与の場合，生体への吸収率が悪く，生体利用能の低さが問題点である[22]。生体利用能を上げるために，クルクミンをリポソームやナノ粒子重合体，生分解性微粒子などで封入したりする工夫がなされており，Sun らはエクソソームでクルクミンを封入する方法を試みた。彼らはエクソソームとクルクミンを混ぜ，5 分間インキュベーションしてからショ糖勾配遠心法を行い，ショ糖勾配が 45％から 60％画分を回収することでクルクミンが封入されたエクソソームを得ている。ただし，エクソソーム内にクルクミンが封入されているかは確認されておらず，エクソソームの外側に結合している可能性もある。回収したエクソソームをマウスに腹腔内投与し，30 分後の末梢血中のクルクミン濃度は，クルクミン単体で投与した群と比較して 10 倍ほど高かった。さらに経口投与でも同様の結果を得られたことから，エクソソームで封入することで生体利用能，安定性が増したと言える。彼らはこの報告で，エクソソームがどの臓器に集積されるのか確認しており，肝臓，肺，腎臓と脾臓に集積されやすいとしている。翌年には同じグループから，クルクミンを含む，抗炎症作用をもつ薬剤をエクソソームで封入し，鼻腔投与するとエクソソームが脳にまで到達することが報告された[23]。一般的に脳へのデリバリーを行う際，血液脳関門を通過することが問題点とされている。彼らはマウスの脳に神経膠芽腫細胞株 GL26 を移植し，脳腫瘍モデルマウスを作製し，移植後 20～30 日後には死亡していたものが，STAT3 阻害剤である JSI124 を封入したエクソソームを鼻腔投与すると平均 45 日にも延びることを示した。

最後に，エクソソームを担体として siRNA をデリバリーした例を述べる。2011 年，Erviti らはデリバリーする細胞への特異性を高める工夫をして，脳の神経細胞特異的，または筋細胞特異的に siRNA をデリバリーすることに成功している[24]。彼らはマウス骨髄から得られた未熟な樹上細胞からエクソソームを回収してくるが，この未熟な樹上細胞にプラスミドを導入してからエクソソームを回収した。導入したプラスミドは，狂犬病ウィルス特異的糖タンパク（RVG）ペプチドを Lamp2b というエクソソーム膜上に多く発現しているタンパク質の C 末端側に組み込んだタンパク質を発現させるものであり，RVG ペプチドはアセチルコリン受容体に結合し，神経細胞選択的に働くことが知られている。同様に *in vivo* ファージディスプレイ法によって同定された筋特異的ペプチド（MSP）をLamp2bのC末端側に組み込んだタンパク質を発現させるプラスミドを導入している。これらベクターを導入した細胞から回収されるエクソソームの膜上にはLamp2bとRVGペプチドもしくはMSP融合タンパク質が発現している。彼らは回収してきたエクソソームにエレクトロポレーション法を用いて，GAPDHに対するsiRNAを封入し，マウスに静脈投与を行った。その結果，未処理のsiRNAを投与すると，脾臓，肝臓，腎臓でGAPDHの発現量が減少したのに対し，RVGペプチドが膜上に発現しているエクソソームに封入したものを投与した群では線条体，中脳，皮質などのいくつかの脳部位でGAPDHの発現が減少し，脾臓，肝臓，腎臓などでは発現の減少が認められなかった。MSPが膜上に発現しているエクソソームに封入したものを投与した群ではどの臓器でもGAPDHの優位な発現減少は認められなかったが，彼らの考察によると，*in vivo*では筋組織が多く存在し，各組織に到達するsiRNAの濃度が低くなったため，各組織での効果が現れなかったと述べている。今回の報告で

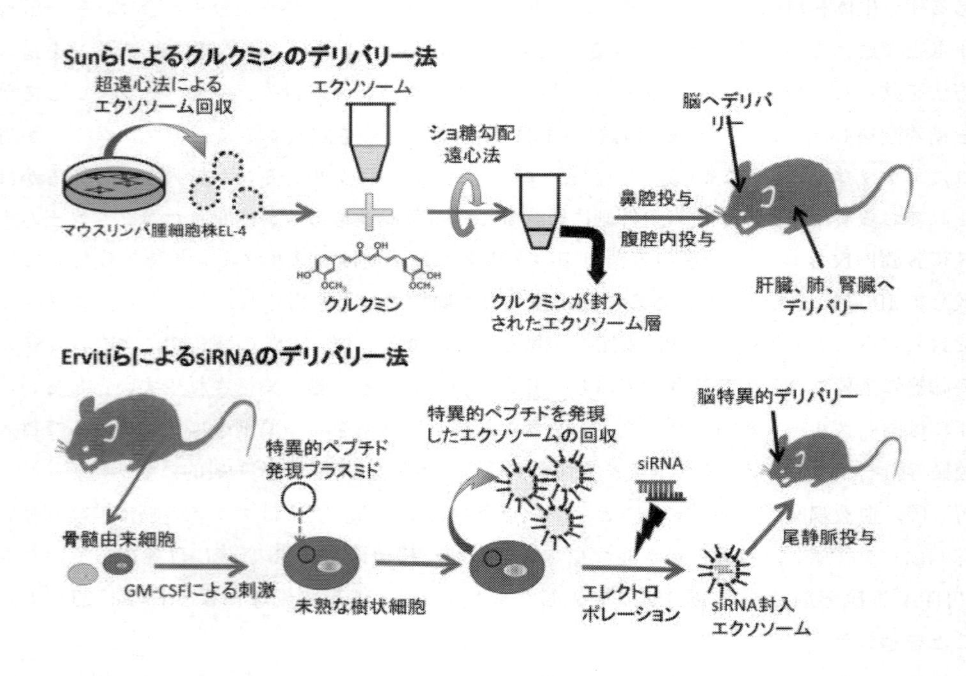

図2　エクソソームを用いたデリバリーシステム

Sunらによって行われたクルクミンのデリバリー法はマウスリンパ腫細胞株からエクソソームを超遠心法で回収し，クルクミンと回収したエクソソームを混合し，ショ糖勾配遠心法によりクルクミンをエクソソームに封入する。クルクミンを封入したエクソソームをマウスへ腹腔内投与を行うと肝臓，肺，腎臓に集積し，鼻腔投与を行うと脳へデリバリーされる。
Ervitiらによって行われたsiRNAのデリバリー法はマウスの骨髄由来細胞を顆粒球マクロファージコロニー刺激因子（GM-CSF）で刺激し，樹状細胞を得る。この樹状細胞に神経特異的ペプチドとLamp2bの融合タンパクが発現するプラスミドを導入した後にエクソソームを超遠心法で回収する。回収したエクソソームに，エレクトロポレーション法を用いてsiRNAを封入し，マウスへ尾静脈投与を行うと脳特異的にデリバリーされる。

は血液脳関門をエクソソームが通過したという直接的なデータは示されていなかったが，エクソソームを用いたsiRNAデリバリーシステムの可能性が示され，さらにデリバリーの担体として優れた点として，投与したマウスの血中炎症性サイトカイン，IL–6，IP–10，TNF-α，IFN-αの濃度に変化がないことが分かり，免疫応答を惹起する可能性が低いと考えられる（図2)。

3.6　おわりに

核酸医薬の研究が進み，様々なデリバリーシステムが開発されてきた。しかし，標的組織，細胞への特異的なデリバリー法の開発，投与したsiRNA，miRNAの体内における安定性の向上，毒性の軽減などが今後の課題である。上記に述べた報告などからエクソソームを担体に利用することで，生体への毒性は軽減され，中に含まれる核酸の安定性は増すと考えられる。さらにエクソソームに工夫を施すことでデリバリーの特異性を上げることも可能であろう。しかし，エクソソームへの核酸の封入の方法や，エクソソームの効率的な回収法，回収する細胞の選択，エクソソームに内在するmiRNAやタンパク質の影響など，検討の余地はたくさんある。また，現在のところ，miRNAをエクソソームに封入して治療目的でデリバリーした報告がなく，今後さらなる発展が期待される。

さらにエクソソームの分泌機構や受取る機構は不明な点が多く，これらを解明することで，エクソソーム回収率の向上やデリバリーの特異性の向上が望めるため，エクソソームを核酸医薬のデリバリーに応用するためには，エクソソーム自体の生物学的意義を含む基礎研究が重要であることを忘れてはならない。

文　　献

1) Fire, A. *et al., Nature* **391** (6669), 806–811 (1998)
2) Elbashir, S. M. *et al., Nature* **411** (6836), 494–498 (2001)
3) Minakuchi, Y. *et al., Nucleic Acids Res* **32** (13), e109 (2004)
4) Takeshita, F. *et al., Proc Natl Acad Sci U S A* **102** (34), 12177–12182 (2005)
5) Lee, R. C., Feinbaum, R. L. & Ambros, V., *Cell* **75** (5), 843–854 (1993)
6) Wightman, B., Ha, I. & Ruvkun, G., *Cell* **75** (5), 855–862 (1993).
7) Barbarotto, E., Schmittgen, T.D. & Calin, G.A., *Int J Cancer* **122** (5), 969–977 (2008)
8) Takeshita, F. *et al., Mol Ther* **18** (1), 181–187 (2010)
9) Tazawa, H., Tsuchiya, N., Izumiya, M. & Nakagama, H., *Proc Natl Acad Sci U S A* **104** (39), 15472–15477 (2007)
10) Lin, S.L., Chiang, A., Chang, D. & Ying, S.Y., *RNA* **14** (3), 417–424 (2008)
11) Bhaumik, D. *et al., Oncogene* **27** (42), 5643–5647 (2008)
12) Wang, X. *et al., PLoS One* **3** (7), e2557 (2008)

13) Valadi, H. *et al., Nat Cell Biol* **9** (6), 654–659 (2007)
14) Pan, B. T. & Johnstone, R. M., *Cell* **33** (3), 967–978 (1983)
15) Johnstone, R. M., Adam, M., Hammond, J. R., Orr, L. & Turbide, C., *J Biol Chem* **262** (19), 9412–9420 (1987)
16) Kosaka, N. *et al., J Biol Chem* **285** (23), 17442–17452 (2010)
17) Pegtel, D. M. *et al., Proc Natl Acad Sci U S A* **107** (14), 6328–6333 (2010)
18) Zhang, Y. *et al., Mol Cell* **39** (1), 133–144 (2010)
19) Sun, D. *et al., Mol Ther* **18** (9), 1606–1614 (2010)
20) Ravindran, J., Prasad, S. & Aggarwal, B. B., *AAPS J* **11** (3), 495–510 (2009)
21) Aggarwal, B. B. & Harikumar, K. B., *Int J Biochem Cell Biol* **41** (1), 40–59 (2009)
22) Anand, P., Kunnumakkara, A. B., Newman, R. A. & Aggarwal, B. B., *Mol Pharm* **4** (6), 807–818 (2007)
23) Zhuang, X. *et al., Mol Ther* **19** (10), 1769–1779 (2011)
24) Alvarez-Erviti, L. *et al., Nat Biotechnol* **29** (4), 341–345 (2011)

4　先端医療の実現に向けたウイルスベクターの開発

中西真人*

4.1　はじめに

米国研究製薬工業協会（PhRMA）がまとめた報告書によると，2011年にアメリカ合衆国で臨床試験や申請段階まで開発が進んだバイオ医薬品は合計で901種類にのぼるという。遺伝子デリバリー・発現技術は，このように盛んなバイオ医薬品開発を支える重要な技術の一つである。ウイルスベクターは非ウイルスベクターよりも古い歴史を持っているが，遺伝子組換え体であるが故に法律での規制もあり，また作製にはある程度専門的な知識も要求されるので，これまで遺伝子治療のような高い性能を求められる領域以外では活躍の場が限られてきた。しかし，近年のiPS細胞の樹立に代表される動物細胞のリプログラミング技術においてその真価が見直され，再生医療分野では無くてはならない技術となっている。本節では，ウイルスベクターの開発・応用の現状と将来の方向性，特に先端医療への応用について解説する。

4.2　ウイルスベクター開発の歴史

遺伝子組換え技術を使って動物ウイルスのゲノムに外来遺伝子を挿入するウイルスベクターの開発の歴史は古く，1970年代に，小型のDNAウイルスであるSV40のゲノムに大腸菌の遺伝子を組みこんで発現に成功したスタンフォード大学のPaul Bergらの研究にまで遡る。その後，1980年代の半ば頃までに，レトロウイルス・アデノウイルス・ワクチニアウイルス（種痘ウイルス）ベクターなど，現在でも使われているウイルスベクターの原型はほぼ完成した。遺伝子治療という概念が提唱されたのもこの頃である。

これらの比較的早期に開発されたウイルスベクターに共通するのは，ゲノムがDNAである（DNAウイルス）か，DNAの複製中間体を持つ（レトロウイルスやレンチウイルス）ため，遺伝子組換え技術の適用が比較的容易であった点だ。一方，通常のRNAウイルスを基にしたベクター開発はそれよりもかなり遅れた。RNAウイルスの再構成ではcDNAをいったん扱いにくいRNAに変換する必要があることや，RNAウイルスは一般的に強い細胞傷害性を持っているためワクチンとしての用途以外では実用的なベクターとは考えられてこなかったことがその理由だろう。しかし，現在では，RNA工学の進展により作製がかなり容易になったことと，細胞の抗ウイルス反応を回避できる欠損持続発現型センダイウイルスベクター（SeVdp）の開発により，RNAウイルスベクターの用途は大きく広がっている（後述）。

4.3　ウイルスベクターの特性

ウイルスベクターの作製は，多くの場合，ウイルスゲノムに相当するcDNAに外来遺伝子を組み込み，これを鋳型にしてウイルス粒子を再構成するという方法で行われる。また，巨大なゲ

---

*　Mahito Nakanishi　㈱産業技術総合研究所　幹細胞工学研究センター　副センター長

ノムDNAを持つヘルペスウイルス属では，ウイルスゲノムを持つ細胞内で相同組換えを利用して外来遺伝子を挿入する。このように，多くのウイルスで外来遺伝子を搭載する技術が確立しているが，実際に実用的なベクターとして使うことができるものは限られており，以下のような点について考慮した上で，目的に最も適した素材を選ぶ必要がある。

1）安全性

当然のことながら，ヒトや動物に病原性を示さないことは極めて重要である。ただし，素材となるウイルスが重篤な病原性を持つ場合でも，ヒト免疫不全ウイルス（HIV）を元に開発・改良された現在のレンチウイルスベクターのように優れた安全性を持つベクターも存在する。また，自律複製能を完全に欠損して，外来遺伝子を導入した細胞から感染性の二次粒子を放出しないことも安全性確保の重要なポイントである。自律複製能を持つウイルスベクターの使用は，法令（遺伝子組換え生物等の使用等の規制による生物の多様性の確保に関する法律など）により厳しく規制されており，日本では事前に大臣確認申請が必要となるので注意が必要である。

自律複製能を欠損するためには，通常，ウイルスゲノム上の必須遺伝子を欠失する。例えば，アデノウイルスベクターでは *E1/E3* の2遺伝子を，レトロウイルスベクターでは *gag/pol/env* の3遺伝子を欠失することが一般的である。しかし，欠損ウイルスベクターの製造中に，自立複製能を有するベクター粒子が出現することがある。これは，欠損した機能を相補するDNAとベクターのゲノムDNAが細胞の中で組換えを起こすためで，このような意図しない復帰変異を防ぐ工夫が重要である。

一方，ワクチンとしての用途では，生ワクチンの方が不活化ワクチンよりも免疫賦活化能が高いことなどから，自立複製能を保持している弱毒化ウイルスベクターも開発されている。センダイウイルスに，重篤な肺炎の原因となるRSウイルスのエンベロープ・タンパク質を組み込んだ組換えワクチンはその例である[1)]。

2）種特異性と組織（細胞）特異性

ウイルスベクターは，通常，感染できる動物や細胞の種類に制限があり，その指向性は第一義的にはウイルス粒子の感染に必要な細胞表面のレセプター分子によって決まっている。例えば，広く使われているマウス白血病ウイルス（MMLV）由来のベクターは，マウスのアミノ酸トランスポーターをレセプターとして使っていて，そのままでは齧歯類以外の細胞に感染できない。そのため，ヒト細胞への遺伝子導入には，エンベロープ・タンパク質を両種指向性（amphotropic）レトロウイルスや水疱性口内炎ウイルス（VSV）由来のものに置き換えたシュードタイプ・ベクター（Pseudtyped vector）が広く使われている。また，アデノ随伴ウイルス（Adeno–associated virus, AAV）ベクターやアデノウイルスベクターでは，キャプシド・タンパク質を別の株のものと置き換えることで指向性を変えることができる。

一方，HIVや単純ヘルペスウイルス（HSV）などのエンベロープ・ウイルスでは，最初にウイルス粒子が吸着する分子（Primary receptor）以外にSecondary receptorと呼ばれる分子が感染に必要であることが知られている。細胞表面に普遍的に存在するシアル酸をレセプターとしているセンダイウイルスベクターでも，ヒトBリンパ球やマウスの造血幹細胞への遺伝子導入活性は低い。このように，ウイルスベクターの特異性は，ウイルス側や細胞側の複数の因子の組み合わせによって決定されていると考えられている。

3）細胞の抗ウイルス反応と遺伝子発現の持続性

動物細胞は，細胞質でウイルス由来の核酸を感知するRIG–IやMDA5，細胞膜に存在するToll–like receptor（TLR）など，ウイルス感染に対抗するためのさまざまな自然免疫機構を備えている。ウイルスの感染を感知した細胞では，インターフェロン産生とアポトーシスが誘導される。そのため，逆転写したゲノムcDNAを宿主の染色体に挿入するレトロウイルス，ゲノムDNAを環状DNAとして核内で安定化できるEpstein–Barrウイルス（EBV），分裂しない細胞の核内では安定なAAVなどを除き，多くのウイルスベクターでは一過性の遺伝子発現しか誘導できない。逆に，後で解説する欠損持続発現型センダイウイルスベクター（SeVdp）のように，宿主細胞の抗ウイルス機構をかいくぐることで，持続的な遺伝子発現を実現しているベクターもある。

4）搭載できる遺伝子の数，構造とサイズ

DNAウイルスベクターやDNAを複製中間体に持つベクターに搭載された遺伝子は，染色体上の遺伝子と同様に宿主のRNAポリメラーゼⅡによって転写されるため，プロモーター領域と転写終結シグナルが必要である。この場合，遺伝子間の干渉があるので，複数の遺伝子を搭載して発現させることは一般に困難である。一方，RNAウイルスベクターでは自前のRNAポリメラーゼによって転写が行われるため，遺伝子の構造は一般にシンプルである。特に，センダイウイルスのようなマイナス一本鎖RNAウイルスは，複数の遺伝子を搭載するために最も有利な構造を持っている。

搭載できる遺伝子のサイズは，ウイルス粒子の構造に左右される。強固なキャプシド構造を持つアデノウイルスでは，ゲノムDNAのサイズに厳密な上限が存在し，E1/E3欠損型では搭載可能な遺伝子のサイズは8kbpが限界である。一方，脂質二重膜のエンベロープを持つウイルスでは，ゲノムサイズの制限は比較的ゆるやかであると考えられている。

5）抗原性

ウイルスは核酸とタンパク質の複合体であり，直接投与すれば必ず免疫応答を誘導する。ただ，免疫原性の強弱は存在し，一般的に，アデノウイルスやAAVなどのキャプシド構造を持ったウイルスベクターの方が強い抗原性を示す。また，自律複製能の欠損が不完全でウイルスのタンパク質が少量でも発現すると免疫原性が強く増強される。また，生体の免疫応答性は動物種によっても非常に異なり，マウスやサルで行ったベクター投与実験で問題が無くても，ヒトでは強い免疫応答を示すことは数多く報告されている。

このように，ウイルスベクターの性質は素材とするウイルスに依存して非常に多様性に富んでいるため，すべての目的に使用できる万能のベクターなどは存在しない。以下の項目では，このことを念頭においた上で，先端医療技術としてのウイルスベクター開発の現状について解説する。

4.4 *Ex vivo* 遺伝子治療に使われるウイルスベクター

生体から取り出した細胞に治療用遺伝子を導入し，再び生体に戻す *ex vivo* 遺伝子治療は，重症複合免疫不全症（ADA–SCID）に対する臨床試験（1990年）で使われて以来，20年以上にわたって改良が続けられてきた技術である。この技術では，遺伝子導入の効率が非常に高く，かつ持続的な遺伝子発現が可能な染色体挿入型ウイルスベクターが鍵となる。その後，骨髄の造血幹細胞が使われるようになって，ADA–SCID[2] やX連鎖重症複合免疫不全症（X–SCID）[3] の臨床試験で有効性が実証された。しかし，長期フォローアップの結果，X–SCIDの臨床試験では，3年が経過した段階でT細胞白血病を発症する患者が出るという重篤な副作用が出現し，そのうち3例では，白血病関連遺伝子 *LMO2* の近傍に挿入されたベクターがこの遺伝子を異常に活性化したことが原因であると推定された[4,5]。

その後の研究から，マウス白血病ウイルス由来のベクターは染色体上の遺伝子内に挿入されやすく，その周辺の遺伝子を活性化しやすいことがわかり[6,7]，これが細胞ガン化の原因であると考えられている。この欠点を克服するために，挿入部位がランダムで周辺の宿主遺伝子を活性化しにくいSIN（self–inactivating）レンチウイルスベクターが開発され[8]，副腎白質ジストロフィーの遺伝子治療で使われて好成績を収めている[9]。改良型レンチウイルスベクターについては最近の優れた総説があるので参照されたい[10]。

4.5 人体に直接投与する核酸医薬としてのウイルスベクター

静脈注射や局所投与によってウイルスベクターを生体に直接投与する *in vivo* 遺伝子治療も，20年前から臨床試験が行われてきた。しかしながら，その多くはネガティブな結果に終わり，現在は，AAVベクターを使った遺伝性代謝疾患やパーキンソン病の遺伝子治療と，Oncolytic virusを使った癌の遺伝子治療が主に研究されている。

AAVベクターは，搭載できる遺伝子のサイズは小さいものの，非分裂細胞に感染すると核内で安定に維持されることから，肝臓・筋肉・神経組織などでの安定な遺伝子発現が期待される。血友病Bの遺伝子治療臨床試験では，第9因子cDNAを搭載したAAVベクターが体重1kgあたり 2×10^{11}～2×10^{12}vg（virus genome）（体重を50kgとすると約250 μgのDNAに相当する）で単回投与され，正常血中レベルの2～11％の第9因子の持続的発現が1年間以上にわたり観察されている[11]。しかし，AAVキャプシド・タンパク質に対する強い免疫反応（抗体及び細胞障害性T細胞）が誘導されるため，再投与が可能かどうかは不明である。同様の現象は，α–anti-trypsin欠損症の遺伝子治療でも観察されており[12]，抗原性の高いベクターを生体に大量投与する際の共通の課題だと考えられる。

多くのウイルスが持つ感染細胞を殺して増殖する能力を利用してガンの治療を行うというのがOncolytic virusのコンセプトである。その素材としては，遺伝子組換えで増殖に腫瘍特異性を持たせたアデノウイルス・ワクチニアウイルス・単純ヘルペスウイルスや，もともと腫瘍特異性を持っているニューカッスル病ウイルス（NDV）・水疱性口内炎ウイルス（VSV）・コクサッキーウイルスなどが使われている。Oncolytic virusの投与量は，体重1kgあたり1×10^7 pfu (plaque formation unit）程度と，代謝疾患の治療に比べるとかなり少ない。

現在，多くの臨床試験が進められており，GM–CSF遺伝子を搭載した単純ヘルペスウイルスベクターのように第3相臨床試験の終了が近いものもある[13]。その中でも注目されるのは，ワクチニアウイルスを素材として開発されたJX–594である[14]。ワクチニアウイルスは，もともと宿主の免疫能を回避する機能を持っていることに加えて，約350nmという大きな外径を持っているため，EPR効果を利用してガン組織に集積することが期待される。さらにJX–594では，腫瘍特異的な増殖をする変異を導入し，GM–CSF遺伝子を搭載して免疫原性を高めるなどの工夫が凝らされている。

4.6　ヒト細胞のリプログラミング技術とウイルスベクター

線維芽細胞を筋原細胞に転換できる*MyoD1*遺伝子の発見（1987年）は，現在の細胞のリプログラミング技術の先駆けとなった画期的な研究であった[15]。しかし，その後20年の間，同様な遺伝子は発見されず，この現象は特殊な例外だと考えられるようになっていた。ちなみに，*MyoD1*遺伝子による線維芽細胞の形質転換には，リン酸カルシウム法という古典的な方法が使われている。

この分野でのブレークスルーとなったのは，京都大学の山中らによる人工多能性幹細胞（iPS細胞）の発見である[16]。胚性幹細胞（ES細胞）と同等の多能性を備えた細胞を体細胞から人工的に作ることに成功したという意義もさることながら，複数（iPS細胞の場合は4個）の因子を同時に発現しないとiPS細胞ができないという発見は，細胞リプログラミングについての発想を転換する契機となった。iPS細胞を作製するためには，導入した遺伝子の発現が2〜3週間持続する必要があり，しかも形質転換が終わったら発現を止めるという高度な制御が必要である。当初の実験では，4個の遺伝子を別々に搭載したレトロウイルスベクターが使われたが，*c–Myc*遺伝子が分化した細胞で再活性化して腫瘍原性を示すことから，初期化遺伝子を染色体上に残さないiPS細胞の作製技術の開発が急がれている。中でも，人工mRNAによる初期化技術はヒト線維芽細胞を1%以上という高い効率で初期化できることから注目を集めたが[17]，10日以上にわたり毎日，複数のmRNAをトランスフェクションする必要があるし，導入効率が悪い血液細胞の初期化は非常に困難である。

現在，この分野でもっとも再現性の高い細胞の初期化を実現しているのが，筆者らが開発した欠損持続発現型センダイウイルスベクター（SeVdp）である[18,19]。その特徴は，①4個の初期化遺伝子を一度に搭載して，②インターフェロン誘導や細胞障害性を示すことなくヒト組織細胞に

表1

これまでの主要なDirect Reprogrammingの報告。参考文献20）を基に最新の文献を追加して作成した。2011年からヒト細胞のリプログラミングの報告が急速に増えているのがわかる。

発表年	動物種	素材となった細胞	リプログラミングにより作られた細胞	使われたベクターなど
2000	マウス	膵臓外分泌細胞	肝細胞	トランスフェクション
2000	マウス	肝細胞	膵島細胞	アデノウイルスベクター
2003	マウス	肝細胞	膵島細胞	トランスジェニック動物
2003	マウス	肝細胞	膵島細胞	アデノウイルスベクター
2004	マウス	B細胞	マクロファージ	レトロウイルスベクター
2005	マウス	肝細胞	膵島細胞	アデノウイルスベクター
2005	マウス	肝細胞	膵島細胞	アデノウイルスベクター
2006	マウス	T前駆細胞	マクロファージ	レトロウイルスベクター
2006	マウス	T前駆細胞	樹状細胞	レトロウイルスベクター
2007	マウス	B細胞	T細胞	トランスジェニック動物
2007	マウス	アストロサイト	グルタミン酸作動性ニューロン	レトロウイルスベクター
2008	マウス	線維芽細胞	マクロファージ	レトロウイルスベクター
2008	マウス	膵臓外分泌細胞	膵島細胞	アデノウイルスベクター
2009	マウス	線維芽細胞	褐色脂質細胞	レトロウイルスベクター
2009	マウス	肝細胞	膵島細胞	アデノウイルスベクター
2009	ヒト	線維芽細胞	褐色脂質細胞	レトロウイルスベクター
2010	マウス	線維芽細胞	心筋細胞	レトロウイルスベクター
2010	マウス	線維芽細胞	グルタミン酸作動性ニューロン	レンチウイルスベクター
2010	マウス	アストロサイト	グルタミン酸作動性ニューロン	レトロウイルスベクター
2010	マウス	アストロサイト	GABA作動性ニューロン	レトロウイルスベクター
2010	ヒト	線維芽細胞	血液前駆細胞	レンチウイルスベクター
2011	マウス	線維芽細胞	ドーパミン作動性ニューロン	レンチウイルスベクター
2011	マウス	線維芽細胞	肝細胞	レンチウイルスベクター
2011	マウス	線維芽細胞	肝細胞	レトロウイルスベクター
2011	ヒト	線維芽細胞	グルタミン酸作動性ニューロン	レンチウイルスベクター
2011	ヒト	線維芽細胞	グルタミン酸作動性ニューロン	レンチウイルスベクター
2011	ヒト	線維芽細胞	GABA作動性ニューロン	レンチウイルスベクター
2011	ヒト	線維芽細胞	ドーパミン作動性ニューロン	レンチウイルスベクター
2011	ヒト	線維芽細胞	ドーパミン作動性ニューロン	レンチウイルスベクター
2011	ヒト	線維芽細胞	グルタミン酸作動性ニューロン	レンチウイルスベクター
2011	ヒト	線維芽細胞	運動ニューロン	レトロウイルスベクター
2011	マウス	肝細胞	GABA作動性ニューロン	レンチウイルスベクター

導入し，③初期化が完了するまで細胞質で遺伝子発現を持続させ，④初期化が終わったら細胞から完全に除去できる，という細胞の形質転換に必要な機能をすべて備えていることである。特に，センダイウイルスの持つ幅広い宿主域を活かして，末梢血細胞からのiPS細胞の樹立には大きな威力を発揮する。SeVdpベクターは，本来は遺伝子治療のために開発を続けてきたものだが，細胞の形質転換技術だけでなく，バイオ医薬品製造のプラットフォームとしても非常に優れた性質を持っており，さまざまな方面での実用化を目指して改良が続けられている。

4.7　先端医療技術に応用されるウイルスベクター

本節で紹介したように，「核酸医薬」としてのウイルスベクターの展開は，これまでは主に遺伝子治療に限られてきた。しかし，iPS細胞の発見により，ウイルスベクターを使ったヒト細胞の形質転換が急速に現実のものとなりつつある。その中でも特に注目を集めているのが，iPS細胞への初期化を伴わずに組織細胞を直接に別の組織細胞に転換するDirect Reprogramming技術である。表1に，主なDirect Reprogrammingの報告をまとめたが，これらはほとんどすべて，複数の遺伝子をウイルスベクターで導入して形質転換するもので，山中らのiPS細胞の報告（2006年）を境に急速にその例が増えていることがわかる[20]。

遺伝子を使って，ヒトの組織細胞を自由自在に「創る」ことができる時代はもうすぐそこまで来ている。そして，この分野に適合した安全性の高いウイルスベクターは，再生医療を支える最も重要な技術となるだろう。10年後，「ドラッグデリバリーシステムの新展開Ⅲ」が出版される頃には，ウイルスベクターを使ってどのような夢が実現しているのか，今から楽しみである。

文　　献

1） Jones, B., *et al., Vaccine,* **27**, 1848 (2009)
2） Aiuti, A., *et al., Science,* **296**, 2410 (2002)
3） Cavazzana-Calvo, M., *et al., Science,* **288**, 669 (2000)
4） Hacein-Bey-Abina, S., *et al., Science,* **302**, 415 (2003)
5） Howe, S.J., *et al., J Clin Invest,* **118**, 3143 (2008)
6） Wu, X., *et al., Science,* **300**, 1749 (2003)
7） Cattoglio, C., *et al., Blood,* **110**, 1770 (2007)
8） Throm, R.E., *et al., Blood,* **113**, 5104 (2009)
9） Cartier, N., *et al., Science,* **326**, 818 (2009)
10） Dropulic, B., *Hum Gene Ther,* **22**, 649 (2011)
11） Nathwani, A.C., *et al., N Engl J Med,* **365**, 2357 (2011)
12） Brantly, M.L., *et al., Proc Natl Acad Sci U S A,* **106**, 16363 (2009)
13） Harrington, K.J., *et al., Clin Cancer Res,* **16**, 4005 (2010)

14) Breitbach, C.J., *et al., Nature,* **477**, 99 (2011)
15) Davis, R.L., *et al., Cell,* **51**, 987 (1987)
16) Takahashi, K., *et al., Cell,* **126**, 663 (2006)
17) Warren, L., *et al., Cell Stem Cell,* **7**, 618 (2010)
18) Nishimura, K., *et al., J Biol Chem,* **286**, 4760 (2011)
19) 中西真人，医学の歩み，**239**, 1315 (2011)
20) Vierbuchen, T., *et al., Nat Biotechnol,* **29**, 892 (2011)

5　microRNAによる遺伝子発現制御システムを搭載した遺伝子発現ベクター

櫻井文教[*1]，水口裕之[*2]

5.1　はじめに

治療上有効なタンパク質をコードした遺伝子を細胞に導入することで治療を行う遺伝子治療は，各種難治性疾患に対する次世代の革新的治療法として期待されている。安全かつ治療効果の高い遺伝子治療を実現するためには，標的細胞特異的に遺伝子を送達するとともに，導入遺伝子を高効率に発現させることが望ましい。それに向けた戦略としては，遺伝子発現ベクターにDDS機能を付与することで治療遺伝子を標的細胞選択的に送達させるアプローチ（Targeted Delivery）と，遺伝子発現カセットを最適化することで標的細胞特異的に遺伝子発現させるアプローチ（Targeted Expression）とに大別される。さらにTargeted Deliveryは，標的細胞特異的に発現している膜タンパク質に対するリガンドや抗体を利用することにより，能動的に遺伝子を標的細胞に送達するActive Targetingと，Polyethylene Glycol（PEG）などで遺伝子発現ベクターを修飾することでEnhanced Permeability and Retention（EPR）効果により腫瘍などの標的組織に遺伝子を送達するPassive Targetingとに分けることが出来る。

一方でTargeted Expressionについては，これまで腫瘍特異的プロモーターなどの組織特異的プロモーターを用いたTranscriptional Targetingが盛んに研究されてきた。しかし組織特異的プロモーターの多くは，Cytomegalovirus（CMV）immediate–early 1 geneプロモーター（一般的に汎用されるCMVプロモーター）などの広範な組織で高い転写活性を示すプロモーターと比較すると転写活性が弱く，遺伝子治療研究には不適なものも多い。それに対し，近年，約22塩基のNon–coding RNAであるmicroRNA（miRNA）を利用することにより，特定の組織・細胞で導入遺伝子を発現（翻訳）させないPost–transcriptional De–targetingが開発された[1,2]。本稿では，miRNAによる遺伝子発現制御システムを搭載した遺伝子発現ベクターについて，筆者らの研究成果を交えながら解説する。

5.2　miRNAによる遺伝子発現制御機構

miRNAは，多くの生物で発現している約22塩基長の一本鎖RNAである。miRNAはゲノムより転写され，最終的に細胞質内でArgonauteタンパク質とともにRNA–induced Silencing Complex（RISC）を形成する。RISCを形成したmiRNAは，RISCを標的mRNAに誘導する役割を有しており，miRNAがmRNA上の部分的相補配列に結合することで，mRNAの翻訳抑制や分解が誘導され，転写後レベルで遺伝子発現が抑制される。30％以上もの遺伝子が

＊1　Fuminori Sakurai　大阪大学大学院　薬学研究科　分子生物学分野　准教授

＊2　Hiroyuki Mizuguchi　大阪大学大学院　薬学研究科　分子生物学分野　教授；大阪大学MEIセンター　教授；㈱医薬基盤研究所　幹細胞制御プロジェクト　チーフプロジェクトリーダー

miRNA による制御を受けるとともに，一つの miRNA が複数の遺伝子を制御しており，様々な生命現象における miRNA の関与が次々と明らかになっている。表 1 には組織特異的な発現プロファイルを示す miRNA の一部を示した。このように miRNA は組織特異的な発現プロファイルを示すことで，その組織特有の機能維持に大きく関与している。また癌など多くの疾患状態において，miRNA の発現プロファイルが大きく変動することが知られている[3)]。

5.3 miRNA を利用した遺伝子発現制御システム

miRNA による遺伝子発現制御システムでは，導入遺伝子の 3'非翻訳領域（導入遺伝子とポリ A シグナルとの間）に miRNA の完全相補配列（標的配列）を複数コピー挿入することにより，転写後，mRNA 上の標的配列に miRNA が結合し，その遺伝子発現（翻訳）が抑制される（図 1)。従って，遺伝子発現させたくない組織で特異的に発現する miRNA の標的配列を挿入する

表 1　組織特異的な発現を示す miRNA

脳	miR-9, miR-124, miR-125
心臓	miR-1, miR-133a
血液細胞	miR-16, miR-142-5p, miR-142-3p
肝臓	miR-122a
脾臓	miR-142-5p, miR-142-3p, miR-150
骨格筋	miR-1, miR-133a
卵巣	miR-542-5p
精巣	miR-204

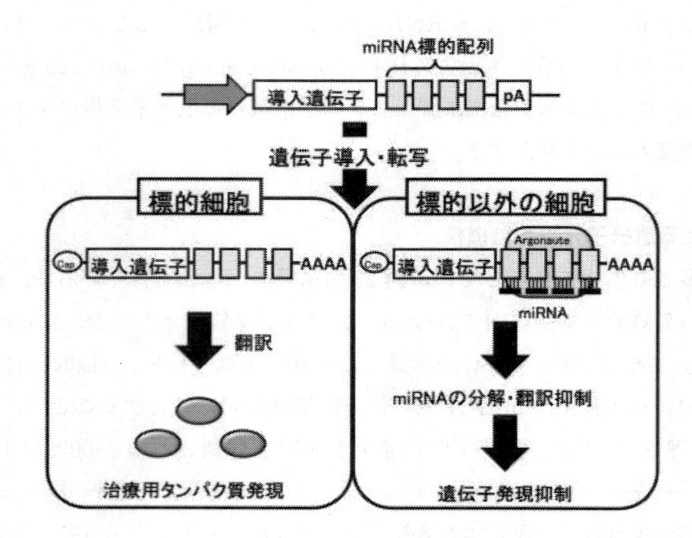

図 1　miRNA による遺伝子発現制御システム
導入遺伝子とポリ A シグナルとの間に，遺伝子発現させたくない組織で特異的に発現する miRNA の標的配列（完全相補配列）を複数コピー挿入することにより，その組織における導入遺伝子の発現が特異的に抑制される。

ことで，その組織での発現を特異的に抑制可能であり，それをうまく利用することで，標的組織特異的な遺伝子発現が可能となる。例えば，ある遺伝子発現ベクター投与後，標的組織Aのみならず，組織Bでも遺伝子発現したとする。その場合，組織Bで特異的に発現するmiRNAの標的配列を遺伝子発現カセットに挿入することにより，組織Bでの遺伝子発現を特異的に抑制可能であり，結果として標的組織A特異的な遺伝子発現が得られる。

miRNAによる遺伝子発現制御システムを構築するうえで考慮すべき要素として，miRNA標的配列のコピー数と塩基配列がある。塩基配列に関して，miRNAは標的配列が部分的相補配列であっても発現抑制を示すが，外来遺伝子導入系の場合，標的配列を自在に設計可能であり，また完全相補配列の方がより高い発現抑制が得られることから[4]，完全相補配列が好ましい。完全相補配列にすることで，siRNAと同様の機構で標的mRNAが切断される[5]。miRNA標的配列のコピー数については，一般的に4コピー以上が好ましい。筆者らの検討では，2コピーよりも4コピーの標的配列を挿入することで大きく遺伝子発現が抑制された（図2）。なお，4コピーと6コピーでは大きな違いは観察されなかった。またmiRNA発現量も発現抑制レベルを決める重要な要素である。Brownらは，遺伝子発現抑制を得るには100コピー/pg small RNA以上のmiRNA発現量が必要と述べている[2]。当然ながら，miRNAの発現量が高いほど高効率な発現抑制が得られることから，どのmiRNAの標的配列を挿入するか選択する場合に，その組織特異性のみならず発現量にも注意する必要がある。

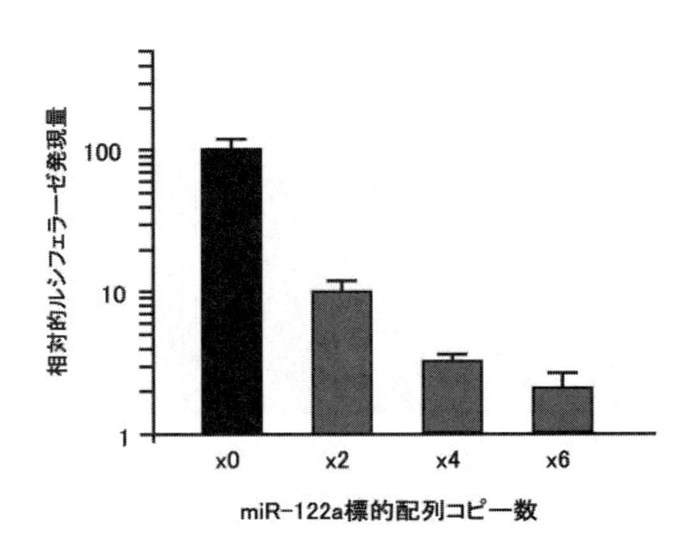

図2　miRNA標的配列コピー数依存的な遺伝子発現抑制
miR-122a標的配列を0，2，4，6コピー挿入したルシフェラーゼ発現プラスミドをマウスにハイドロダイナミックス法にて投与した。投与6時間後に肝臓を回収し，ルシフェラーゼ発現量を測定した。

5.4 miRNA による遺伝子発現制御システムの応用例

実際に miRNA による遺伝子発現制御システムを搭載した遺伝子発現ベクターについて以下に紹介する。

癌自殺遺伝子治療では，Herpes Simplex Virus Thymidine Kinase（HSVtk）などの酵素を癌細胞で発現させるとともに，Ganciclovir（GCV）などのプロドラッグを投与し，発現させた酵素によってプロドラッグが活性体に変化することで，優れた殺細胞効果を示す。HSVtk 遺伝子導入では，遺伝子導入効率に優れるアデノウイルス（Ad）ベクターが汎用されているが，Ad ベクターは元来より肝臓に高い親和性を有するため，Ad ベクターを腫瘍内投与した場合であっても腫瘍より漏出した Ad ベクターが肝臓に集積し，遺伝子発現する。従って，HSVtk 発現 Ad ベクターは，腫瘍にて優れた抗腫瘍効果を示す一方で，肝臓で HSVtk を発現することにより肝障害を誘導する。そこで我々は，HSVtk 遺伝子の 3'非翻訳領域に，肝臓特異的 miRNA である miR–122a の標的配列を挿入したところ，腫瘍での遺伝子発現を維持したまま，肝臓における発現を約 1/100 に抑制することに成功した（図 3）[6]。さらに癌遺伝子治療実験では，miR–122a 標的配列を挿入することで，抗腫瘍効果を損なうことなく HSVtk/GCV による肝障害を劇的に改善することに成功した。

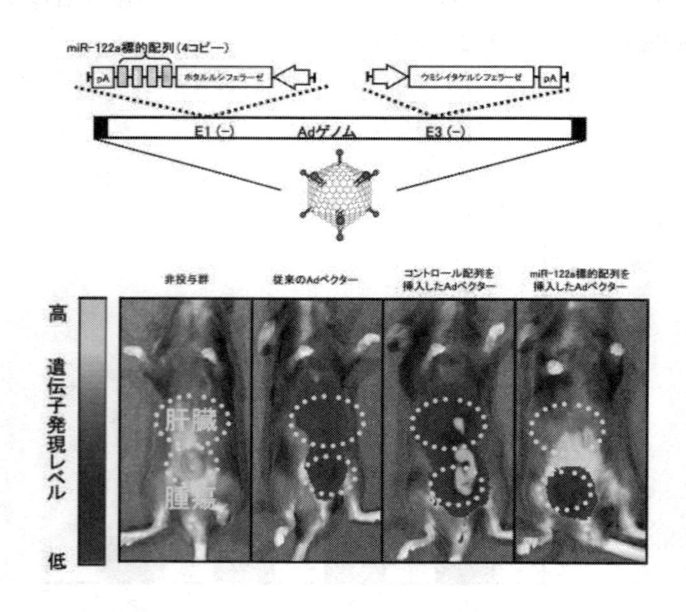

図 3　miRNA による遺伝子発現制御システムを搭載した Ad ベクターによる遺伝子発現

肝臓での遺伝子発現を抑制するため，ホタルルシフェラーゼ遺伝子の 3'非翻訳領域に miR–122a 標的配列を 4 コピー挿入した。またホタルルシフェラーゼ発現量を補正することを目的に，E3 欠損領域にはウミシイタケルシフェラーゼ発現カセットを挿入した。miR–122a 標的配列をホタルルシフェラーゼ遺伝子の 3'非翻訳領域に挿入した Ad ベクターを，マウス皮下腫瘍内に投与した。投与 24 時間後に，ホタルルシフェラーゼの発現を解析した。

miRNAによる遺伝子発現制御システムは，導入遺伝子産物に対する免疫応答制御においても有用である。血友病などの先天性遺伝子疾患の場合，先天的に欠損しているタンパク質を体内で発現させ治療を行うことになるが，発現させたタンパク質が生体側に異物と認識され，それに対する免疫応答が誘導され治療効果が減弱してしまう。このような免疫応答は，樹状細胞など抗原提示細胞での導入遺伝子の発現が要因であると考えられている[7]。そこで，抗原提示細胞を含む血液細胞特異的なmiRNAであるmiR–142–3pの標的配列を3'非翻訳領域に挿入することにより，抗原提示細胞における遺伝子発現を抑制可能であり，その結果，遺伝子産物に対する免疫応答が抑制されることが報告されている[1,8]。

さらに，miRNAによる遺伝子発現制御システムを利用して制限増殖型ウイルスの安全性を向上させる研究も行われている。制限増殖型ウイルスとは，癌細胞特異的に感染・増殖し，癌細胞を死滅させるウイルスである。通常の遺伝子発現ベクターは細胞内で増殖しないため，投与後，ベクターが取り込まれた細胞でしか遺伝子発現しないのに対し，制限増殖型ウイルスの場合，最初に感染した癌細胞で増殖したのち，近隣の癌細胞に新たに感染を繰り返すことによって癌組織内の細胞に広く感染し，癌を退縮させることができる。制限増殖型ウイルスは大きく分けて，①ウイルスが本来有する特性により癌細胞特異的な増殖を示すタイプと，②遺伝子組換えにより癌細胞特異的な増殖を示すよう改変されたタイプとに分類される。どちらのタイプの制限増殖型ウイルスにおいても“出来る限り正常細胞では増殖せず”，“癌細胞で効率よく増殖し死滅させる”ことが望まれる。一方で，近年，癌組織におけるmiRNAの発現プロファイル解析が精力的に行われており，癌細胞特異的に発現低下しているmiRNAが数多く同定されている。そこで，ウイルスの自己増殖に必須の遺伝子の3'非翻訳領域に，癌細胞で特異的に発現が低下しているmiRNAの標的配列を挿入することで，正常細胞における制限増殖型ウイルスの増殖を抑制し，安全性を向上させる試みが行われている。我々は，Adの自己増殖に必須の遺伝子であるE1遺伝子を癌特異的プロモーターであるTelomerase Reverse Transcriptase（TERT）プロモーターを用いて癌細胞特異的に発現させるとともに，E1遺伝子の3'非翻訳領域に癌細胞で特異的に発現低下しているmiR–143，–145，–199aの標的配列を挿入した（図4）[9]。これによって癌細胞では効率よくウイルスが増殖し癌細胞を死滅させることが可能となる。一方，正常細胞においてはTERTプロモーターを使用しているためE1遺伝子の転写レベルが低いことに加えて，たとえ転写されたとしても正常細胞で高発現するmiR–143，–145，–199aがE1遺伝子mRNAに結合することによりその発現を大きく抑制し，結果として制限増殖型Adの正常細胞における増殖を，従来の制限増殖型Adの1/1000にまで抑制することに成功した。これは転写レベルでE1遺伝子の発現を制御するとともに（Transciptional Targeting），転写後レベルでの制御（Post–transcriptional De–targeting）を組み合わせることで，より精密な制御が可能であることを示唆しており，今後さらにTargeted Deliveryと組み合わせることで，更なる最適化が可能になるものと期待される。

この他にも，ウイルス遺伝子の3'非翻訳領域にmiRNA標的配列を挿入し，ウイルスの増殖

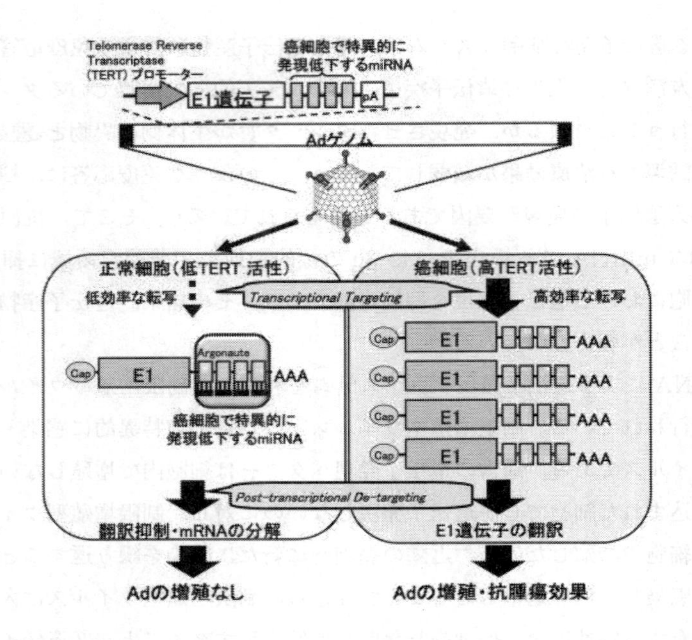

図４　miRNA による遺伝子発現制御システムを搭載した制限増殖型 Ad

Ad の自己増殖に必須の遺伝子である E1 遺伝子を癌特異的プロモーターである TERT プロモーターの下流に挿入するとともに，3'非翻訳領域に癌細胞で特異的に発現低下している miR-143，-145，-199a の標的配列を挿入した。E1 遺伝子の発現は TERT プロモーターにより転写レベルで制御されるとともに（Transcriptional Targeting），転写後レベルでも miRNA により制御させることによって（Post-transcriptional De-targeting），正常細胞における制限増殖型 Ad の増殖は大きく抑制される。

および毒性を制御することで，弱毒性ワクチン株を人工的に作製しようとする試みや[10]，ES 細胞特異的な miRNA の標的配列（ES 細胞は分化細胞と比較し特徴的な miRNA 発現プロファイルを示す）を GFP 遺伝子の 3'非翻訳領域に挿入することにより，分化細胞でのみ GFP を発現させ，分化細胞のみを選択回収しようとする試みが行われている[11]。

5.5　おわりに

以上，本稿では miRNA による遺伝子発現制御システムについて紹介した。miRNA による遺伝子発現制御システムは，約 100 塩基の miRNA 標的配列をコードした合成オリゴ DNA を導入遺伝子の 3'非翻訳領域に挿入するだけで構築可能であること，ウイルス・非ウイルスベクターを問わず，あらゆるベクターに応用可能であることから極めて応用性が高い。今後，新たな miRNA の発見や機能解析が進むにつれて，さらに応用性が広がっていくことが期待される。

文　　献

1) BD Brown *et al., Nat. Med.,* **12**, 585 (2006)
2) BD Brown *et al., Nat. Biotechnol.,* **25**, 1457 (2007)
3) YS Lee *et al., Annu. Rev. Pathol.,* **4**, 199 (2009)
4) JG Doench *et al., Genes Dev.,* **17**, 438 (2003)
5) J Xie *et al., Mol. Ther.,* **19**, 526 (2011)
6) T Suzuki *et al., Mol. Ther.,* **16**, 1719 (2008)
7) BR De Geest *et al., Blood,* **101**, 2551 (2003)
8) BD Brown *et al., Blood,* **110**, 4144 (2007)
9) K Sugio *et al., Clin. Can. Res.,* **17**, 2807 (2011)
10) D Barnes *et al., Cell Host Microbe,* **4**, 239 (2008)
11) R Sachdeva *et al., Proc. Natl. Acad. Sci. U S A.,* **107**, 11602 (2010)

6　バブルリポソームによる超音波核酸デリバリーシステム

根岸洋一[*1]，髙橋葉子[*2]，新槇幸彦[*3]

6.1　はじめに

近年，核酸医薬により疾患関連遺伝子の発現や遺伝子産物の機能を特異的に抑制することは，遺伝性疾患や難治性疾患治療への臨床応用につながると期待されている。特に標的組織への siRNA 導入を担うベクターの開発は，遺伝子治療の技術開発の中でも重要であると考えられ，毒性，抗原性などの臨床上の安全性に問題が無く，しかも安定かつ効率的な核酸送達を可能とするドラッグデリバリーシステム（DDS）技術・方法論の研究開発が切望されている。このような観点から物理学的エネルギー（超音波，圧力，電気など）を利用したデリバリーシステムの研究にも注目が集まっている[1, 2]。

これまでに我々は，様々な疾患治療に向け，細胞や臓器部位へ選択的かつ効率的に遺伝子やアンチセンスオリゴヌクレオチド，siRNA などの核酸をデリバリーするための新規 DDS キャリアー：超音波造影ガス封入リポソーム（バブルリポソーム）の開発を進めてきた（図 1）[3~6]。そこで，本節では，バブルリポソームを利用した超音波 siRNA デリバリーシステム，さらには，体外からの超音波照射の併用により，標的臓器・組織へのターゲッティングを可能とする siRNA 搭載型バブルリポソームについて紹介する。

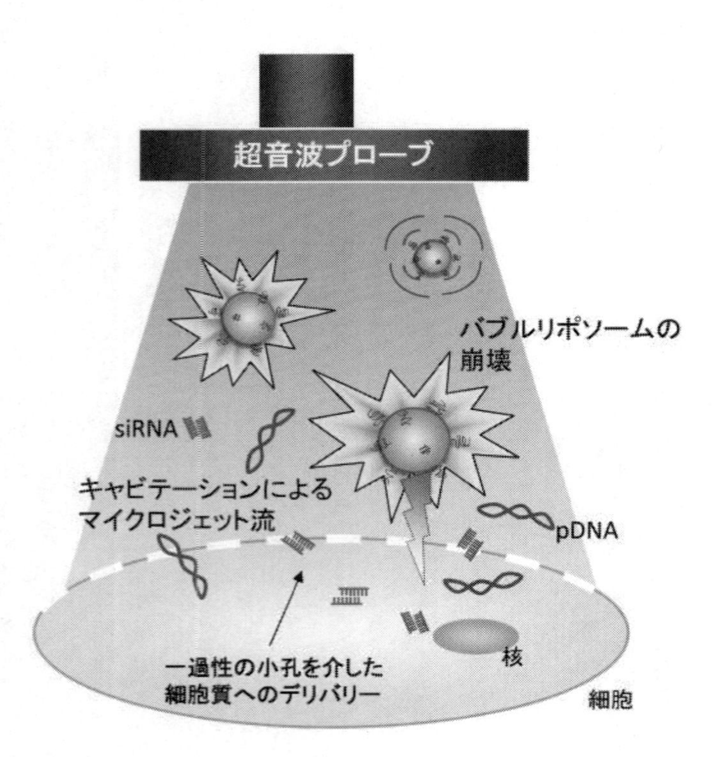

図 1　バブルリポソームと超音波照射併用による核酸デリバリー

6.2　バブルリポソームによる超音波 siRNA デリバリーシステム

超音波は，既に医療分野で非侵襲的な超音波診断・治療などに利用されていることから，超音波エネルギーの DDS への応

＊1　Yoichi Negishi　東京薬科大学　薬学部　薬物送達学教室　准教授
＊2　Yoko Takahashi　東京薬科大学　薬学部　薬物送達学教室　助手
＊3　Yukihiko Aramaki　東京薬科大学　薬学部　薬物送達学教室　教授

用が考案されている。実際に超音波造影剤であるマイクロバブル（微小気泡）と導入薬物・遺伝子の共存下に治療用超音波（1–3 MHz）を照射することでバブルが崩壊し，同時にキャビテーションと呼ばれる物理現象（ミクロの気泡の生成と崩壊）を誘導し，それに伴い発生するマイクロジェット流を駆動力にした薬物・遺伝子の細胞内導入法の開発が進められつつある[7,8]。しかしながら，既存のマイクロバブルには，バブルのサイズや安全性，安定性，標的指向性の欠如などの問題点が指摘されていた。そのような背景から，これまでに血中滞留性に優れ，標的指向性を付与できるナノサイズのポリエチレングリコール修飾リポソーム（PEG–リポソーム）に超音波造影ガスであるパーフルオロプロパンガスを封入した新規バブル製剤の開発に着手し，超音波造影剤として，また，プラスミドDNAなどの遺伝子キャリアーとして有用なバブルリポソームの開発に成功している。ここでは，超音波照射を併用するバブルリポソームによるsiRNAデリバリーシステムについて紹介する[4]。

方法として，ポリエチレングリコール（PEG）で修飾したリポソームDPPC/DSPE–PEG$_{2000}$–OMeを調製し，超音波造影ガスを内封してバブルリポソームを調製した。はじめに，バブルリポソームによる細胞内へのsiRNA送達能とそれによる遺伝子発現抑制効果について検討するために，COS7細胞にルシフェラーゼ遺伝子をコードしたpCMV–GL3およびその遺伝子配列に対するsiRNA（siLuc GL3）をバブルリポソームと共に培地中に添加し，直ちに超音波照射を行い，その後の遺伝子発現抑制効果について調べた。その結果，効率的な発現抑制効果が認められ，さらに共焦点顕微鏡の解析から，siRNAの細胞内導入は，エンドサイトーシスを介さず，物理的に瞬時に細胞質内へと送達導入されていることが明らかとなった。次に *in vivo* での有用性を調べるために，ICRマウス脛部筋組織に，pCMV–GL3およびsiLuc GL3をバブルリポソームと共に局所投与し，直ちに超音波照射を行い，その抑制効果についても検討した。その結果，約90%の配列特異的な抑制効果が認められ，その抑制効果は導入後約3週間持続した。さらに，GFP遺伝子を発現させたマウス前脛骨筋へ，バブルリポソームと超音波照射によるsiRNA（siGFP）の導入を行い，その組織切片を蛍光顕微鏡により観察したところ，siGFP導入群の超音波照射部位において，特異的なGFP発現抑制効果が認められた（図2）。同様の方法で皮膚および腎臓へのsiLuc GL3導入も試みたが，皮膚においてはルシフェラーゼ活性の抑制傾向を認めたものの，腎臓においては抑制効果のみならずルシフェラーゼ遺伝子の導入効果も認められなかった。これは，核酸の排泄組織である腎臓の実質組織へ直接投与を行ったことにより，pDNAおよびsiLuc GL3が導入前に排泄されたことによると考えられる。そのため，血管内からの投与や標的組織に最適な投与法を検討することで改善可能であると考えられる。

以上のことから，バブルリポソームと超音波照射の併用は *in vitro* および *in vivo* においてもsiRNA導入ツールとして有用であることが示唆された。

6.3 siRNA搭載型バブルリポソーム[9]

従来のバブルリポソームは，中性脂質で構成されているため，siRNAとの物理的相互作用が

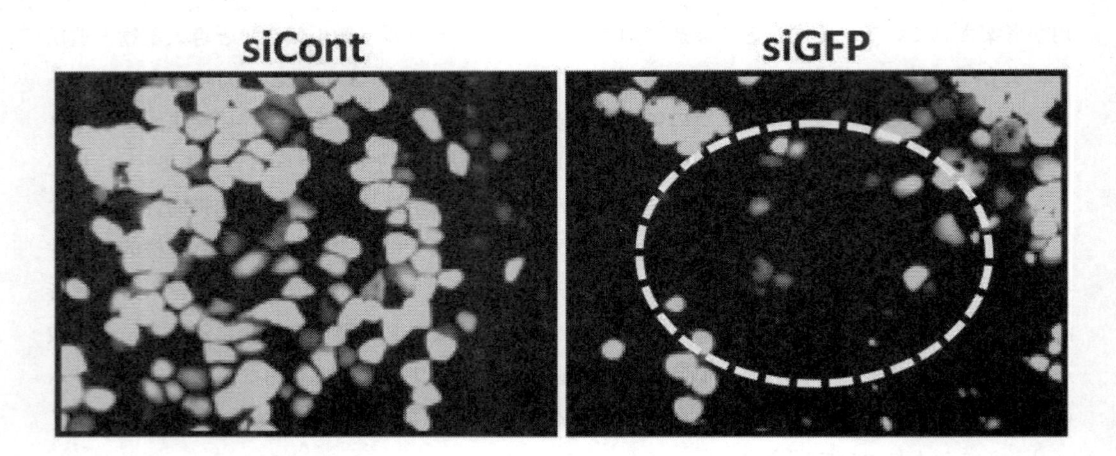

図2　バブルリポソームと超音波照射併用によるマウス脛骨筋への siRNA 導入効果
siCont：ネガティブコントロール siRNA，siGFP：GFP 特異的 siRNA，超音波条件：Frequency 2 MHz, Duty 50%, Burst Rate 2.0 Hz, Intensity 2.5 W/cm², Time 60 sec.

難しく，全身投与した場合，生体内でのバブルリポソームと siRNA の挙動の不一致および siRNA の血中分解と腎排泄を生じ，siRNA の導入効率の低下が危惧される。

この課題を改善するために，構成脂質の異なる 2 種類の siRNA 搭載型バブルリポソームの新規調製に成功したので紹介する（図 3)。

6.3.1　コレステロール修飾 siRNA 搭載型バブルリポソーム[10)]

chol–siRNA は，コレステロール基がリポソームの脂質膜と容易に相互作用すると考えられるため，超音波造影ガスを内封した chol–siRNA 搭載型バブルリポソーム（chol–si–BLs）の調製が可能となると考えられる。そこで，リポソーム調製の初期段階である脂質を有機溶媒に溶かす際に，chol–siRNA を同時に混和する逆相蒸発法（reverse–phase evaporation：REV 法）により FITC 標識した chol–siRNA（chol–FITC–siRNA）を搭載したリポソームを調製し，さらに超音波造影ガスを内封することで，chol–si–BLs とした。この chol–si–BLs の粒子径は約 500 nm であり，chol–siRNA を搭載しないバブルリポソームと同程度であった。次に作製した chol–si–BLs をフローサイトメトリー（FACS）にて評価した。FACS は，蛍光色素からの励起光を検出し，蛍光強度を定量的に解析するため，FITC で蛍光標識された siRNA を用いることにより si–BLs の検出が可能となる。また，フローサイトメトリーでは，分子サイズにより単独の siRNA は検出出来ないが，FITC 標識 siRNA がバブルリポソームへ搭載されている場合，蛍光強度として検出可能となる。このような手法により，chol–siRNA のバブルリポソームへの搭載の有無を調べたところ，si–BLs は，chol–FITC–siRNA の添加量依存的な蛍光強度の増大を認め，chol–siRNA の搭載が確認された（図 4)。さらに，chol–si–BLs にヌクレアーゼを添加した場合における siRNA の安定性の検討から，chol–siRNA を PEG で修飾したバブルリポソームに組み込むことで，siRNA のヌクレアーゼ耐性が獲得できることが明らかとなった。ルシフェ

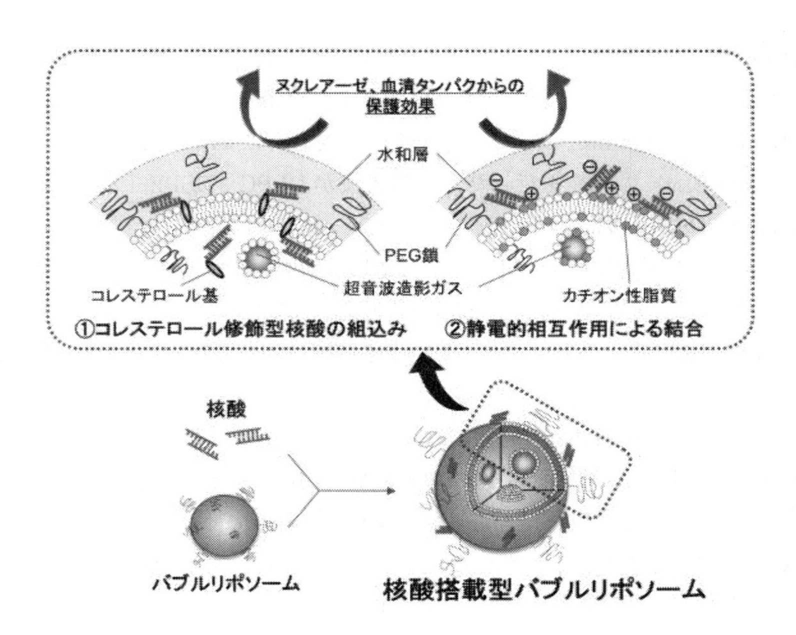

図3　構成脂質の異なるsiRNA搭載型バブルリポソーム

ラーゼ遺伝子安定発現細胞株に対して，chol-si-BLsと超音波照射併用によるsiRNAの細胞内導入を試みたところ，配列特異的なsiRNAの遺伝子発現抑制効果を認めた。このことは，超音波に応答して，バブルリポソームが崩壊し，それに伴って，バブルリポソームに組み込まれていたchol-siRNAが放出すると同時に，キャビテーション誘導によって生じた細胞膜の一過性の小孔を通じて，細胞質内へと直接送達導入できたことを示唆している。

以上，chol-siRNAを用いてリポソームにsiRNAを組み込んだコレステロール修飾siRNA搭載型バブルリポソームの調製について報告した。さらに，このchol-si-BLsは，超音波照射を併用することで，siRNAの細胞内導入の有用なキャリアーであることが示された。

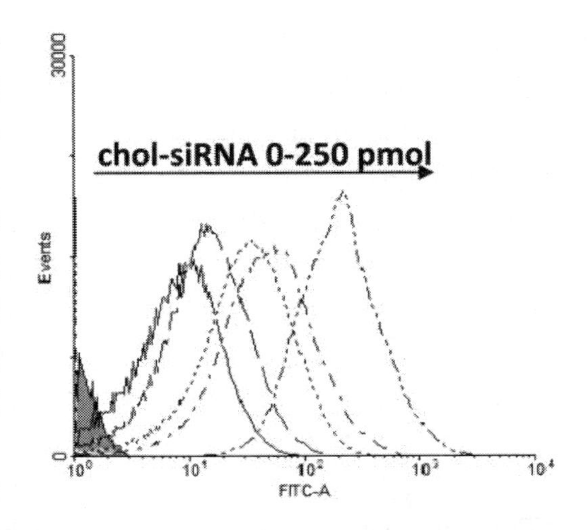

図4　chol-siRNAとバブルリポソームの添加量依存的な相互作用
バブルリポソーム60 μg，chol-siRNA 0-250 pmol

6.3.2　カチオン性脂質含有siRNA搭載型バブルリポソーム[11)]

本項では，カチオン性脂質含有siRNA搭載型バブルリポソームについて紹介する。バブルリポソームを調製する際に，カチオン性脂質を用いることで，負に帯電した核酸類（プラスミド

DNAやsiRNAなど）を簡便にバブルリポソームの表面に静電的に相互作用させることが可能となると考えられる。そこで，遺伝子導入用カチオン性脂質として，広く知られている1,2-dioleoyl-3-trimetylammonium-propane（DOTAP）を含有させたDOTAP含有バブルリポソーム（DOTAP含有BLs）の開発を行った。脂質組成がDPPC：DSPE-PEG_{2000}-OMe＝94：6，DPPC：DOTAP：DSPE-PEG_{2000}-OMe：PEG_{750}＝79：15：3：3（モル比）となるように，REV法により，リポソームを調製し，さらに超音波造影ガスを内封することで，DOTAP含有BLsを調製した。はじめに，DOTAP含有BLsの超音波造影効果について検討を行った。尾静脈からDOTAP含有BLsを投与し，下肢部での造影効果を確認したところ，投与後数十秒で造影輝度の上昇が確認され，造影剤としての有用性も示された（図5）。次に，DOTAP含有BLsにsiRNAを添加し，混合することで，siRNA搭載型バブルリポソーム（si-BLs）を調製した。si-BLsの粒子径は約800nmであり，siRNA添加前のDOTAP含有BLsとほぼ同程度であったことから，複数のバブルリポソームと核酸でlipoplexを形成しているのではなく，バブルリポソーム表面に核酸が搭載されていることが示唆された。DOTAP含有BLsの表面電位は，いずれもほぼ中性であった。これは，DOTAPの含有率が15mol%と低く，PEG鎖による水和相の存在が影響していると考えられる。また，siRNAを搭載後のsi-BLsの表面電位もほぼ中性であったことから，siRNAはPEGによる水和相の内部に保持されていることが示唆された。FACS解析の結果より，長鎖型のDSPE-PEG_{2000}-OMeの修飾率が6 mol%の場合では，siRNAとDOTAP含有BLsとの複合体形成は，低効率であった。そこで短鎖型のDSPE-PEG_{750}-OMeを混合させたところ，siRNAの添加量依存的な蛍光強度の増大が認められ，siRNAとの効率的な複合体形成が明らかとなった（図6）。さらにDOTAP含有BLsと複合体を形成させたsiRNAは，DOTAP含有BLsがsiRNAのヌクレアーゼ耐性を獲得することも明らかとなった。これらのことは，鎖長のことなるPEGを用いることで，水和相の厚みに変化をもたらし，siRNAが，カチオン性脂質：DOTAPと効率的に相互作用できたことによると考えられる。ルシフェラーゼ発現細胞を用いて，si-BLsと超音波照射併用によるsiRNA導入を試みたところ，配列特異的な遺伝子発現抑制効果を認めた（図7）。前述したchol-si-BLsは，リポソーム膜の内外にsiRNAを保持することが可能であるため，多くの核酸を搭載することが可能となる。それと比較し，本項で述べたsi-BLsは，リポソーム外表面のみにsiRNAを保持するため，核酸搭載量が減少する傾向がある。しかしながら，バブルリポソームの調製後に核酸と混合するのみで容易に搭載が可能である

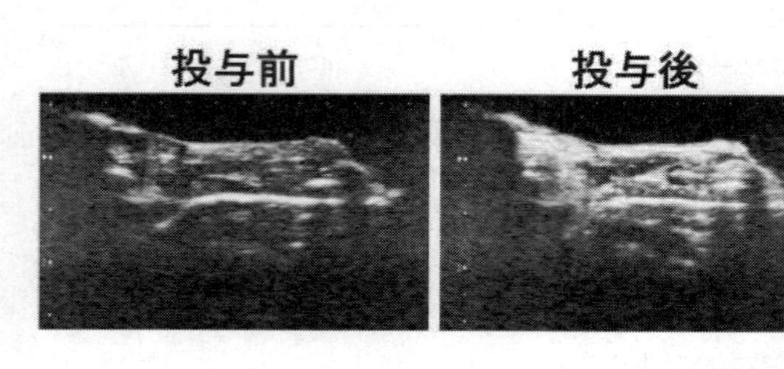

図5　DOTAP含有BLsの超音波造影効果
下肢虚血モデルマウスの虚血部位（後肢の縦断面）

ことから，使用する標的遺伝子特異的なsiRNAを変えるたびにバブルリポソームの再調製が不必要となるため，DOTAP含有BLsは利便性に優れたsiRNA導入用キャリアーと言える。またバブルリポソーム表面への搭載には，静電的相互作用を利用しているため，siRNAのみならず，負電荷をもつ物質のキャリアーとして広く適用が可能となる。

今回のカチオン性脂質含有バブルリポソームの調製において，DOTAPを用いたが，他のカチオン性脂質を用いることで，超音波造影ガスの保持率やsiRNAの搭載効率などを改善したカチオン性脂質含有バブルリポソームの開発につながると期待される。

6.4 まとめ

以上，本節では，バブルリポソームを利用した超音波siRNAデリバリーシステム，さらには，全身投与後に体外からの超音波照射併用による標的臓器・組織へのターゲッティングを志向した構成脂質の異なる2種類の新規siRNA搭載型バブルリポソームの研究開発について概説した。6.2項で述べたように，バブルリポソームと超音波照射の併用は，局所投与においても有用な核酸導入法として期待されるものである。しかしながら，実質組織への投与で導入効果が得られなかった腎臓や，直接投与しにくい深部組織への核酸導入においては，3項で述べた2種類の新規siRNA搭載型バブルリポソームのように，全身投与を介して効率よく導入が可能な新規核酸キャリアーが有用であると考えられる。

今後は，これらのバブルリポソームにターゲッティングリガンド（ペプチドや抗体など）を表面修飾し，分子標的型バブルリポソームとすることで，治療効率の増強も可能となると考えられる。さらに，超音波診

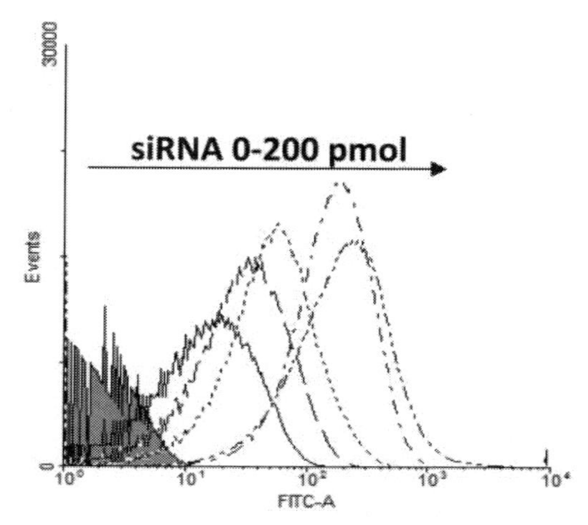

図6　siRNAとDOTAP含有BLsの添加量依存的な相互作用
DOTAP含有BLs 60μg，siRNA 0–200 pmol

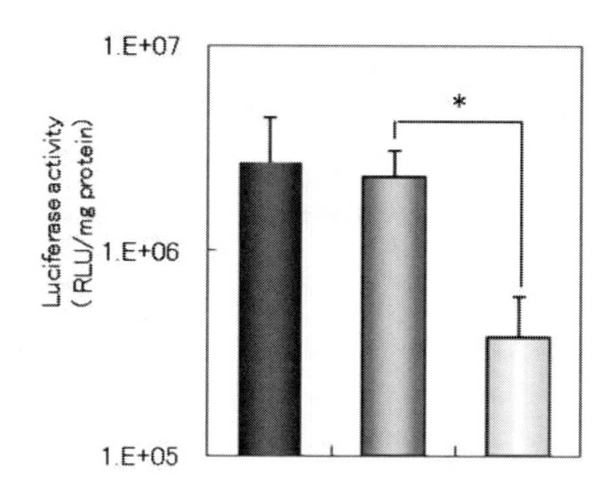

図7　si-BLsと超音波照射併用によるsiRNA細胞内導入効果
黒：siRNA未処理群，灰色：ネガティブコントロールsiRNA導入群，白：ルシフェラーゼ特異的siRNA導入群　*P>0.05 超音波条件：Frequency 2 MHz, Duty 50%, Burst Rate 2.0Hz, Intensity 2.0 W/cm², Time 10 sec.

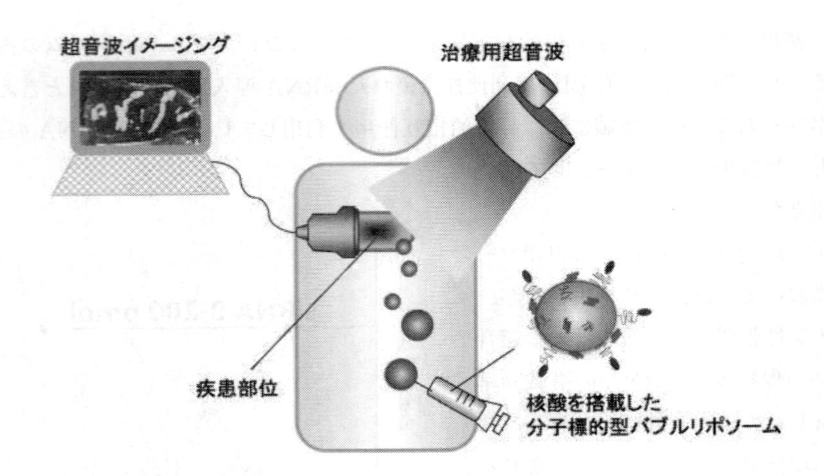

図8　核酸を搭載した分子標的型バブルリポソームと超音波による診断治療システム

断造影を利用することで，導入したsiRNA搭載型バブルリポソームの体内挙動をイメージしつつ，同時に体外からの治療用超音波照射により，臓器・組織選択的にsiRNAを導入する一元化システムへの応用展開につながることが期待される（図8）。

謝辞

本稿で紹介した研究成果は，主に東京薬科大学薬学部薬物送達学教室と帝京大学薬学部生物薬剤学教室・丸山一雄教授，鈴木亮講師との共同研究の一環として行われたものである。研究遂行にご協力いただいた当教室の学生諸子（特に石井和美修士，松木勇樹修士，小栗由貴子学士，加藤妥治学士）に深く感謝いたします。また，超音波照射に関する技術的なご指導をいただいた福岡大学医学部解剖学教室・立花克郎先生，ネッパジーン（株）・早川靖彦氏，鈴木孝尚氏に深く感謝申し上げます。本研究は，㈱新エネルギー・産業技術総合開発機構（NEDO）（04A05010）からの研究助成，また，文科省科研費：萌芽研究（18650146），基盤研究（B）（20300179），若手研究（B）（21790164）の一部研究助成により遂行されたものであり，ここに深甚なる誠意を表します。

文　　献

1）　Nishikawa M., Huang L., *Hum Gene Ther.,* **12**, 861–870 (2001)
2）　Niidome N., Huang L., *Gene Ther.,* **9**, 1647–1652 (2002)
3）　Suzuki R., Takizawa T., Negishi Y., Hagisawa K., Tanaka K., Sawamura K., Utoguchi N., Nishioka T., Maruyama K., *J. Control. Release,* **117**, 130–136 (2007)
4）　Negishi Y., Endo Y., Fukuyama T., Suzuki R., Takizawa T., Omata D., Maruyama K., Aramaki Y., *J. Control. Release.,* **132**, 124–130 (2008)

5) Suzuki R., Takizawa T., Negishi Y., Utoguchi N., Sawamura K., Tanaka K., Namai E., Oda Y., Matsumura Y., Maruyama K., *J. Control. Release.,* **125**, 137–144 (2008)
6) Negishi Y., Matsuo K., Endo-Takahashi Y., Suzuki K., Matsuki Y., Takagi N., Suzuki R., Maruyama K., Aramaki Y., *Pharm. Res.,* **28**, 712–719 (2011)
7) Tachibana K., Tachibana S., *Jpn. J. Appl. Phys.,* **38**, 3014–3019 (1999)
8) Mitragotri S., *Nature Rev. Drug Discov.,* **4**, 255–259 (2005)
9) Negishi Y., Endo-Takahashi Y., Suzuki R, Maruyama K., Aramaki Y., *J. Drug Deliv. Sci. Tech.,* in press
10) Negishi Y., Endo-Takahashi Y., Ishii K., Suzuki R., Oguri Y., Murakami T., Maruyama K., Aramaki Y., *J. Drug Target.,* **19**, 830–836 (2011)
11) Endo-Takahashi Y., Negishi Y., Kato Y., Suzuki R., Maruyama K., Aramaki Y., *Int. J. Pharm.,* **422**, 504–509 (2012)

7 細胞質感受性核酸DDS

岡田弘晃[*1]，小河崇也[*2]，田中　晃[*3]，金沢貴憲[*4]

7.1 はじめに

今，創薬の現場は大変革の時代を迎えている。近年，極端に多くのブロックバスターが軒並み特許切れを迎える“Patent Cliff”の問題に加え，容易に新薬が上市できない“創薬踊り場現象”の苦汁を余儀なくされている。その中で，バイオ医薬品Biologicsのみが，その売上を年々更新し，2010年の世界医薬品市場には，26品目のブロックバスターが誕生し，医薬品トップ10の内，実に5品目を占めるようになった。特に，抗リウマチ薬の抗体薬である「レミケード」（インフィリキシマブ，8,065M$），可溶性受容体である「エンブレル」（エタネルセプト，7,279M$），完全ヒト型抗体薬の「ヒュミラ」（アダリムマブ，6,752M$）は，いずれもTNF-$\alpha$を標的とする分子標的薬で，バイオ医薬品の上位を占めている。また，制癌剤の抗体薬「リツキサン」（リツキシマブ，7,833M$）および「アバスチン」（ベバシズマブ，6,867M$）があり，トップ11に「ハーセプチン」（トラスツズマブ，5,770M$）があって，軒並み巨大な売上を示している（売上高は，全てセジデム・ストラテジックデータ社のデータによる）。しかし，これらの制がん抗体薬では，真のエンドポイントである延命効果が僅か数ヶ月であり，費用対効果の点においてはかなり問題であると言わざるを得ない。これらの現状のなかで，真に作用メカニズムが明快で，よく効く薬として，これらのタンパク質性医薬品に加えて，コンポーネント・カクテル抗原DNAワクチン，micro RNA（miRNA）やshort interfering RNA（siRNA）などの核酸あるいはオリゴ核酸などの新たなるバイオ素材に大きな期待がかけられている。

本稿では，これらの機能性核酸医薬品の開発，特に，我々がこれまでに行ってきた，疾患関連遺伝子を選択的に発現抑制（gene silencing）して疾患を治療する機能性オリゴ核酸siRNAを素材とするバイオ創薬について記述する。特にそれらの細胞導入を高めるための細胞透過性ペプチド，とりわけジスルフィド結合で強固な核酸複合体を作成し，細胞のなかで還元されてその結合が切断し，効率よく細胞内導入を行うことがきる機能性ペプチドを用いた“細胞質感受性核酸導入キャリア”（図1）を用いたDDS創薬について紹介する。

7.2 siRNAによる創薬

我々の身体は，構成タンパク質や制御タンパク質などの発現情報を有するDNAによってその構造・機能が制御されているが，近年，これまでこのような情報を有さないとされていたnone-coding RNAの中で，20数塩基のmiRNAやsiRNAがこのDNAの発現を必要に応じて制御し

＊1　Hiroaki Okada　㈱岡田DDS研究所　所長
＊2　Takaya Ogawa　明治製菓㈱　医薬総合研究所　CMC研究所　薬剤研究室
＊3　Ko Tanaka　東京薬科大学　薬学部　製剤設計学教室
＊4　Takanori Kanazawa　東京薬科大学　薬学部　製剤設計学教室　助教

ていることが明らかになった。そして，疾患の発症や抑制に関与していることが判明し，その創薬への応用が注目されている。生体内で 1000 個ほどあるとされている miRNA については，最近，多くの疾患の発症や，例えば，がんにおける悪性度などにも大きく関与していることがわかり，遺伝子診断のバイオマーカーとして，また，その量の増減によって疾患の予防・治療への研究応用が急速に進展している。一方，siRNA については，特定の遺伝子に選択的に作用できることから創薬素材として極めて有用であることが明らかになり，すでに多くの企業が鎬を削っている。この siRNA の創薬には，標的選択的 siRNA 化学構造の構築，化学的修飾による酵素抵抗性および off−target effects の回避，さらに組織および細胞内導入のための DDS の構築が必須となる。外部から導入された siRNA は，細胞内で RISC（RNA−induced Silencing Complex）と複合体を形成し，その塩基鎖が標的の mRNA に相補的に結合して，相手の塩基鎖を酵素的に切断する。これによって，標的 mRNA の発現を選択的に抑制する。miRNA においても核で産生され，エキソソームに包まれた状態で細胞質に放出され，ほぼ同様に目的の mRNA の発現を抑制しているとされている。従って，これらの短鎖 RNA を増減することによって DNA の発現を自由に制御できることは，遺伝子が関与する多くの疾患を制御できることを意味しており，新たな疾患の予防・治療に有用であることが容易に理解できる。

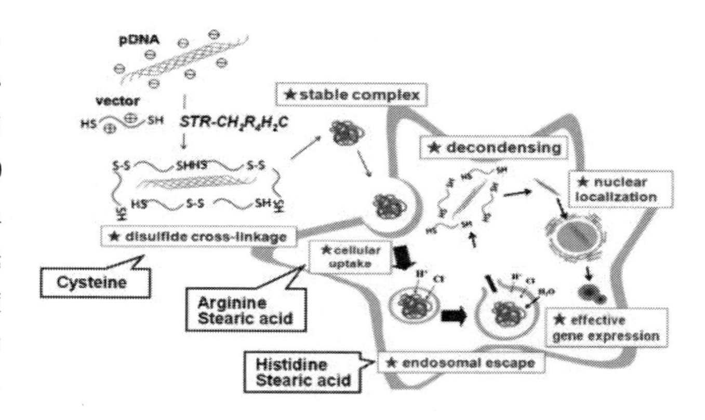

図 1　細胞質感受性ジスルフィド結合型細胞透過性キャリアによる核酸薬の導入と細胞内動態

ところで最近，siRNA メカニズムを発見したパイオニアの Alnylam 社に早くから大きな投資を行い精力的に siRNA 創薬を推進していた Roche 社が，2010 年 11 月に突然 siRNA 創薬研究を放棄した。また，同様に siRNA ベンチャー企業の双頭であった Sirna Therapeutics 社を買収して siRNA 創薬に邁進していた Merck 社も 2011 年 7 月末に研究中止を声明した。他社に先んじて精力的に注力していた両社の中止は，社会的に大きな波紋を巻き起こすと同時に，siRNA 創薬の困難さを物語るものとして注目される。これらの研究中止の真相は不明であるが，おそらくは有効で安全な DDS の開発に失敗したものと想定できる。本質的に生体でのより確かな薬理効果を得ることと，siRNA の人における安全性を確認することが最も重要な課題であるが，それを可能にする導入効率の高い安全な遺伝子導入 DDS の開発がキーポイントであると考えられる。本稿では，我々の研究室で実施した，siRNA の細胞透過性ペプチドを用いた疾患部位への標的化および細胞内導入促進に関する研究成果を紹介する。

7.3 siRNA局所投与による疾患治療

我々はこれまでに，siRNAを局所投与することで，がん[1]，閉塞性動脈硬化症[2]，アトピー性皮膚炎[3]，アレルギー性鼻炎[4]，喘息[5]などの治療が可能であることを報告してきた。

siRNAは細胞内に導入されると，標的mRNAを酵素的に連続的に切断することから，アンチセンスなどに比較すると持続した作用を示す。しかし，確実な治療にはさらに効果を持続させる必要があり，そのためにsiRNAを生分解性ポリマーのPLGA（ポリ乳酸／グリコール酸）によってマイクロカプセル化することを検討した。そして，制がん効果を得る目的で，血管新生因子VEGFとアポトーシス抑制因子cFLIPに対するsiRNAを合成し，*in vitro*および*in vivo*実験系で個々のmRNAを顕著に抑制し，連続投与で明らかな制がん効果を得ることができた。そこで，水中乾燥法によってマイクロスフェアを調製し，腫瘍内への単回投与で1ヶ月間にわたる顕著な制がん効果が得られることを明らかにした[1, 5]。腫瘍内に直接注射することは，実際上あまりされないが，脳腫瘍，卵巣がん，膀胱がん，頭頸部がんなどには応用可能であると考えられ，ラットの脳腫瘍モデルへの直接腫瘍内投与によって有意な制がん効果を確認することができた[5]。

また，血管新生抑制因子Int 6に対するsiRNAでも同徐放システムによって，閉塞性動脈硬化症動物モデルでの持続した良好な血管新生効果を得ることに成功した[2]。このように，確実な治療効果を得るためにmRNAを連続して抑制する必要がある場合，siRNAを細胞内導入キャリアと複合体を形成させてこのPLGAマイクロカプセルとすることが極めて有用なDDSとなり得ることを明らかにした。

siRNAは，生体内でのRNase耐性を得るために，部分的DNAの使用，リボース2'位のOMe化，F置換，環化などの化学修飾がなされている。しかし，安定化は十分ではなく，カチオン性リポソームや高分子との複合体形成などによって効果発現をさらに確保する必要がある。我々は，細胞毒性が極めて低い細胞透過性ペプチドに着目し，ナノ複合体形成によって安定化と細胞内導入効果を高める検討を行った。そこで，まず全身投与ではなく，酵素分解の影響が少ない皮膚や粘膜への投与製剤を検討した。siRNAとしては，炎症性サイトカインの転写因子であるNF-κBをサイレンシングするために，そのサブドメインであるRelAのsiRNA（siRelA）を合成し，これらの疾患モデル動物を作成して，それぞれ経皮，経鼻，経肺投与によって治療効果を検討した。塩化ピクリルをNC/Ngaマウスの耳介皮膚に塗布して発現させた皮膚炎に，siRelAを6回投与しその効果を観察した[3]。感作11日目頃から著しく悪化する炎症を見事に抑制し，皮膚の肥厚および浮腫，出血や変形などの炎症症状の顕著な抑制を得ることができた。また，細胞透過性ペプチドのTatペプチド誘導体と粘膜のタイトジャンクションを一過性に開口できるAT1002などの機能性ペプチドを添加することによって，70nm程度のナノ粒子を形成し，より深部への浸透および細胞内導入が促進され，より強い炎症性サイトカインTNF-α，IL-4の発現抑制およびマスト細胞の増加を抑えることができた。さらに，OVAタンパク質を，経鼻ないし経肺投与して作成したアレルギー性鼻炎および喘息モデルマウスに，同様のsiRelAを経鼻あるいは経肺投与することによって，くしゃみや咳の顕著な軽減が得られることを確認することができた[4]。これらの粘膜投与においても，siRNAのより高効率の細胞内導入効果を挙げるには，細胞毒性が極めて少ない細胞透過性ペプチドのような導入キャリアが有用であり，我々は酵素安定性を高めたTatペプチド誘導体を合成してその促進効果を示してきた。つぎにTatペプチドより合理的な多機能性を有するキャリアの開発を行った。

7.4 細胞質感受性核酸キャリア

(1) STR-$CH_2R_4H_2C$

疎水性基と我々が組み立てた細胞透過性ペプチドを結合させ，ペプチドに導入したCysのジスルフィド結合によって血液では機能性核酸を効率よく凝縮し安定化するが，細胞内に導入された後は還元され速やかに核酸を放出して効果を発揮する細胞質感受性キャリアを開発した[6~8]。

図1に示すStearoyl-Cys-His-His-Arg-Arg-Arg-Arg-His-His-Cys（STR-$CH_2R_4H_2C$）は，4個のオリゴArgが凝集しTatペプチドのように，ジスルフィド基で凝縮した核酸のエンドサイトーシスを促進する。その後，オリゴHisのプロトンスポンジ効果によってリソソームと融合する前に，エンドソームを破壊し核酸を早期に脱出させる。さらに，細胞質の還元環境下でジスルフィド結合が切断され中の核酸を効率よく放出する。疎水性基のステアリン酸（STR）は細胞内導入とエンドソームからの脱出をそれぞれ促進することが判った。

このキャリアの特質を少し説明する[8]。図2に示すように，STR-$CH_2R_4H_2C$/siRNA複合体は，N/P比を変化させた時，等量の複合体ですでにSYBRグリーンで染色したsiRNAの蛍光が85%検出できず，5以上で平衡値の95%以上の消光が見られ，このキャリアが効率よくsiRNAを覆い凝縮させていることが判明した。また，未反応のチオール基をElman試薬を用いて測定したところ，8時間以上放置することによって平衡に達し，ほぼ60%のチオール基がジスルフィド結合していることが分かった。ちなみに，N/P比が10の時の複合体は，粒子径が103nmで，ゼータ電位は18.2mVであった。蛍光標識したFAM-siRNAとこの複合体を用いてS-180細胞における取り込みを測定した結果，N/P比の増加に従って取り込みは増加し，市販のsiRNA導入試薬のLipoTrust®より高い取り込みを示した（図3）。また，疎水基のステアリン酸（STR）の付加によって取り込みは向上した。さらに，このキャリアの両端のCysをGlyに変更した場合取り込みは著しく減少し，siRNAの複合体への取り込みと凝縮に差があるものと思われる。

図4に，これらのキャリアと血管新生因子VEGFに対するsiRNA（siVEGF）複合体のS-180細胞におけるVEGF分泌抑制効果を示す。naked siVEGFおよびmock siRNAでは，ほとんどVEGFの分泌抑制は見られなかったが，STR-$CH_2R_4H_2C$/siVEGF複合体はN/P比の増加にしたがってVEGF分泌の著明な抑制が得られた。また，この細胞に添加した場合の細胞毒性はほとんど見られず，安全なキャリアであることが示された。そこで，この合成したキャリアとsiVEGF複合体（N/P比＝10）を用い，S-180細胞を皮下に投与して作成した担がんモデルマウスの腫瘍内に直接投与して，その制がん効果を検討した。その結果，図5に示すように，5日間隔の3回投与によって4週間の腫瘍増殖を顕著に抑制することができた[8]。

a) SYBR グリーン排除試験

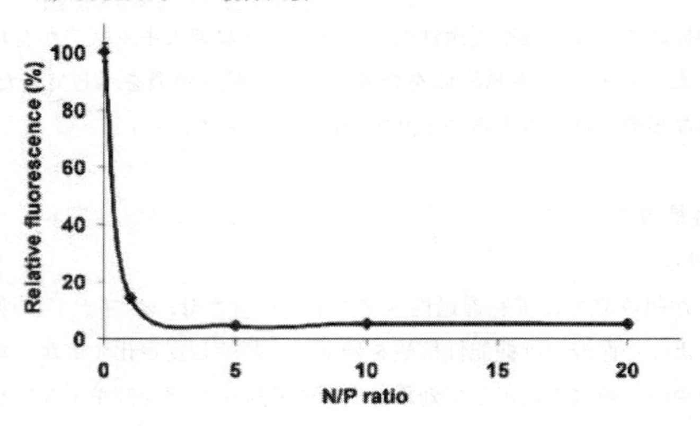

b) 未反応チオール基の残留量

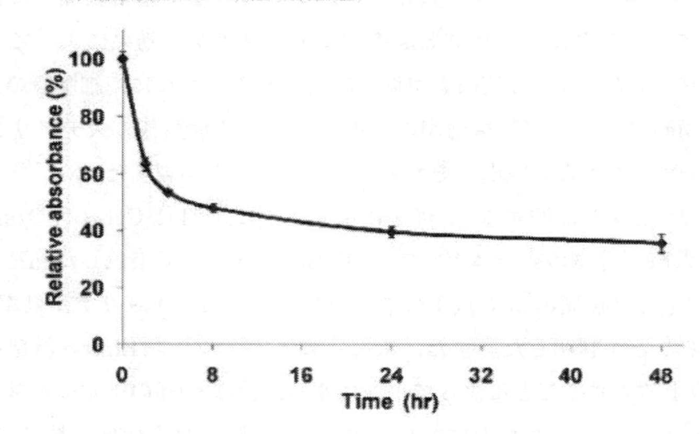

図2 STR-$CH_2R_4H_2C$/siRNA 複合体の SYBR グリーン排除試験と残存チオール基

a) 種々の N/P 比のキャリア/siRNA 複合体を室温で2時間放置して作成し，SYBR グリーンで染色した siRNA の蛍光強度をマイクロプレートリーダーで測定した。(平均値±S.D., n=3) b) N/P 比 10 の複合体について経時的に試料を採取し，Elman 試薬を添加し紫外部吸光度を測定して未反応のチオール基を求めた。(平均値±S.D., n=3)

(2) MPEG-PCL-Tat

これまでの検討で，STR-$CH_2R_4H_2C$ が siRNA と 100 nm 程度の粒子径の複合体を形成し，細胞への核酸の導入効率がきわめて高いことが示された。しかし，この複合体は粘膜などの局所投与では有用であるが，全身投与した場合，肝臓や脾臓などの網細内皮細胞系に速やかに捕獲されることが予想される。そこで，これまでにこれら網細内皮細胞系を回避できる PEGylation 技術を応用するために，細胞透過性ペプチドに methoxy PEG-polycaprolactone (MPEG-PCL) を結合させた高分子ミセル系での遺伝子キャリアの設計を試みた[9]。

平均分子量 2,000 の MPEG にエステル結合で生分解性の PCL を結合させた MPEG-PCL の

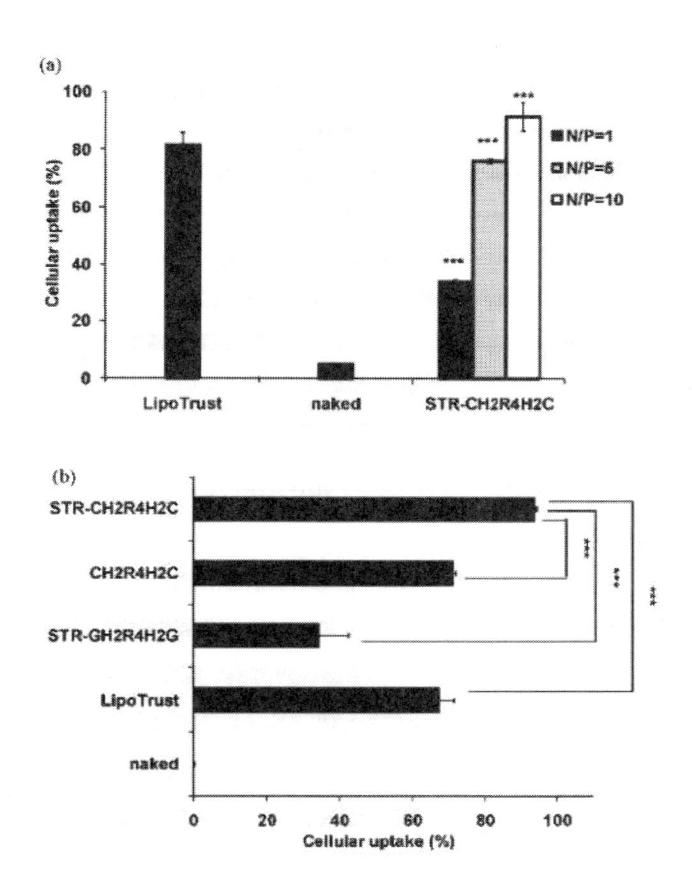

図 3　STR–$CH_2R_4H_2C$ との複合体による FAM–siRNA の細胞内取込み

a) FAM–siRNA（1 μg）と STR– $CH_2R_4H_2C$ との複合体（N/P 比：1, 5, 10）を非血清下で S–180 細胞培養皿に添加し，4 時間培養し細胞内に取り込まれた量をフローサイトメトリーで測定した。
b) FAM–siRNA（1 μg）を，いずれも N/P 比：10 で，STR–$CH_2R_4H_2C$，$CH_2R_4H_2C$，および STR–$GH_2R_4H_2G$ と複合体を形成させ，S–180 細胞培養皿に添加して 4 時間培養したときの細胞内取り込みをフローサイトメトリーで測定した。（平均値±S.D.，n＝3，***: $p<0.001$）

分子量は 3,700 で，これに Tat ペプチド誘導体（Gly–Arg–Lys–Lys–Arg–Arg–Gln–Arg–Arg–Arg–Cys–Gly–NH_2，左側下線が天然型 HIV–Tat（48–57）ペプチド鎖）をジスルフィド結合あるいはエステル結合で結合した。これらは水中では，何れも極性基を表にした高分子ミセルを形成し，pDNA は表面の正電荷の Tat ペプチドにイオン結合してからみ，60nm 程度の正電荷ナノ粒子として存在している。これらは細胞内に取り込まれた後の還元環境下ではジスルフィド結合が切断し，pDNA が遊離することが電気泳動の結果から示唆されている。これらの高分子キャリアの細胞内取り込みは，図 6 に示すように MPEG–PCL–SS–Tat/pCMV–Luc 複合体は，N/P 比が 10 以上で COS7 細胞および S–180 細胞のいずれにおいても naked pCMV–Luc より高い遺伝子発現が得られた。また，ポリマーに Tat をエステル結合した場合よりジスルフィド結合し

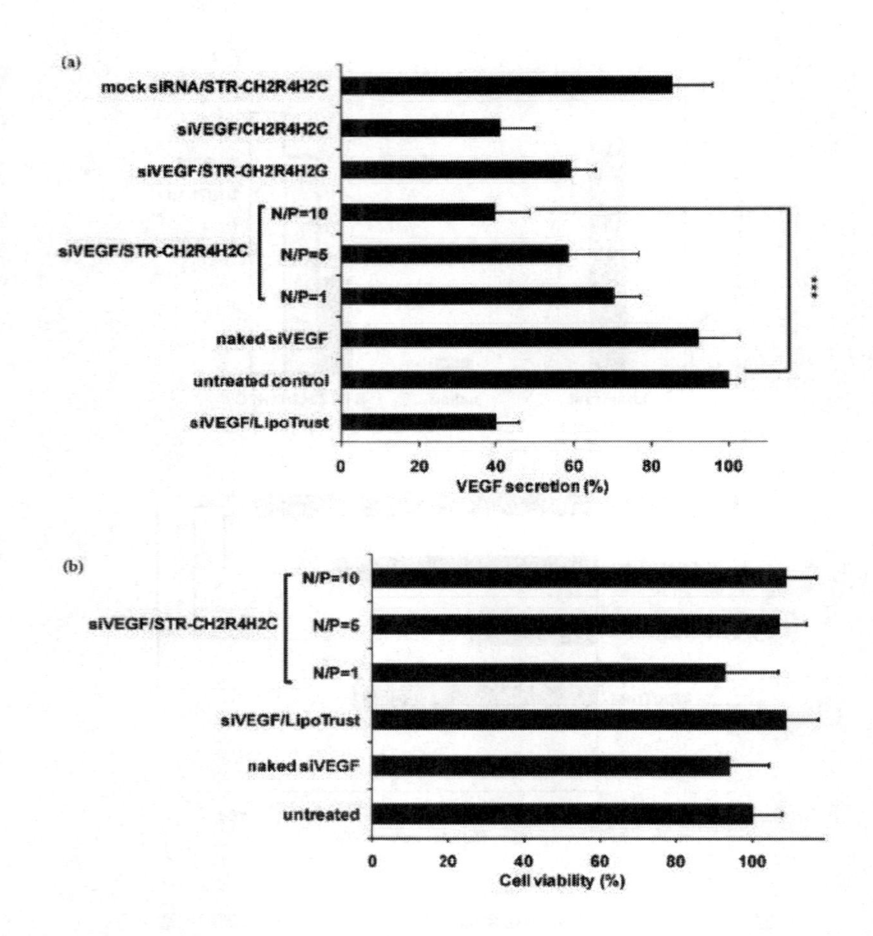

図4　STR–$CH_2R_4H_2C$/siVEGF 複合体投与後の S–180 細胞における VEGF 分泌のサイレンシング効果と細胞毒性

a）血清非存在下で S–180 細胞培養培地に，STR–$CH_2R_4H_2C$/siVEGF（1 μg）複合体（N/P 比＝1, 5, 10）を添加し，12 時間培養後の S–180 細胞からの VEGF 分泌量を ELIZA 法で測定した。（平均値±S.D.，n＝3，***：$p<0.001$），b）STR–$CH_2R_4H_2C$/siVEGF（1 μg）複合体（N/P 比＝1, 5, 10）を血清非存在下で 12 時間，S–180 細胞培養皿に添加し，48 時間培養した後の細胞毒性を WST–8 測定法で評価した。

た方が高い遺伝子発現を示した。さらに，この複合体を S–180 細胞皮下担がんマウスの尾静脈投与した場合，naked pDNA より有意に肺，肝，脾，腎でも高い発現が見られたが，腫瘍部分では EPR 効果（Enhanced Permeability and Retention effect）に基づくと思われるさらに高い発現促進が得られた（図 7）。

(3)　MPEG–PCL–$CH_2R_4H_2C$

そこで，この細胞透過性ペプチドの Tat ペプチド誘導体の代わりに，さらに Cys を 1 個追加した我々が設計した $CH_2R_4H_2C$ ペプチドを，この diblock polymer にエステル結合で結合した。

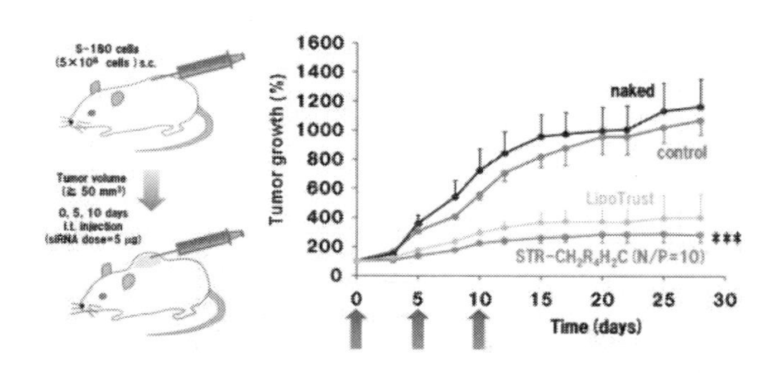

図5　S–180 細胞皮下移植担がんマウスに STR–$CH_2R_4H_2C$/siVEGF 複合体の腫瘍内投与後の制がん効果

S–180 細胞（5×10^6個/マウス）をマウス背部皮下に移植し，腫瘍径がおおよそ 50 mm^3 となった時点から，5日間隔で計3回，siVEGF（1 μg）複合体（N/P 比＝10）を腫瘍内に直接注射し，腫瘍径を経時的に測定した。（腫瘍容積＝（短径）^{2}×（長径）/2，平均値±S.E.，n＝5，***: p<0.001）

これを siRNA と混合し放置すると，効率よく速やかに 50nm 程度のナノ粒子として凝縮し，FBS 存在下でも高い細胞内取込みを促進することが明らかとなった（投稿中）。また，この複合体が siRNA を効率よく細胞内導入し，S–180 細胞の VEGF 分泌を著明に抑制できること，細胞障害性が極めて低いことも確認することができた。そこで，siVEGF 複合体として S–180 細胞担がんマウスの尾静脈に2日間隔で4回投与して制がん効果を検討した結果，図8に示すように8日以上にわたって見事に腫瘍の増殖を抑制することに成功した。この遺伝子キャリアに，さらに腫瘍指向性ペプチドやタンパク質，例えば腫瘍で高発現している受容体に結合するボンベシンやトランスフェリンなどを結合させることによって，siRNA の腫瘍選択的送達を促進し，その制がん効果の増強が可能になることが考えられる。

7.5　おわりに

これまで20年以上に亘り，多くの遺伝子治療のシステムが開発され，臨床試験が行われてきたが，治療法として汎用されているものは未だ無いのが現状である。それは，然るべく有効で安全な DDS の構築ができなかったことに起因すると考えられる。我々は，遺伝子治療の一つである，極めて低投与量で標的遺伝子の発現を選択的に抑制できる機能性オリゴ核酸 siRNA に注目し，PLGA マイクロスフェア徐放性注射剤による制がん剤あるいは閉塞性動脈硬化症治療薬として強力な効果を得ることができた。さらに，siRNA の安全で有効なキャリア開発を目的として，細胞透過性ペプチド，タイトジャンクション開口ペプチドなどの機能性ペプチドを検討し，アトピー性皮膚炎や鼻炎・喘息モデル動物で，それぞれの治療効果を増強することができた。

さらに，本稿では遺伝子の細胞透過性および細胞内移動プロセスを解析し，オリゴ Arg とオリゴ His を組み合わせた STR–$CH_2R_4H_2C$ あるいは MPEG–PCL–$CH_2R_4H_2C$ によって，細胞質の還元環境で核酸を放出する細胞質感受性キャリアを開発し，高い細胞内導入効果を得ることに成

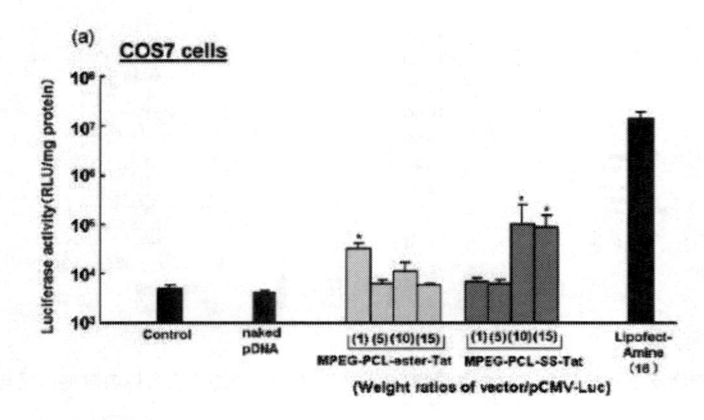

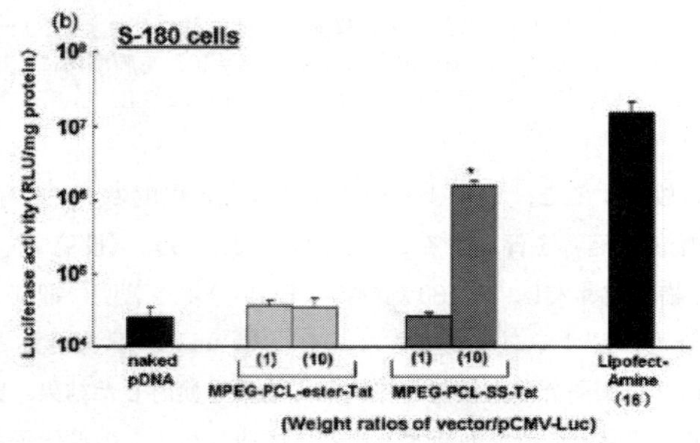

図6　COS7 細胞および S–180 細胞における MPEG–PCL–Tat 遺伝子キャリアによる遺伝子導入

MPEG–PCL にエステル結合（1–15 μg）およびジスルフィド結合（1–15 μg）によって Tat ペプチドを結合したキャリアあるいは Lipofectamine（16 μg）と pCMV–Luc（1 μg）の複合体を COS7 細胞（a）および S–180 細胞（b）の培養液中に添加し 4 時間放置した。20 時間培養後の両細胞中のルシフェラーゼ活性を定量した。（平均値±S.D., n＝3, *：$P<0.05$）

功した。グルタチオン濃度は，血液では 10 μM，細胞質では 4–10mM，核での還元条件はさらに高く 20mM 程度であることが知られており，この遺伝子キャリアは細胞に入る前の組織，血液中では核酸を凝縮して酵素安定性を高め，目的の細胞内でジスルフィド結合の切断による核酸の放出によって効率よい pDNA の発現あるいは siRNA による標的特異的なサイレンシングによる疾患の予防・治療が可能になるものと想定できる。我々はさらに最近，細胞膜から細胞の中央に向けて重要なタンパク質を，細胞骨格の微小管をレールに送達しているモータータンパク質 Dynein に着目し，これと選択的に親和性を示す DLCAS（dynein light chain–association sequence）を合成し，先の細胞質応答性ペプチドに結合させて，遺伝子発現速度を促進できることを見出した[10)]。

今回の我々のアプローチで明らかなように，ウイルスの宿主への感染，エンドソーム，エキソ

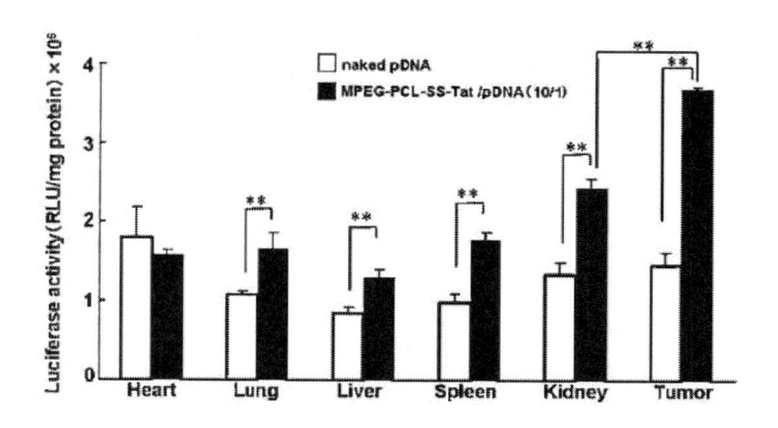

図7　MPEG-PCL-SS-Tat/pCMV-Luc 複合体の S-180 細胞担がんマウス尾静脈内投与後の各組織におけるルシフェラーゼ活性
複合体静脈内投与 24 時間後に各組織を採取し，ホモジネートした後の上清中の酵素活性を測定し，単位タンパク質あたりの酵素活性で示す。（平均値±S.E.，n＝4，**：p<0.01）

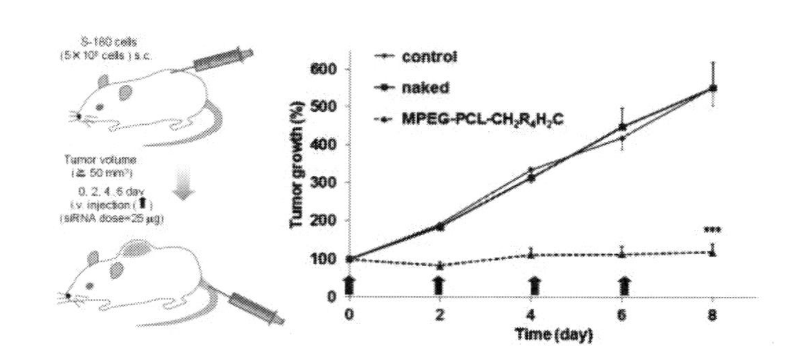

図8　S-180 細胞担がんマウスの尾静脈に MPEG-PCL-$CH_2R_4H_2C$/siVEGF 複合体を投与した後の制がん効果
S-180 細胞（5×10^6個の細胞/マウス）を皮下注射し，腫瘍が約 50mm^3 程度に増殖した時点で，キャリア/siVEGF（25μg）複合体を，0，2，4 および 6 日目に尾静脈から投与した。腫瘍は毎日キャリパーを用いて長径および短径を測定し，図5と同様にして腫瘍容積を求めた。（平均値±S.E.，n＝5，***：p<0.001）

ソーム，細胞透過性ペプチド，核移行シグナル，モータータンパク質などの生物の巧みな送達の仕組みをうまく利用することが，究極の安全で有効な機能性核酸の実用可能な DDS の構築に重要であると確信する。

謝辞

本研究は，東京薬科大学薬学部製剤設計学教室で実施したものであり，主な共同研究者の小河崇也，柴田康仙，壽田有美子，田中晃の修士および菅原謙，堀内翔悟の学士諸氏，金沢貴憲助教，高島由季准教授および長浜バイオ大学福田常彦元教授に感謝致します。

文　献

1） N. Murata, *et al., J. Control. Rel.,* **126**, 246–254 (2008)
2） 横井芳昂ほか，日本薬剤学会第25年会，徳島 (2010.5.14)
3） T. Uchida, *et al., J. Pharmacol. Exp. Ther.,* **338**, 443–450 (2011)
4） 池田 寛ほか，第26回日本DDS学会，大阪 (2010.6.17)
5） 岡田弘晃，薬学雑誌, **131**, 1271–1287 (2011)
6） 小河崇也ほか，日本薬剤学会第23年会，札幌 (2008.5.20)
7） K. Tanaka, *et al., Chem. Pharm. Bull.,* **59**, 202–207 (2011)
8） K. Tanaka, *et al., Int. J. Pharm.,* **398**, 219–224 (2010)
9） K. Tanaka, *et al., Int. J. Pharm.,* **396**, 229–238 (2010)
10） K. Tanaka, *et al., Int. J. Pharm. ,* **419**, 231–234 (2011)

8　細胞シグナル応答型遺伝子キャリア

片山佳樹[*]

8.1　遺伝子送達の問題点

遺伝子治療は，難治性疾患に対する治療法として有望な医療技術の一つである。しかしながら，これらの治療用核酸医薬は非標的組織や細胞では重篤な副作用があるという問題点を抱えている。この課題は，遺伝子に限らずDDSそのものの課題であるため，多くの研究がなされている。遺伝子医薬は細胞への取り込み能と血中安定性の悪さを克服するため，他の材料（キャリア）で被覆され，多くの場合ナノ粒子として投与されることになるが，ナノ粒子の細胞特異的送達の戦略は，大きく分類して，がんや炎症性組織等の血管透過性の亢進を利用するパッシブターゲティングと，標的細胞に特異的な細胞表面マーカーに結合するリガンドを利用するアクティブターゲティングである。しかしながら，これらの戦略はいずれも遺伝子医薬の標的細胞への蓄積に主眼が置かれている。確かにこれらの戦略により標的細胞への蓄積は改善される。しかしながら，それらは投与量の高々5%であり，残りの95%は体外に排泄されなければ，他の臓器に蓄積することになる。特に肝臓，脾臓，肺への蓄積は顕著であり，依然として副作用の問題は解決できていない。すなわち，副作用の問題の解決には，むしろ非標的細胞に蓄積した95%の副作用をいかに抑制するかが重要であろう。

8.2　遺伝子送達と細胞内シグナル

現行のアクティブターゲティングは，細胞表面のマーカーに対するリガンドで特性を確保するものであるから，マーカーの有無にかかわらず細胞に到達した遺伝子はすべて薬理作用を発揮してしまう。非標的臓器に到達する可能性のある投与量の95%の副作用を抑制するためには，標的細胞でのみ薬理活性を発揮し，それ以外では抑制できる仕組みが必要である。我々はこの観点から細胞内シグナル伝達系に着目した。細胞は，絶えず変化する環境をモニタリングし，それに応じて応答を続けることで生命を正常に維持している。これを可能にするのが膨大な酵素反応ネットワークである細胞内シグナル伝達系である。細胞外からの入力を受けて，この反応カスケードにより多くの酵素が活性を変化させ，その総和が細胞応答を決定する。すなわち，細胞内シグナルこそが細胞機能決定の主体である。逆にこの酵素活性が異常に亢進すると，情報処理は正常になされなくなる。疾患とは，入力も含め，このようなシグナル伝達の異常と捉えることも可能である。実際，種々の疾患において特定の酵素活性の異常亢進が知られており，このような異常活性はその病態機能に直接関連している。したがって，この酵素活性をマーカーとすれば，標的疾患細胞を正確に識別できる可能性がある。特にタンパク質リン酸化酵素であるプロテインキナーゼ，タンパク質分解酵素であるプロテアーゼは，シグナルネットワークにおける中心的な酵素群であり，異常亢進が多くの疾患と関連している。そこで，我々は，これら2種の酵素群の活性を

＊　Yoshiki Katayama　九州大学　大学院工学研究院　応用化学部門　教授

利用できる送達系を考案した[1,2]。

細胞内シグナルを用いることは，アクティブターゲティングに対して以下の2つの重大な利点を有する。まず，細胞シグナルは酵素活性であり，分子間結合を利用するアクティブターゲティングと異なり，反応を利用するものである。したがって，酵素反応で遺伝子医薬の開放をスイッチングできるので，異常酵素活性がない正常細胞では，遺伝子医薬は解放されない。すなわち，標的疾患部位に集積しなかった95%の遺伝子医薬の活性を抑制できる初めての送達法であり，副作用を大きく低減できる。第2に，アクティブターゲティングでは，単に遺伝子を集積させるので，より脆弱な細胞ほど効果が表れるが，例えばがんにおいて，増殖活性を制御するシグナルに応答して遺伝子医薬を解放してやれば，増殖活性の強い，すなわち悪性度の高い細胞ほど効果が表れるといった利点が期待できる。

8.3　細胞内シグナル応答型遺伝子送達システムのデザイン

標的細胞シグナルに応答して遺伝子を活性化するには，まず，その活性を高効率に抑制でき，しかも，それが標的酵素との反応で解除できる分子を設計しなければならない。これを可能にする分子基本構造は，図1に示すようなものである。これは，高分子主鎖に複数のカチオン性ペプチドをグラフトしたものである。この分子は，遺伝子医薬を静電相互作用により強く相互作用してナノ粒子を形成するが，通常のポリカチオンに比べ格段に強い遺伝子医薬活性の抑制を実現できる。プロテインキナーゼに応答する場合には，このペプチド自体を標的キナーゼの特異基質になるように設計しておくと，遺伝子との複合体が標的疾患細胞に取り込まれた場合にのみ，ペプチド側鎖がリン酸化される。リン酸基はアニオン荷電を有するから，これがキャリア／遺伝子間の相互作用を減弱させ遺伝子を解放する。プロテアーゼに応答させる場合は，カチオン性ペプチドと高分子主鎖の連結部分に標的プロテアーゼで切断可能な配列を用いることで，疾患細胞内でカチオン性ペプチド部分を切除できるので，同じく遺伝子を解放できる。

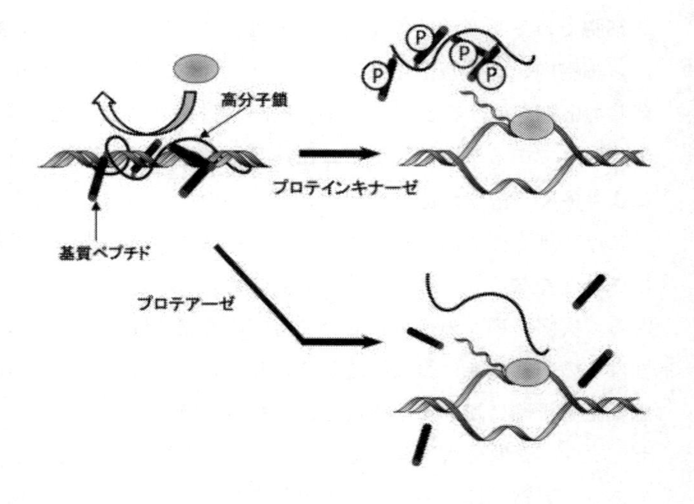

図1　細胞内プロテインキナーゼおよびプロテアーゼ応答型システムの概念図

8.4　プロテインキナーゼ応答型システム

プロテインキナーゼは，細胞機能決定の主体であるから多くの病態にも関連している。例えば，炎症ではI-κ-キナーゼ，循環器疾患やがんの転移ではRhoキナーゼ，種々のがんではSrc，プロテインキナーゼA，EGFR，c-Met等が活性化している。また，プロテインキナーゼCα（PKCα）は，かなり普遍的ながんの増殖活性に直結している。重要なことは，これらの病理的シグナルは，正常細胞内の生理的シグナルと対照的に持続的に活性化しているということである。生理的シグナルでは，一時的にリン酸化が進んでも，遺伝子を解放するより前に脱リン酸化が進行するので，応答することがない。

図2aは，I-κ-キナーゼ[3]におけるレポーター遺伝子の発現制御結果を示す。標的キナーゼが不活性な状態では，遺伝子の発現は低く保たれるが，NIH3T3細胞を炎症を惹起するリポポリサッカライドやTNF-αで刺激して標的キナーゼを活性化すると遺伝子の発現が向上する。一方，リン酸化サイトであるペプチド側鎖上のセリン残基をアラニン残基に置換すると，このような応答は消失する。すなわち，本システムが実際に細胞内で働きうることが分かる。

本システムは，*in vivo*でも同様に成立する。図2bは，がんの増殖に関係するPKCαに応答するキャリアとルシフェラーゼ遺伝子からなる複合体を担がんマウスに適用した例である[4~6]。がん部へ投与した場合には顕著な遺伝子の発現が認められるが，正常皮下組織では発現レベルは

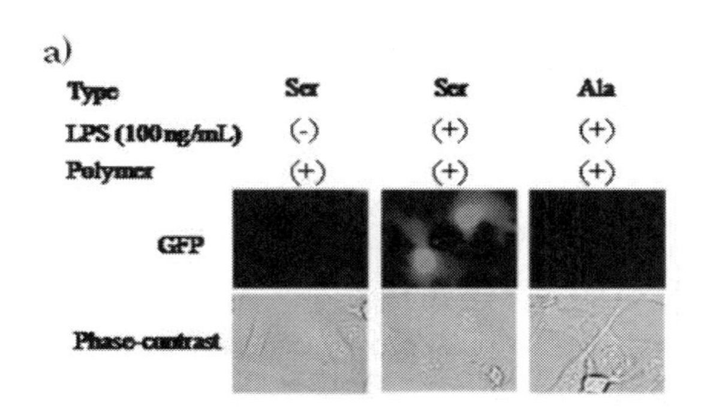

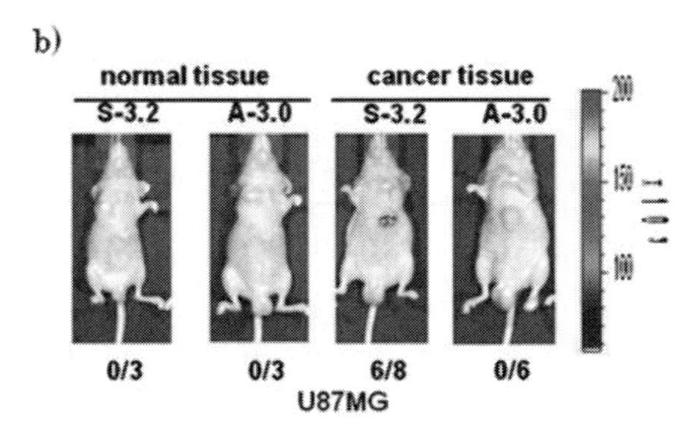

図2　細胞内プロテインキナーゼ応答型システムによる遺伝子発現制御

a）I-κ-キナーゼ応答型システムによる細胞レベルでのGFP発現制御，b）PKCα応答型システムによる担がんマウスでのルシフェラーゼ発現制御。図中Sは基質ペプチド担持型，Aは，コントロールペプチド担持型（非応答型）数字は，高分子鎖当たりのペプチド含有量（mol%）。

バックグラウンドレベルである。また，セリン残基をアラニンに置換した場合も，がん特異的な発現は消失する。レポーター遺伝子をHSVチミジンキナーゼやcaspase-8遺伝子に変えると，がんの顕著な縮退も観察されている[7]。

これらのシステムでは，標的シグナルの有無による遺伝子の発現レベルの比は，高々数10倍であるが，最近，主鎖をポリエチレンイミン型にすることで，標的キナーゼによる最高1000倍の発現増加を達成している。

8.5 プロテアーゼ応答型システム

プロテアーゼ応答型としては，細胞死に関与するCaspase-3応答型[8]と，種々のウイルスプロテアーゼ応答型のキャリアを開発している。リン酸化ではペプチド荷電を−2変化させられるのみであるが，プロテアーゼではカチオン部を完全に切除できるので，設計はより容易である。図3は，HIVプロテアーゼに応答するキャリアでルシフェラーゼ遺伝子をJurkat細胞にトランスフェクトした結果である[9]。非感染細胞では発現は見られないが，細胞にウイルス感染させるとルシフェラーゼ発現が開始される。この場合にも，切断配列のアミノ酸配列を入れ替えるとその様な応答は消失する。

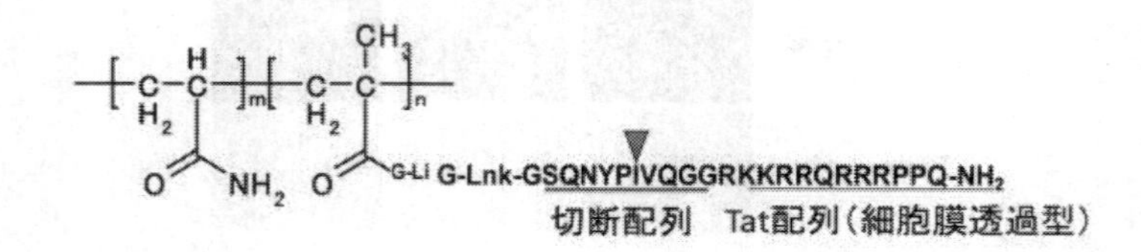

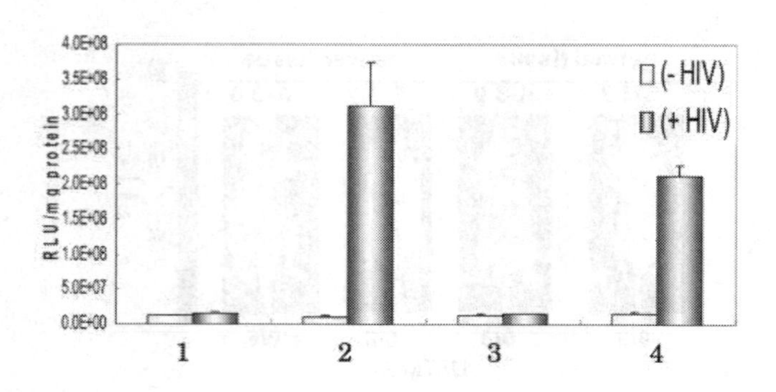

図3　HIVプロテアーゼ応答型システムによる遺伝子発現制御

上段は，制御剤の化学構造。下段は，ルシフェラーゼ発現比較。図中1はキャリアなし，2は上段の制御剤使用，3は上段制御剤の切断配列のアミノ酸配列を入れ替え非切断型にしたもの，4は上段制御剤において高分子主鎖をポリアクリルアミドからポリイソプロピルアクリルアミドにしたもの。

8.6　おわりに

細胞内の病理シグナルを利用すると，現行のシステムに比べ格段に優れた疾患細胞の認識が可能であることを示した。これらのシステムでは，正常細胞では活性が抑制されるのが大きな特徴である。また，もちろん従来のアプローチと自由に組み合わせることで，さらなる特異性の確保も可能である。インテグリンに結合することが知られるRGDペプチドをキャリアに導入すると，がん細胞への複合体の導入量は増加する[10]。肝実質細胞のみに結合するHBVタンパクからなるナノカプセルに本複合体を封入すると，肝臓がん細胞にのみ応答する粒子も実現できる[11]。また，本原理を利用して病態機能のイメージングも可能である。今後，血中投与での効率を向上するための複合体の安定化など越えねばならないハードルも存在する。応用のための医学分野との連携などを通して実用的なシステムを実現していきたい。

文　　献

1） J. Oishi *et al., J. Controlled Release,* **110**, 431 (2006)
2） K. Kawamura *et al., Biomacromolecules,* **2**, 145 (2005)
3） D. Asai *et al., J. Gene Med.,* **11**, 624 (2009)
4） J-H. Kang *et al., J. Am. Chem. Soc.,* **130**, 14906 (2008)
5） R. Toita *et al., J. Controlled Release,* **139**, 431 (2009)
6） T. Tomiyama *et al., Cancer Sci.,* **100**, 1532 (2009)
7） T. Tomiyama *et al., J. Controlled Release,* **148**, 101 (2010)
8） K. Kawamura *et al., J. Drug Target.,* **14**, 456 (2006)
9） D. Asai *et al., J. Controlled Release,* **141**, 52 (2010)
10） J. Oishi *et al., Bioorg. Med. Chem. Lett.,* **16**, 5740 (2006)
11） J-H. Kang *et al., Nanomedicine,* **6**, 583 (2010)

9 ビタミンE結合型siRNAの経腸デリバリーによる肝遺伝子発現の抑制

村上正裕[*1]，横田隆徳[*2]

9.1 はじめに

Short interfering RNA（siRNA）をはじめとする機能性オリゴ核酸は，疾患に関連する遺伝子発現を配列特異的に抑制する強力なツールとして，既存の治療法では不十分な難治性の疾患を含めた臨床への応用が期待されている[1,2)]。医薬品の主力は，近い将来，確実にこれら強力な治療ツールである核酸医薬品へとパラダイムシフトしていくものと予想されるが，局所投与用の医薬品開発が成功を遂げる一方で，全身性のRNA干渉を目的とする臨床開発はいずれも停滞気味の状況にある。これは，高活性で安定な合成オリゴ核酸分子の探索，分子設計及び合成技術の開発が進展する一方で，核酸分子を標的とする臓器や細胞へ安全かつ効率よく送達するための技術開発が立ち遅れていることによる。とくに，肝臓は多機能性の臓器であり，解毒及びエネルギー代謝の中心臓器であることから，肝臓を標的とする核酸分子の安全な選択的デリバリー技術が確立されれば，遺伝的疾患，ウイルス性疾患，肝硬変，肝がんなどの難治性疾患に加えて，脂質代謝異常症や高血糖症のような慢性疾患に対する新たな治療薬の開発につながるものと期待される。そのためには自己投与可能な内服薬や坐薬などの簡便な製剤への開発が必須であり，その基盤となるDDS技術の開発が必要である。しかし，実用製剤の基盤となる経腸デリバリー技術の開発例は，実験動物レベルの研究段階においてもほとんど見当たらない[2)]。我々は，最近，設計したデリバリーシステムを最終的に生体内で組み上げる“*in vivo* fabrication”法という新たなDDS開発のコンセプトを導入することによって，標的とした肝細胞の遺伝子発現を特異的に抑制（全身性RNA干渉）するための経腸デリバリー技術の基礎開発に成功した。これは，生体内の物質輸送担体を，核酸分子を標的組織へ輸送するキャリアとして巧みに利用することによって，キャリアに係る臓器特異性・輸送効率・安全性の問題を一括して回避できる革新的な戦略であり，実用技術への進展が期待される。ここでは，肝臓のApoB遺伝子発現をターゲットとするsiRNAをモデルとして用いた経腸デリバリーシステム開発の例を，その技術背景・コンセプトを含めて紹介する。

9.2 経腸デリバリー技術の課題

投与方法・経路によって，治療効果を得るために克服すべき課題が異なる（図1）。

機能性核酸分子の経腸デリバリーにおける主要な課題として，次の三点が挙げられる。

(1)消化管内及び生体内での安定性

(2)消化管粘膜の透過性

＊1　Masahiro Murakami　大阪大谷大学　薬学部　薬剤学講座　教授

＊2　Takanori Yokota　東京医科歯科大学大学院　医歯学総合研究科　脳神経病態学分野　教授

(3)標的組織への選択的移行性

機能性のオリゴ核酸分子は生分解性が高く，負荷電の水溶性の高分子であり，上皮透過性に乏しい。また，一般に，標的となる分子が特定組織の細胞内に存在するため，高次元のターゲティング機能が求められるが，これらの条件を克服する製剤設計は容易ではない。冒頭でも述べたように，現在海外にて臨床治験等で検討されている機能性核酸を用いた治療法は，全て注射投与によるものであり，臨床開発に成功した例は，加齢黄斑症に対する眼内への直接投与のように，体内デリバリーを回避できるものが主である[2]。一方，消化管内の免疫組織であるパイエル板のM細胞やマクロファージへの送達に基づく抗炎症効果[3]などの有効性が報告されているものの，真の全身性RNA干渉に基づく治療に必要な経腸的な標的臓器への送達技術の開発には至っていない。

siRNAは21～23塩基長の二本鎖のオリゴ核酸であり，その分子サイズは15,000以上となる。上述のように，このような水溶性高分子の細胞膜や上皮組織の透過は，エンドサイトーシスのような特殊な輸送系が働く場合を除いて，生理的にはほとんどみられない[4,5]。また，消化管内では，部位によるpHの変化や食餌の存在，胆汁酸，水，電解質などの分泌液など物理化学的な影響因子，さらに吸収の過程で遭遇する消化酵素や組織及び血液中に存在する多くのタンパク質，ヌクレアーゼを含む代謝酵素などの生物学的な影響因子に暴露される。核酸分子を化学修飾することにより安定性を高める技術が確立されており，また，正荷電高分子との複合体の形成や微粒子製剤とすることで生体内での安定性を改善することができる。

一方，核酸医薬品が標的とする分子は，標的組織の細胞内に存在するため，高次元の標的化が要求される。標的化はsiRNAの有効性に加えて，副作用を回避する上でも重要である。とくに全身性のRNA干渉を目的とする医薬品開発においては，一般に標的組織・細胞に効率よく核酸分子を輸送するためのキャリア及びベクターの開発が重要となる。しかし，その候補の大半はウ

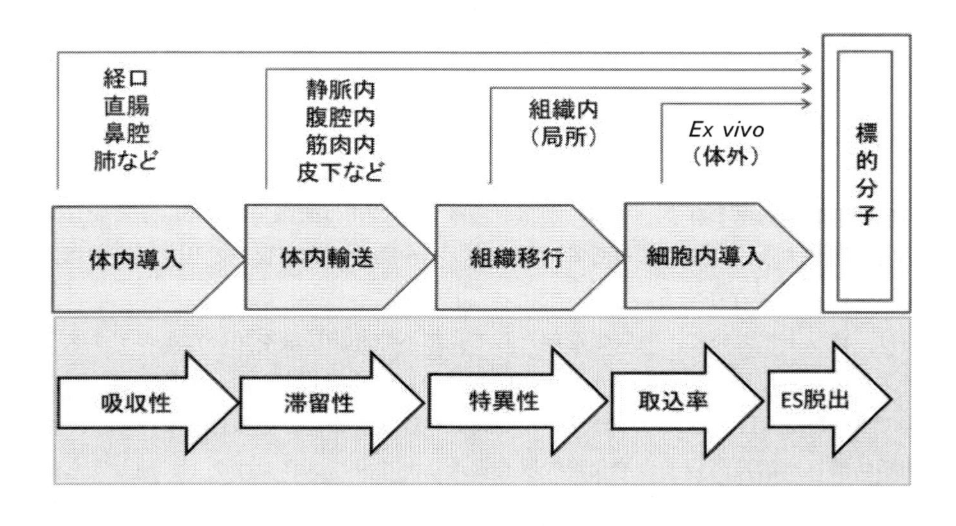

図1　核酸医薬品の投与方法と標的分子に至るまでの過程及び課題

イルスベクター又は高分子ナノスフェアやリポソームなどの人工機能性微粒子によるものであり，組織選択性の制御に加えて，繰り返し投与する場合の材料を含めた安全性の問題を考慮する必要がある[6,7]。そこで，選択性を高めるためには，特殊輸送を含む能動的ターゲティングが望ましい。能動的なターゲティング機能を付与するためには，特異抗体やレクチン，受容体リガンドなどの標的化分子を化学的に核酸分子に直接結合するか，キャリアやベクターを利用して，これらの剤形を化学修飾する方法が考えられる[8]。しかしながら，核酸分子の標的化修飾は分子サイズを増大し，その腸管粘膜の透過を決定的に困難とする。また，非ウイルス性のキャリアはそれ自身が粘膜透過性に乏しいため，いずれの場合も一定のデリバリー効率を達して治療効果を得るのは困難となる。

全身性RNA干渉の鍵を握るのは標的組織への選択的デリバーであるが，消化管からのデリバリーの場合には，上述のように克服が困難な障害が存在する。このため，新たなコンセプトの導入が求められた。

9.3 *In vivo* fabricationコンセプトの導入

肝疾患の治療には肝実質細胞へのデリバリーが必要であるが，微粒子などのキャリアは，表面修飾を行わなければ，肝臓の類洞に存在するKupffer細胞をはじめとする細網内皮系によって受動的に取り込まれてしまう。脂溶性分子による修飾によってsiRNAの組織選択的な移行が可能であることが報告されている[9]。仁科らは，特異性及び安全性の観点から，ビタミンE（α-トコフェロール）を結合したsiRNA（VE-siRNA）をマウス腹腔内又は静脈内投与することで，肝臓への高度な集積及び肝内におけるRNA干渉に基づく薬理効果の得られることを示し，さらにこの選択的組織移行には血中のリポタンパク質が関与することを示唆している[10]。

一方，食餌より摂取したビタミンEは，生理的には小腸粘膜上皮細胞内で形成されるキロミクロン（CM）に取り込まれ，リンパ系を介して体循環へと輸送される。CMはリポプロテインリパーゼ（LPL）の働きで末梢組織等に脂質を届けた後，CMレムナント（CM-R）に変換され，レムナント受容体を介して選択的に肝細胞内に取り込まれる[11]。従って，CMを分取し，*ex vivo*でインキュベーションして静脈内投与することで肝特異的なRNA干渉が可能である。しかし，こうした製剤は血液製剤となる。また，通常，血液中のCMは食後でも1%以下と少なく，コストと資源の問題も大きい。これに対して，腸管リンパ～胸管リンパ管内のリンパ液中には，食後，極めて高濃度のCMが存在する。

吉川らは，ラットにおいて，吸収促進剤として長鎖不飽和脂肪酸を用いた際のデキストランの分子サイズに依存した消化管からのリンパ指向性について検討しており，小腸では40～70kD付近，大腸では10～20kD付近にその振り分けの閾値が存在することを報告している[12]。また，長鎖不飽和脂肪酸は水溶性高分子の消化管吸収を促進し，オリゴヌクレオチドに関しても粘膜透過性を促進できることを示している[13]。ビタミンEの吸収部位は本来小腸であるが，小腸は消化管の中でも特に消化液の分泌が多く，代謝酵素の活性も高いため，不安定な薬物の吸収には不利な部位である。また，一般に受動輸送による薬物の上皮透過は，粘膜側の薬物濃度に比例するため，管腔内における希釈の多い小腸は，薬物の吸収や吸収促進剤の効果発現には不利である。吸収促進剤の多くは，消化管の下部の方がその効果がより強く現れることが知られている[5)]。さらに，CM産生時にsiRNAを取り込ませる目的で小腸上皮細胞内にデリバリーした場合，細胞内において分解を受けて失活する恐れがある。

そこで，これらのことを念頭に，オリゴ核酸分子のキャリアを*in vivo*で調達し，最終的な標的組織へのデリバリーシステム（DDS）を生体内で組み立てるという“*in vivo* fabrication”コンセプトを考案し，これに基づくsiRNAの経腸デリバリー技術の開発を試みた。すなわち，ビタミンEを結合したsiRNAを，CMが形成されリンパ中に分泌される状況下で，吸収促進剤を利用して経腸吸収させ，主に胸管リンパ管内をインキュベータとして，リンパ中でビタミンEのキャリアであるCMと複合体を形成させることで，siRNAの肝細胞を標的とするDDSを生体内で構築する方法である。　図2に，本経腸デリバリーシステムの概念図を示した。

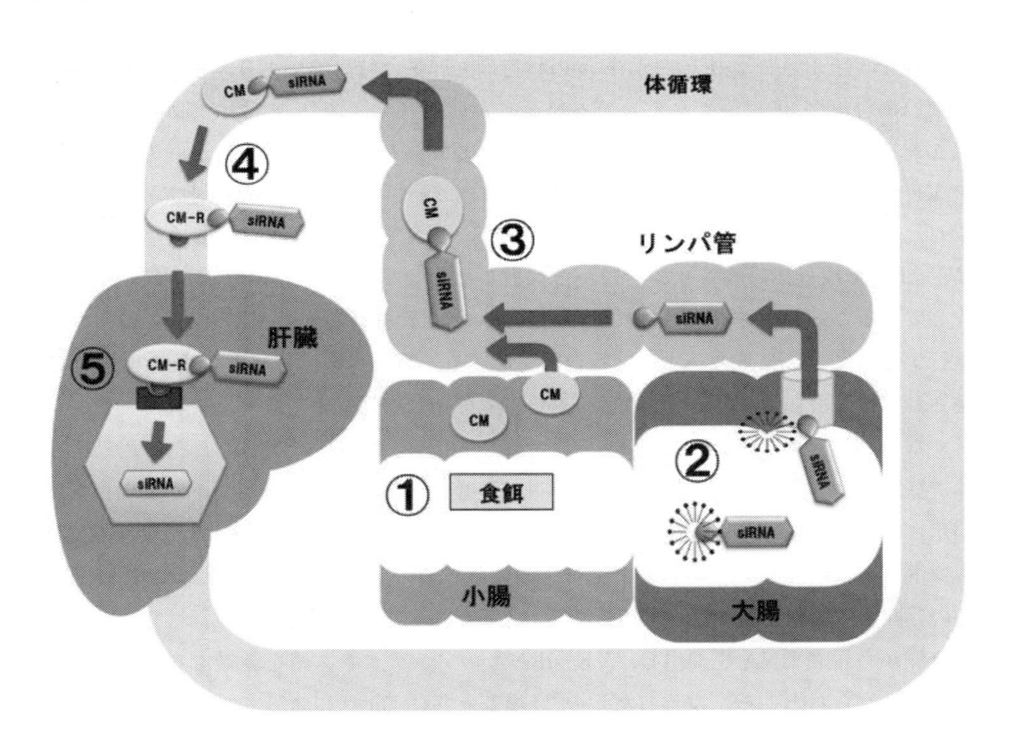

図2　*In vivo* fabrication法によるビタミンE修飾siRNA（VE-siRNA）の肝細胞への経腸ルートからの肝細胞特異的デリバリー（概念図）

①食餌からの脂質吸収に伴う小腸上皮でのキロミクロン（CM）の生成とリンパ移行，②吸収促進剤によるVE-siRNAの大腸粘膜の透過とリンパへの移行，③リンパ管内でインキュベートされることによるVE-siRNAとCMとの複合体形成（＝*in vivo* fabrication），④CMのリポタンパク質キナーゼ（LPL）等によるCMレムナント（CM-R）への変換，⑤レムナント受容体を介する輸送による肝細胞内へのVE-siRNA-CM複合体の選択的取り込み

9.4 肝標的経腸デリバリーのマウスにおける検証

ビタミンE（α-トコフェロール）の6位の水酸基をアミダイト化し，肝のApoB遺伝子発現を選択的に抑制する，化学修飾を施した29塩基のsiRNAのアンチセンス鎖5'末端にアミダイトを介して直接結合し，これと対応する27塩基のセンス鎖に追跡用の蛍光色素（Cy3）を結合したものとをアニーリングさせて蛍光標識VE-siRNAを作成した。この合成VE-siRNAは血清中のRNA分解酵素に対し耐性があり，マウス血清内では24時間以上安定に存在できることを確認した。また，その分子量はおよそ20kDであり，大腸粘膜においてリンパ指向性を示すことが予想された。また，小腸粘膜と比較して，大腸粘膜では前述したように吸収促進剤による粘膜透過の促進にとって有利であると考えられた。

Cy3標識VE-siRNAを，CM形成を促すために濃縮ミルクを事前投与したマウスの大腸ループ内にリノール酸-界面活性剤混合ミセル（MM）と共に投与し，その肝臓への移行性を共焦点レーザー顕微鏡で観察したところ，4時間後の肝細胞内にCy3に基づく顕著なドット状の蛍光が認められた（図3A）。このVE-siRNAの移行は，肝臓に特異的であり，また，吸収促進剤が存在しない場合（図3B）やビタミンEを結合しない場合（図3C）には殆ど認められず，ビタミンEの結合と吸収促進剤であるMMの双方が必要であることが示された。一方，この肝細胞内へのVE-siRNAの移行は，絶食やCM形成のない条件下，LPLの阻害剤などによって顕著に減少した。また，蛍光相関分光法による検討から，siRNA自身はCMと複合体を形成しないが，VE-siRNA投与後の胸管リンパ管から採取したリンパ液ではVE-siRNAがCMと複合体を形成していることが示された。これらの結果は，消化管を透過したVE-siRNAは，リンパ管内を上行する間にCMに取り込まれて複合体を形成し，静脈へ移行した後LPLの働きでCM-Rに変換された後，肝組織に存在するCM-R受容体を介して効率よく取り込まれることを示している。すなわち，企図した通り，*in vivo*においてDDSを構築し，CMによるビタミンEの生理的輸送経路を介して肝への特異的なデリバリーを達成するというコンセプトが実際に機能することが示された。さらに，顕微鏡像からは，細胞内に特殊輸送で取り込まれたVE-siRNAの一部はエンドソーム（ES）内に存在するものとみられ，その活性を発揮するためには，ESから標的分子の存在する細胞質へ移行し，切断酵素であるDicerなどの働きにより活性化される必要がある。肝臓から短鎖RNAを抽出し，VE-siRNAのアンチセンス鎖を認識するプローブでノザンブロットを行ったところ，投与した元の29塩基と共にDicerによって細胞内で切り出された鎖長と一致する21塩基の計2本のアンチセンス鎖が検出された（図3D）。これはマウス肝細胞内に取り込まれたVE-siRNAは，細胞質まで移行し活性型に変換されていることを示している。そこで，VE-siRNAを促進剤と10 mg/kgの用量で1日3回直腸投与し，肝細胞での標的遺伝子のmRNAの発現量を定量的RT-PCRにより調べたところ，標的遺伝子の発現が約40%抑制されることが明らかとなった。また，血清LDL-コレステロール値及びトリグリセリド値も24時間後で有意に（約40%）減少していることが確認された。この際，肝臓におけるoff-target

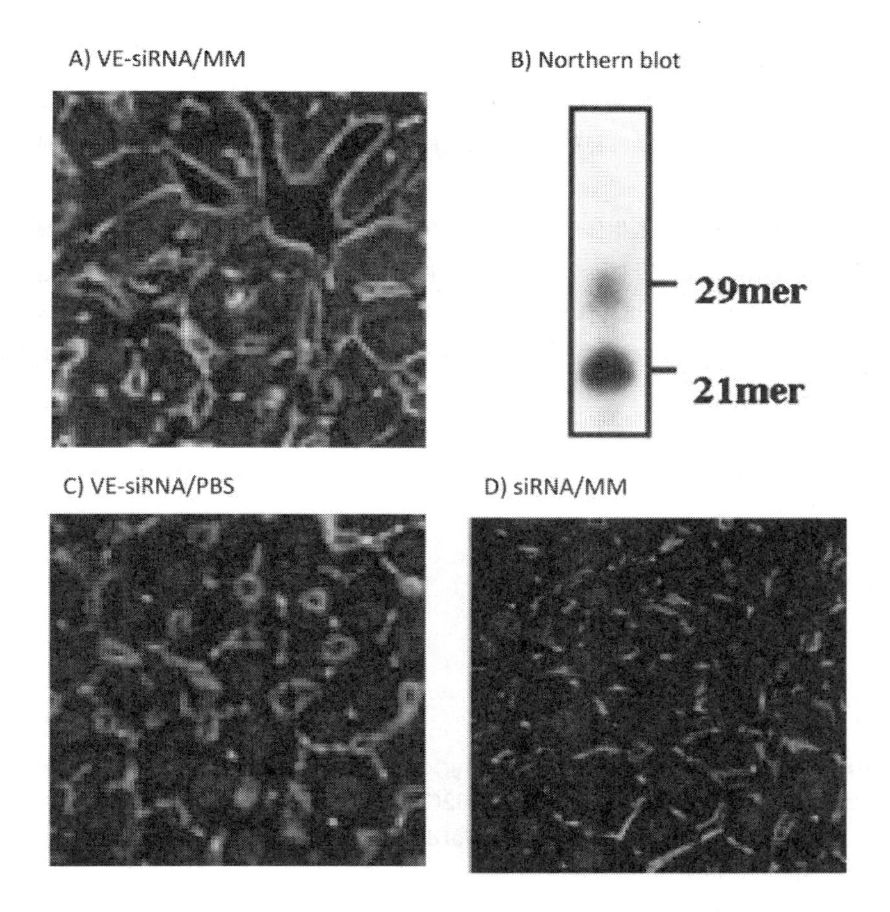

図3　Cy3標識VE-siRNAをマウス大腸投与4時間後の肝組織への移行
A. VE-siRNA＋混合ミセル，B. 肝細胞内のアンチセンスRNA鎖の検出，C. VE-siRNA単独，D. siRNA（ビタミンE非修飾）＋混合ミセル

効果は認められず，また，血液学的にインターフェロン応答や肝機能・腎機能障害を含めた副作用が認められなかったことから，肝への特異的な集積によりsiRNAの副作用が回避されていることが示唆された。今後は，siRNAとCM形成とを最適に同調させる方法の検討が必要であると考えている。

9.5　今後の展望

機能性オリゴ核酸の経腸管投与法を開発し，siRNAの肝細胞特異的なデリバリー及び効果発現に成功した。これは非注射投与による真の全身性RNA干渉を達成した世界初の例であるといえる。本経腸デリバリー技術基盤は，①化学修飾による安定化技術，②消化管吸収促進技術，③リンパターゲティング技術，④リポタンパク質を利用した肝特異的デリバリー技術により構成されているが，*in vivo* fabricationコンセプトの導入によって，経腸デリバー上の克服困難な課題に対して，最終的にはCM形成下におけるビタミンEを結合したsiRNAと吸収促進剤の直腸内への共投与という単純な実施形で解決法を与えることができた。さらに適当な大腸DDS技術[14,15]を組み入れることで，経口製剤の開発も可能であり，この方向での技術開発を進めていきたい。

本デリバー技術は，利用する生体内担体と標的臓器，対象とする核酸分子，化学修飾法，吸収促進剤，最終剤形を含めた設計において，多様な拡張性を有するものと思われる。最近，桑原らは，VE-siRNAとHDLとの複合体が脳血管内皮細胞に特異的にデリバーされ取り込まれることを報告しており[16]，将来的には脳をターゲットする経口剤のような夢のDDSの開発が現実のものとなることを期待したい。

以上のように，本技術は，殊に，キャリアの安全性及びデリバリー効率の双方から，近年研究の進歩が目覚ましい機能性オリゴ核酸の実用開発における有力なアプローチ法の一つとして期待される。

文　　献

1) Soutschek J, *et al*: Therapeutic silencing of an endogenous gene by systemic administration of modified siRNAs. *Nature* **432**(7014): 173-178 (2004)
2) G.R. Rettig, M.A. Behlke, Progress toward *in vivo* use of siRNAs-II, *Mol. Ther.,* Dec.20 (2011), (doi: 10.1038/mt 2011.263.)
3) M. Aouadi, *et al.,* Orally delivered siRNA targeting macrophage Map4k4 suppresses systemic inflammation. *Nature* **458**, 1180-1184 (2009)
4) T.X. Xiang, B.D. Anderson, Influence of chain ordering on the selectivity of dipalmitoylphosphatidylcholine bilayer membranes for permeant size and shape. *Biophys. J.* **75**, 2658-2671 (1998)
5) S. Muranishi, Absorption enhancers. *Crit. Rev. Ther. Drug Carrier Syst.* **7**, 1-33 (1990)
6) C. R. Dass, Cytotoxicity issues pertinent to lipoplex-mediated gene therapy *in vivo. J. Pharm. Pharmacol.* **54**: 593-601 (2002)
7) J. D Tousignant,.*et al.* Comprehensive analysis of the acute toxicities induced by systemic administration of cationic lipid:plasmid DNA complexes in mice. *Hum.Gene Ther.* **11**: 2493-2513 (2000)
8) M.V. Pasquetto, *et al.,* Targeted drug delivery using immunoconjugates: principles and applications, J Immunother. **34** (9): 611-628 (2011)
9) Wolfrum C, *et al.,* Mechanisms and optimization of *in vivo* delivery of lipophilic siRNAs. *Nat. Biotechnol.* **25** (10): 1149-1157 (2007)
10) Nishina K, *et al.,* Efficient *in vivo* delivery of siRNA to the liver by conjugation of α-tocopherol. *Mol Ther* **16** (4): 734-740 (2008)

11) T.E. Willnow, Mechanisms of hepatic chylomicron remnant clearance. *Diabet. Med.* **14**, S75–S80 (1997)
12) H. Yoshikawa, *et al.,* Molecular weight dependence of permselectivity to rat small intestinal blood–lymph barrier for exogenous macromolecules absorbed from lumen. *J. Pharmacobiodyn.* **7**, 1–6 (1984)
13) H. Yoshikawa *et al.,* Absorption of oligodeoxynucleotide by suppository from rat rectal route, *Biol. Pharm. Bull.,* **20** (10), 1116–1118 (1997)
14) K. Takada, Microfabrication–derived DDS: From batch to individual Production. *Drug Discov. Ther.* **2** (3): 140–155 (2008)
15) A.K. Philip, B. Philip, Colon targeted drug delivery systems: a review on primary and novel approaches. *Oman Med. J.,* **25**: 70–78 (2010)
16) Kuwahara, *et al.,* Efficient *in vivo* delivery of siRNA into brain capillary endothelial cells along with endogenous lipoprotein. *Mol. Ther.* **19**:2213–2221 (2011)

10　経眼投与型網膜標的化リポソーム

高島由季[*]

10.1　はじめに

視覚により得られる情報量は極めて多く，ヒトは視覚的に物を認識することで外界の状況を判断し，行動している。また，平衡感覚にも大きく関与しており，左右の眼から入る情報で物を立体的にとらえ自身の位置や方向を感じている。このように，眼は日々の生活に大切な感覚器官であり，不快感があると不便を感じることもある。近年では，社会の高齢化と生活の欧米化によって，緑内障や加齢黄斑変性症（AMD）などの眼疾患罹患率が著しく増加し，視力の低下や失明に至るケースも少なくない。欧米ではAMDが失明原因の第1位となっており，日本では緑内障が第1位，次いで，AMD，網膜色素変性症，糖尿病網膜症といった網膜疾患が上位を占めている。網膜の障害は視野狭窄等を生じるため，歩行などの視野を必要とする日常の動作が制限され，患者のQuality of Life（QOL）は著しく低下する。このため，有効な治療薬の開発が切望されている。しかし，眼には，外界から眼内への物質移行を制御するバリア機能が存在するため，点眼や経静脈投与による眼球内への薬物送達は容易ではない。特に，網膜などの後眼部に対する薬物送達効率は極めて低い。このため，薬物やインプラントの硝子体内投与による侵襲的な治療がなされており，AMDや糖尿病網膜症などの網膜疾患に対する治療薬は，現在もなおアンメットメディカルニーズとなっている。本節では，非侵襲的な投与形態（点眼）によって後眼部へ核酸を選択的に送達する指向型リポソームについて，筆者らの研究成果を中心に概説する。

10.2　薬物送達性を制限する血液–眼関門

眼の構造および主な薬物投与経路を図1に示す。眼は，高度なバリア機能と薬物代謝機能を備えている。前眼部には血液–房水関門（blood–aqueous barrier；BAB），後眼部には血液–網膜関門（blood–retinal barrier；BRB）が存在し[1~4]，眼表面あるいは全身血流からの眼球内への物質の取込みを制御している。一方で，これらの防御機構は薬物送達の障壁となっており，特に，後眼部をターゲットとする薬物においてはその送達効率は極めて低く，網膜疾患治療薬を開発する上では克服すべき課題となる。点眼剤は，非侵襲的かつ簡便な患者に優しい投与形態で，眼への薬物投与には最も望ましい剤形である。しかし，角膜上皮細胞からなる密着結合およびその表面の眼粘膜により薬物の移行は制限され，点眼による眼表面への局所投与においては，大部分が涙液のターンオーバー（約1 μL/min）によって鼻涙管を介して全身循環血流に移行し，速やかに排出される。このため，眼表面から眼球内部への薬物移行効率は極めて低く，バイオアベイラビリティは5%以下といわれている。また，角膜や結膜上皮を透過した場合でも，房水のターンオーバーやブドウ膜の静脈血流を介して眼内から速やかに排出される。眼球血管には，視神経とともに走行し網膜の前側を栄養する網膜中心動静脈と，血管に富む脈絡膜を介して網膜の後側を

---

*　Yuuki Takashima　東京薬科大学　薬学部　医療薬物薬学科　製剤設計学教室　准教授

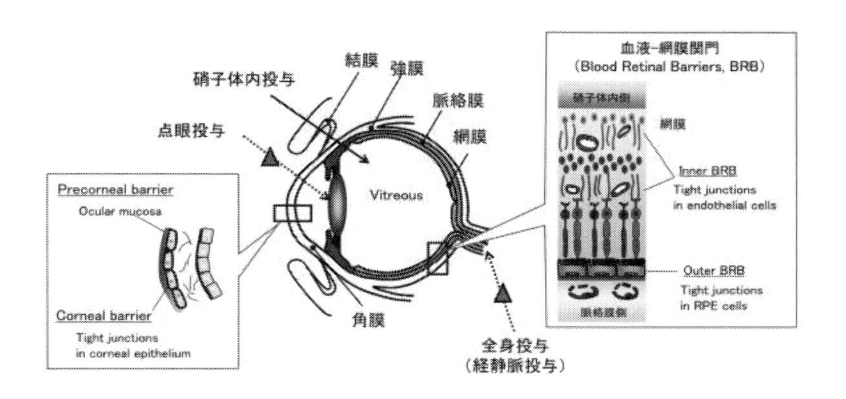

図1　眼の構造および主な薬物投与経路

栄養する脈絡毛細血管板がある。これら血管からの網膜への薬物移行は，網膜血管内皮細胞の密着結合による内側血液–網膜関門（inner BRB），および網膜組織の最外層に位置する単層の色素上皮細胞（retina pigment epithelial cell；RPE 細胞）の密着結合による外側血液–網膜関門（outer BRB）によって厳しく制限される。RPE 細胞は，脈絡膜血流からの栄養物質の供給や網膜組織からの老廃物の排出に機能しており，視機能の維持に重要な働きをする。罹患率の高い AMD は，網膜の黄斑部の異常な老化現象により視機能が低下する疾患であり，萎縮型は進行が緩慢であるのに対し，滲出型は進行が速く処置が遅れると失明するリスクが高い。滲出型では，黄斑部下に位置する RPE，ブルフ膜，脈絡膜の変化により，異常な破れやすい脈絡膜新生血管が発生する。この新生血管が増加し眼底に血液や滲出液が漏出すると，網膜剥離，黄斑の変形，中心視の機能損失を呈し，非可逆的かつ高度な視力低下を生じる。AMD の発症要因が新生血管であることから，現在の治療には，光感受性物質ベルテポルフィン（ビスダイン®）の静脈内投与と網膜への特殊レーザー光照射の併用により選択的に脈絡膜新生血管を閉塞する光線力学的療法（PDT）が適用されている。また，抗血管新生作用を示す日本初のアプタマー医薬品であるペガプタニブ（マクジェン®）や血管内皮増殖因子（VEGF–A）に対するマウス由来ヒト化モノクローナル抗体であるラニビズマブ（ルセンティス®）の硝子体内投与による治療もなされている。

10.3　核酸内封トランスフェリン修飾リポソームの調製と細胞内局在化能

リポソームは，生体適合性が高く，構成脂質の種類や組成の選択，適当なリガンドの修飾などによって，様々な特性や機能を付与することができる。このため，核酸のキャリアとしても広く用いられている。点眼などの非侵襲的な投与経路によって網膜などの後眼部へ核酸を効率良くデリバリーするには，強固なバリアである BRB を透過する必要がある。リポソームは，粒子径制御が容易で，粒子径の違いが眼内分布の向上に寄与する報告もあり[5]，BRB 透過の可能性を秘めたキャリアである。また，網膜，特にRPE細胞および光受容細胞にはトランスフェリン（Trf）受容体が高発現している（図2）。Trfは分子量約75kDaの鉄輸送タンパク質で，視機能の維持に必須の元素である鉄Fe（Ⅲ）を供給する。RPE細胞は，脈絡毛細血管板から網膜組織への鉄供給を行うため，BRBにおいてTrf受容体を介したエンドサイトーシスおよびトランスサイトーシス活性を示すことが報告されている[6, 7]。このことから，Trfをリガンドとすることで後眼部への指向性が付与され，点眼などの非侵襲的な投与においても特異的に後眼部へ核酸を送達可能となると考えられる。

図3に，Trf修飾PEGリポソームの調製フローチャートを示す。リポソームの調製は界面活性剤除去法，Trfの修飾はpostinsertion法を適用した。リポソームの構成脂質であるDOPE，CHEMS，DSPE-PEG2000からなる薄膜に，界面活性剤溶液を添加したのち，予め調製したpDNAとポリエチレンイミン（PEI）の複合体を滴下し（N/P ＝ 4），透析により界面活性剤を

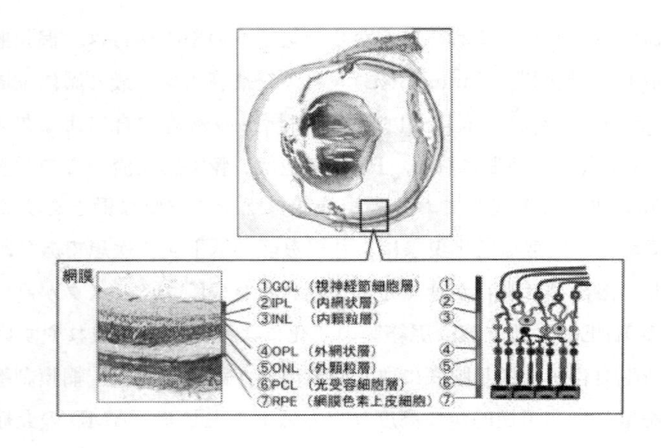

図2　ラット眼組織の免疫染色図
青色：トランスフェリン受容体

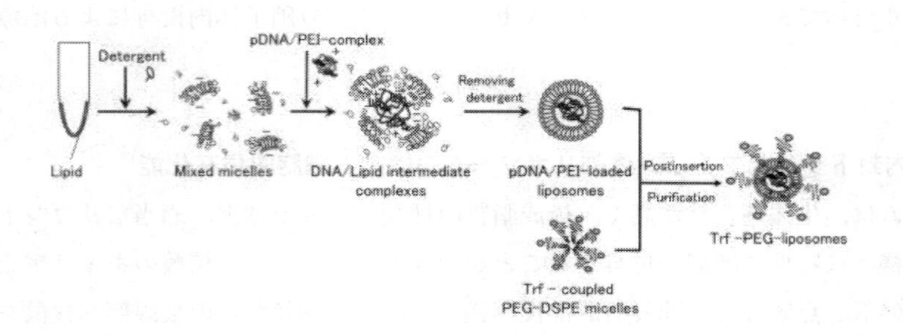

図3　Trf修飾リポソームの調製フローチャート

除去・精製することで，核酸封入 DOPE/CHEMS リポソームおよび DOPE/CHEM/PEG リポソーム（PEG リポソーム）が得られる。これらのリポソームと Trf–PEG–DSPE ミセルを混合し，インキュベーションすることでリポソーム表面に Trf を修飾した DOPE/CHEMS/DSPE–PEG リポソーム（Trf–PEG リポソーム）が得られる。本法で調製されるリポソームは，負電荷で約 150 nm の粒子径を有し，pDNA/PEI 複合体を高効率（70–100%）で内封可能である。また，構成脂質に DSPE–PEG 脂質を添加することで，血中滞留性が向上し，極めて安定性が高く長期間にわたって複合体を内水相に保持可能であることが確認されている。Trf–PEG リポソームは，血清存在下においても，ヒト RPE 細胞（ARPE–19 細胞）へ効率的に取り込まれ，高い *in vitro* 遺伝子発現効果を示す。また，細胞内への取込みは，Trf 受容体を介したエンドサイトーシスによることが示され，Trf の網膜標的化分子としての可能性が示唆された。

10.4　核酸内封トランスフェリン修飾リポソームのラット点眼後の眼内分布

図4は，構成脂質に蛍光物質（カルボキシフルオレセイン）を標識して調製した未修飾リポソーム，PEG リポソームおよび Trf–PEG リポソームを健常ラットへ点眼し，5分後に摘出した眼組織切片について，共焦点レーザー顕微鏡で観察した結果である。点眼後，未修飾リポソームは，角膜，虹彩，毛様体などの前眼部において強い蛍光が観察され，広範囲に分布することが確認された。PEG リポソームでは，前眼部，後眼部，いずれにおいても局在は観察されず，PEG の付与により組織への移行性が低下することが考察される。一方，Trf–PEG リポソームでは，Trf 受容体が高発現する網膜の RPE 細胞層近傍にのみ一層の蛍光が認められ，特異的に後眼部へ移行することが観察される。これは，点眼後結膜上皮を介して吸収されたリポソームが強膜を拡散後脈絡血管へ流入し，BRB を構成する RPE 細胞膜上の Trf 受容体を認識したものと推察されるが，詳細な移行機構については明らかではない。また，pEGFP を内封した Trf–PEG リポソー

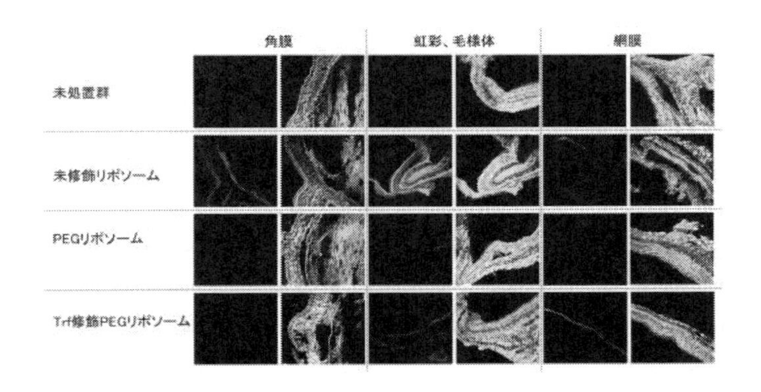

図4　点眼5分後のリポソームのラット眼内分布

ムをラットへ点眼した場合，48時間後の眼組織切片において，後眼部での顕著なGFP発現が観察されている。この発現は，未修飾リポソームおよびPEGリポソームでは観察されず，また，組織切片のRPE細胞の免疫染色により，網膜近傍で起こることが確認された。未修飾リポソームについては，点眼15分後には前眼部から消失することが確認されており，標的リガンドを付与しない場合，点眼後，速やかに房水のターンオーバー等を介して排出されるものと推察される。

10.5 おわりに

以上，点眼投与を可能とする後眼部への標的化リポソームについて紹介した。今後は，抗血管新生作用を有するsiRNAを封入したTrf-PEGリポソームによるAMD治療効果が期待される。後眼部指向型キャリアの設計にあたっては，網膜などに高発現する分子と親和性のある分子をリガンドとして組み込むことが有効である。Trf受容体は他の組織にも発現することが知られているため眼に特異的な受容体等の標的化が望まれるが，これらについては未だ解明されていない。近年，全身投与による網膜へのDDSに関する研究も進められており，網膜への標的化能およびバイオアベイラビリティを向上し，眼科医療に貢献するDDS技術が確立されることを期待したい。

文　献

1) ArtoUrtti, Challenges and obstacles of ocular pharmacokinetics and drug delivery. *Adv Drug Deliv Rev.,* **58** (11): 1131–1135 (2006)
2) Hosoya K., *et al.,* Advances in the cell biology of transport via the inner blood–retinal barrier: Establishment of cell lines and transport functions, *Biol. Pharm. Bull.,* **28** (1): 1–8 (2005), Review
3) Hosoya K., *et al.,* Strategies for therapy of retinal diseases using systemic drug delivery: relevance of transporters at the blood–retinal barrier. *Expert Opin Drug Deliv.* **8** (12): 1571–1587 (2011)
4) Ranta VP., Urtti A., *et al.,* Barrier analysis of periocular drug delivery to the posterior segment, *J Control Release.,* **148** (1): 42–48 (2010)
5) Hironaka K, Takeuchi H., *et al.,* Design and evaluation of a liposomal delivery system targeting the posterior segment of the eye. *J Control Release.,* **136** (3): 247–253 (2009)
6) Zhu C., *et al.,* Widespread expression of an exogenous gene in the eye after intravenous administration., *Investigative Ophthalmology & Visual Science,* **43** (9): 3075–3080 (2002)
7) Yefimova MG., *et al.,* Iron, ferritin, transferrin, and transferrin receptor in the adult rat retina., *Invest Ophthalmol Vis Sci.,* **41** (8): 2343–2351 (2000)

11　分子イメージング技術のDDS製剤性能評価への応用

向井英史[*1]，渡辺恭良[*2]

11.1　分子イメージング技術とは

分子イメージング技術とは，生体内における物質の空間的・時間的分布を低侵襲的に可視化する技術である。通常，放射性物質や蛍光物質で標識した化合物（分子プローブ）を生体に投与し，シグナルを体外から検出して，画像化する。代表的な検出法としては，ポジトロン放射断層撮影（positron emission tomography，PET），単一光子放射断層撮影（single photon emission computed tomography，SPECT），X線コンピュータ断層撮影（X-ray computed tomography，X線CT），核磁気共鳴画像法（magnetic resonance imaging，MRI），発光／蛍光イメージングなどが挙げられる。それぞれの原理に基づき，空間分解能，深さ方向の分解能，時間分解能，検出感度などに制約がある[1)]。PETやSPECTは高感度・高定量性が特長であり，比較的高い時間分解能を有する。MRIは，現段階では装置の感度が不十分であり，多量のプローブ投与が必要で，時間分解能は低い。一方，発光や蛍光イメージングは，深さ方向の分解能は悪いが，多重染色が可能な点が特色である。

分子イメージング技術は，従来，画像診断や生物学研究における利用が主であったが，近年，創薬や創剤，DDS製剤開発へ応用され始めている。こうした観点で，最も利用されているモダリティーの一つは，PETである。感度の高さに加えて，利用する放射性核種の物理学的半減期が短く，被験者の内部被曝を低く抑えられるため，マイクロドーズ臨床試験での利用も可能である。また，^{11}C，^{13}N，^{15}O，^{18}F，^{64}Cu，^{68}Ga，^{89}Zrなど，生体内に天然に存在する元素の同位体を含む，多様な核種を標識に使用できることも利点の一つである。PETでは，ポジトロン放出核種が放射崩壊（β^+崩壊）した際に放出される，ポジトロン（陽電子）と近傍の電子との対消滅によって生じる二本のγ線を，リング状に配置したシンチレータクリスタルによって検出している（図1）。さらに，信号データに画像再構成と呼ばれる数学的な処理をして，線源の三次元画像を得る。

本項では，PETを中心とした分子イメージング技術の，体内動態や薬効を含むDDS製剤性能評価への応用について概説する。

11.2　体内動態評価への応用

DDS製剤開発において，体内動態評価は特に重要である。従来，全身動態は，放射標識した化合物を投与された実験動物を解剖し，摘出した臓器や組織中の放射活性を測定して，推測されてきた。これに対し，分子イメージング技術を応用すると，低侵襲的な体外からの計測により，

＊1　Hidefumi Mukai　㈱理化学研究所　分子イメージング科学研究センター　分子プローブ動態応用研究チーム　研究員

＊2　Yasuyoshi Watanabe　㈱理化学研究所　分子イメージング科学研究センター　センター長

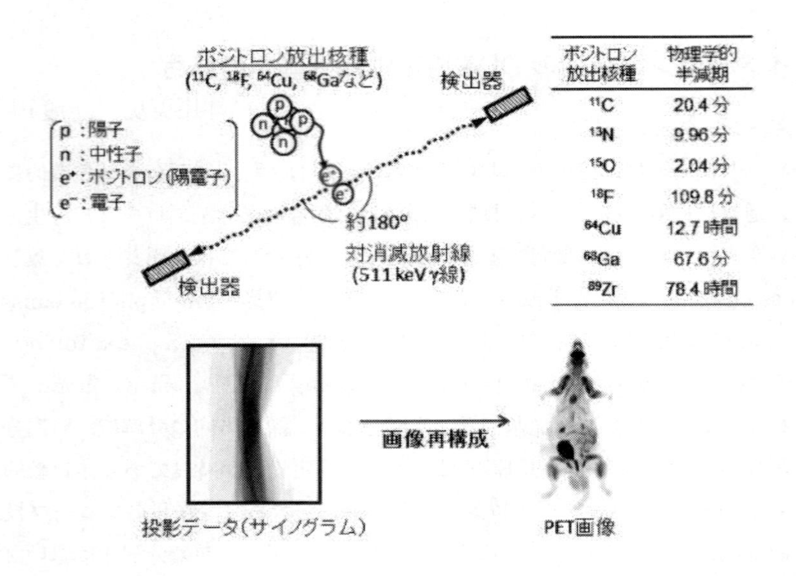

ポジトロン放出核種	物理学的半減期
^{11}C	20.4分
^{13}N	9.96分
^{15}O	2.04分
^{18}F	109.8分
^{64}Cu	12.7時間
^{68}Ga	67.6分
^{89}Zr	78.4時間

図１　PET の原理

体内動態データを連続した三次元画像として取得することができる。近年，受容体やトランスポーター，酵素などの分布や発現量が，ヒトとげっ歯類やヒト以外の霊長類の間で大きく異なることが明らかになり，医薬品の体内動態の種差が問題になっている。分子イメージング技術の応用により，これまで，ヒトにおける血中半減期と動物実験のデータから外挿するしかなかったヒトにおける組織分布の情報を直接取得することが可能になる。

PET 研究を実施するには，体内動態評価の対象となる化合物をポジトロン放出核種で標識する必要がある。低分子医薬の標識においては，医薬品の化学構造の維持が重視されるため，構造中に数多く存在する炭素原子を ^{11}C で置換した標識化合物がよく用いられる。しかし，^{11}C の物理学的半減期は 20.4 分と短く，複雑な標識前駆体の合成を必要とするため，抗体医薬や核酸医薬などのバイオ医薬品や DDS 製剤の標識には不向きである。これら高分子や分子集合体では，簡単な修飾が体内動態に及ぼす影響は限定的であると考えられるため，多少の構造変化を伴う標識も許容される。希薄条件下，水系溶媒中で，極力加温を必要とせず，短時間で完了する反応として，① ^{64}Cu，^{68}Ga，^{89}Zr のようなポジトロン放出金属核種の配位反応を利用した標識，②クリック反応に代表されるカップリング反応を利用した標識，などが有用である。実際の標識法の選択においては，対象となる医薬品の体内動態挙動に見合った，物理学的半減期を持つ核種の選択，また，入手の容易さ（^{11}C, ^{18}F，^{64}Cu はサイクロトロンが必要であるが，^{68}Ga はジェネレーターにより簡便に生成できる）も重要な判断要素となる。

配位反応を利用した標識では，核種とキレーターの組み合わせによって，至適な反応溶液の pH や温度，加温時間，さらに，生体内での配位安定性などが異なる。当初は，DOTA をキレーターとした ^{64}Cu や ^{68}Ga 標識がよく利用された。しかし，^{64}Cu–DOTA の配位結合は生体内での安定性が低いことが明らかとなり，また，^{68}Ga–DOTAの結合形成には95℃の加熱が必要であるため，その後，様々な改良型のキレーターが開発され，評価された（図2，表1）[2]。現状では，^{64}Cu標識にはCB–TE1A1P[5]，^{68}Ga標識にはNODAGA[8]などが，それぞれ適したキレーターと見なされている。ただ，実際には，DOTA–NHS–esterやp–SCN–Bz–NOTAなど，化学修飾用にDOTAやBz–NOTAを活性化した試薬は市販品が手に入るため，汎用されている。^{89}Zrについては，物理学的半減期が比較的長い特徴を生かして，ヨーロッパで製造，販売が始まっており，今後利用が増える可能性が高い。抗体コンジュゲートのヒトへの投与も実施されている。キレーターとしては，Bz–Dfが利用されている[9]。

安定な共有結合を形成するカップリング反応を応用した，ポジトロン放出核種標識も有用な方法の一つである。特に，室温付近の水系溶媒中における，高速反応が特長的な，Huisgen反応に代表されるクリック化学を応用した方法が開発されてきた[10]。一価の銅を触媒として，アルキンとアジド基が付加環化反応を起こし，1,2,3–トリアゾール環が形成することを利用し，適当な接合団（リンカーとなる有機分子）を介して，部位特異的に生体高分子などをポジトロン放出核種標識する方法である。収率が悪く，貴重な原料が多量必要であることが問題であったが，筆者らは，これを解決した，高活性銅触媒によるオリゴヌクレオチドの化学量論的^{18}F–標識化法を開

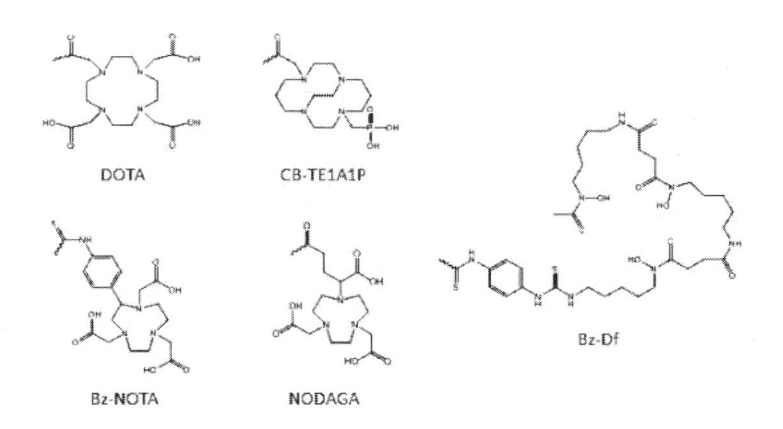

図2　ポジトロン放出金属核種標識に利用されるキレーター

表1　ポジトロン放出金属核種標識に利用される配位反応と配位結合の生体内安定性

核種	キレーター	反応条件	生体内安定性	引用文献
^{64}Cu	DOTA	pH6.5，40℃，1時間	△	3)
	Bz-NOTA	pH6.5，室温，15分	○	4)
	CB-TE1A1P	pH8.1，40℃，15分，または，pH8.1，室温，1時間	◎	5)
^{68}Ga	DOTA	pH3.5–4.0，95℃，5分	◎	6)
	Bz-NOTA	pH6.0，室温，10分	◎	7)
	NODAGA	pH3.5–7.0，室温，10分以内	◎	8)

発した（図 3）[11]。最近では，銅触媒を必要としないように改良した Huisgen 反応[12] や，Diels–Alder 反応を応用した方法[13] も報告されている。

PET は減弱補正や散乱補正などを適切に行うことにより高定量性が実現できる点が，体内動態評価への応用において重要な特長である。PMOD や ASIPro のような画像解析用のソフトウェアを利用すると，関心領域（Region of interest; ROI）内の Time activity curve 解析ができる。すなわち，各臓器や組織に相当する ROI を適切に設定することにより，画像として得られた体内動態情報を定量化することができる。ただし，得られる PET 画像並びに定量化したデータは，投与した標識化合物とその標識代謝物を合わせたものとなる。正確な評価のためには，PET 研究と合わせて採血を実施し，血中の標識代謝物に関する解析を行うべきである。

早期探索的臨床試験に関する規制の整備も進んでいる。2003 年に欧州医薬品庁（European Medicines Agency; EMA）が，マイクロドーズ臨床試験に関するポジションペーパーを発表し[14]，2006 年には，米国食品医薬品局（Food and Drug Administration; FDA）が Exploratory–IND ガイダンスを発行した[15]。日本でも，2008 年に「マイクロドーズ臨床試験の実施に関するガイダンス」が通知され，この中で，測定方法の一つとして，「被験物質をポジトロン放出核種で標識し，PET を用いて，被験物質の臓器・組織での分布画像を経時的に測定する」と記載された[16]。その後，日米 EU 医薬品規制調和国際会議（ICH）において ICH–M3（R2）が合意され，「医薬品の臨床試験及び製造販売承認申請のための非臨床安全試験の実施についてのガイダンス」が通知された[17]。2008 年の通知では，健常者に限られていた被験者の対象が患者にも拡張され，標的とする疾患組織などへの移行性の評価が可能になった。また，合わせて，準薬効用量や薬効域での早期探索的臨床試験の実施に要求される非臨床試験の基準が示された。これに基づき，準薬効用量や薬効用量の被験薬物（非標識体）とマイクロドーズ量のポジトロン放出核種標識化合物を合わせて投与し，PET 研究を実施することにより，薬効用量付近での体内動態データの取得

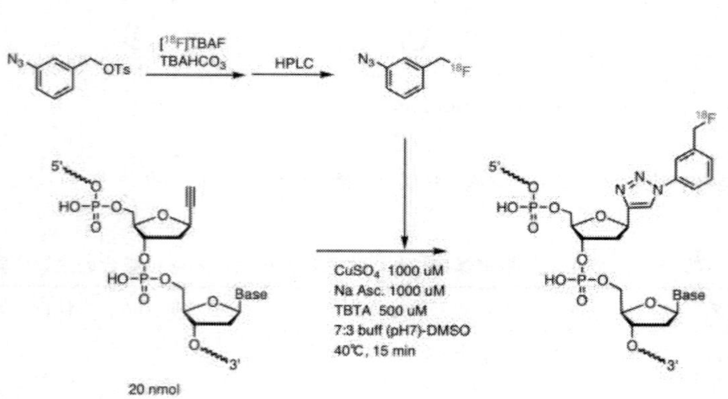

図 3　クリック化学（Huisgen 反応）に基づいた，高活性銅触媒によるオリゴヌクレオチドの化学量論的 ^{18}F–標識化法

（T. Kuboyama *et al, Bioorg. Med. Chem.,* **19**, 249–255（2011））

も可能である。

2008年のガイダンスでは，マイクロドーズ臨床試験は，「主として低分子化合物を適用範囲」とされたが，ICH-M3（R2）に基づくガイダンスにおいては，早期探索的臨床試験は「バイオ医薬品も利用可能であり規制当局と討議すべき」とされた。その後，パブリックコメントを目的に公表された，「バイオテクノロジー応用医薬品の非臨床における安全性評価」[ICH S6（R1）]のステップ2文書[18]には，「ICH M3（R2）ガイドラインに記載されている早期探索的臨床試験のためのアプローチは，バイオ医薬品についても適用可能である」と明記されている。加えて，早期探索的臨床試験の特性を考慮した治験薬の品質保証が可能となるよう，治験薬の製造に関する通知が改正，「治験薬の製造管理，品質管理等に関する基準（治験薬GMP）」として公示され[19]，First-in-Human試験の投与量などの指針を含む「治験対象医薬品ヒト初回投与試験の安全性に関するガイダンス（案）」もパブリックコメントのため，2011年5月に公表された[20]。このように，早期探索的臨床試験の実施に関連する規制が整備され，推進する体制が整いつつある[21]。

11.3　薬効評価への応用

分子イメージング技術は，適当な血中バイオマーカーなどが無い様々な疾患における，定量的な薬効の評価にも有用な技術になると考えられている。これまで，腫瘍や炎症，神経疾患などの診断を目的に，患部組織の発現タンパク質や代謝に依存して集積し，半定量的な評価を可能にする様々な標識化合物が開発されて来た[22]。現在，医薬品候補物質に対する，より早期の生体応答を判別可能なイメージングバイオマーカーの開発が進められている。一例を挙げると，デオキシヌクレオシドの一つであるチミジンを^{18}F-標識したFLTやその様々な誘導体は，がん診断に関して保険適用になっているFDGより，早期の抗がん剤に対するがん細胞の変化を検出できる可能性があるとされている[23]。近年，大規模な臨床試験を実施してもPOC（Proof of Concept）が証明できず，開発中止となるケースが目立つが，早期探索的臨床試験として，薬効域用量の医薬品候補物質と合わせ，マイクロドーズ量のPET用イメージングバイオマーカーを投与し，PET研究を実施することにより，開発のより早い段階で有効性を判断できる可能性がある。

11.4　今後の展望

PET研究による体内動態評価を含んだ，早期探索的臨床試験の重要性・有用性が認識されながら，積極的に実施されていない理由として，関連する規制の整備が不十分であったこともあるが（ここ一，二年で実施基盤は整ってきた），被験物質のポジトロン放出核種標識を担当する標識合成化学者の不足が挙げられる。様々な低分子医薬品の標識体合成には，高度な有機合成や合成装置の制御などの知識や技術が必要である。もちろん，こうした人材の養成が重要であるが，バイオ医薬品やDDS製剤では，ある程度確立した簡便な技術を利用した汎用的な標識が可能であり，より実施しやすい。近年の医薬品開発成功率の低下は，資源（動物，ヒト，時間，コスト）のロスによる企業経営の圧迫はもちろんのこと，患者にとっても，新薬へのアクセスの遅延，高コスト負担に繋がっている。成功確率を高め，医薬品を効率的に開発するため，早期探索的臨床試験を積極的に実施していくべきである。

さらに将来の展望として，臨床における投薬時の，治療と同期した体内動態データ取得への応用も考えられる。^{64}Cu や^{89}Zr は比較的長い物理学的半減期を持つため，全国幾つかの拠点のサイクロトロンにおいて製造し，各医療機関に適宜輸送する。バイオ医薬品やDDS製剤に関し，標識体を院内製剤として調製し，PET研究を実施する。これにより，現在治療効果から推測するしかない，患者個人の体内動態に関する情報を得ることが出来，合理的な治療計画の立案・検証が可能となる。合わせて薬効を得られない無駄な治療の削減により医療経済逼迫の解決にも繋がると期待される。

文献

1) T. F. Massoud, S. S. Gambhir, *Genes Dev.,* **17**, 545–580 (2003)
2) T. J. Wadas *et al, Chem. Rev.,* **110**, 2858–2902 (2010)
3) W. Cai *et al, J. Nucl. Med.,* **47**, 2048–2056 (2006)
4) Z. Liu *et al, Bioconjugate Chem.,* **20**, 1016–1025 (2009)
5) M. Jiang *et al, J. Label. Compd. Radiopharm.,* **54**, S379 (2011)
6) C. Decristoforo *et al, Nucl. Med.Comm.,* **28**, 870–875 (2007)
7) J. M. Jeong *et al, J. Nucl. Med.,* **49**, 830–836 (2008)
8) I. Velikyan *et al, Bioconjugate Chem.,* **19**, 569–573 (2008)
9) M. J. W. D. Vosjan *et al, Nat. Protocols,* **5**, 739–743 (2010)
10) M. Glaser, E. G. Robins, *J. Label. Compd. Radiopharm.,* **52**, 407–414 (2009)
11) T. Kuboyama *et al, Bioorg. Med. Chem.,* **19**, 249–255 (2011)
12) V. Bouvet *et al, Org. Biomol. Chem.,* **9**, 7393–7399 (2011)
13) R. Selvaraj *et al, Bioorg. Med. Chem. Lett.,* **21**, 5011–5014 (2011)
14) The European Agency for the Evaluation of Medicinal Products, Position paper on non–clinical safety studies to support clinical trials with a single microdose., CPMP/SWP/2599/02/, 2003 Jan 23, Revised edition: CPMP/SWP/2599/02/Rev 1, London, 2004 Jun 23
15) U.S. Department of Health and Human Services, Food and Drug Administration, Center for Drug Evaluation and Research, Guidance for Industry, Investigators, and Reviewers, Exploratory IND Studies., January 2006
16) 厚生労働省医薬食品審査管理課長，マイクロドーズ臨床試験の実施に関するガイダンス，薬食審査発第0603001号（平成20年6月3日）
17) 厚生労働省医薬食品審査管理課長，医薬品の臨床試験及び製造販売承認申請のための非臨床安全試験の実施についてのガイダンス，薬食審査発0219第4号（平成22年2月19日）

18）厚生労働省医薬食品審査管理課，ICH S6（R1）：バイオテクノロジー応用医薬品の非臨床における安全性評価（案）に関するご意見・情報の募集について（平成 22 年 1 月 8 日）
19）厚生労働省医薬食品審査管理課長，治験薬の製造管理，品質管理等に関する基準（治験薬 GMP），薬食発第 0709002 号（平成 20 年 7 月 9 日）
20）厚生労働省医薬食品審査管理課，治験対象医薬品ヒト初回投与試験の安全性に関するガイダンス（案）に関する御意見・情報の募集について（平成 23 年 5 月 11 日）
21）矢野恒夫ほか，レギュラトリーサイエンス，43（2）（2012）掲載予定
22）A. F. Chatziioannou, *Eur. J. Nucl. Med.,* **29**, 98–114（2002）
23）N. Oyama *et al, Eur. J. Nucl. Med. Mol. Imaging,* **38**, 81–89（2011）

12　siRNA 医薬開発上の留意点

小澤健夫*

12.1　はじめに

RNAi（RNA interference: RNA 干渉）技術を用いた siRNA（small interfering RNA）医薬品は核酸医薬に分類され，バイオテクノロジー応用医薬品と定義される。核酸医薬は，ヒト又はその他の生物細胞・組織（植物を除く）などに由来する原材料を用いて製造される遺伝子組換え技術を用いた生物由来製品とは異なり，その製造工程は化学合成を基本とする。

核酸医薬品とは，タンパク質をコードすることはなく，核酸そのものが機能を有する医薬品の総称である。具体的には，アンチセンス，リボザイム，デコイオリゴ，siRNA 及びアプタマーなどが核酸医薬品に分類される。近年，核酸医薬品の研究開発が世界的に活発になり，眼科疾患，がん，関節リウマチ，炎症性腸炎，アレルギー性皮膚炎などの局所投与可能な炎症性疾患をはじめとし，全身性の各種ウイルス性疾患（RSV，HIV，HCV，HBV，インフルエンザウイルスなど）への幅広い応用が期待されている。また，核酸医薬品の開発時期から，その第一世代がアンチセンス及びリボザイムといわれ，第二世代がデコイオリゴ，アプタマー，siRNA であるといわれている。さらに，核酸医薬品を機能で大別すると，表1に示すとおり「遺伝子発現を抑制するもの」及び「たん白質の機能を抑制するもの」に分類される。

アンチセンスに関しては，1990 年代の初頭から活発な研究開発が行なわれているが，商品化されたものは 1998 年に米国 ISIS 社から発売されたサイトメガロウイルス網膜症を適応症とし

表1　核酸医薬品の分類

機能分類	医薬品分類	特　長
遺伝子発現抑制	アンチセンス	標的遺伝子の mRNA に結合し翻訳を阻害するか RNA の分解を促進することにより遺伝子の発現を制御する。アンチセンスには，1 本鎖アンチセンス DNA と 1 本鎖アンチセンス RNA がある。
	リボザイム	核酸を切断する酵素活性を有する 1 本鎖 RNA で，mRNA を切断することにより遺伝子発現を抑制する。
	デコイオリゴ	疾患遺伝子等の転写因子結合部位と同一の配列を持つ短い 2 本鎖 DNA で，転写因子に結合し，目的遺伝子の発現を抑制する。
	siRNA	siRNA は配列に総補的な mRNA を分解する 2 本鎖 RNA で，その RNA 干渉（RNAi）により転写後レベルで遺伝子発現を阻害する。
たん白質機能抑制	アプタマー	標的タンパク質と特異的に結合するオリゴ DNA で，本来は細胞内の 2 本鎖 DNA や 1 本鎖 RNA を示している。抗体に比べ合成が簡単で，抗体を上回る結合力を持つ可能性がある。

注）CpG モチーフによる自然免疫の活性化を目的とする CpG オリゴや生体で発現するノンコーディング RNA の一種でターゲット mRNA の翻訳制御等を行う miRNA 等の医療応用技術の開発も行われている。

*　Takeo Ozawa　POC クリニカルリサーチ㈱　代表取締役社長

た Vitravene®（一般名: formivirsen）のみである。その後，しばらく核酸医薬品が商品化されることはなかったが，2004年に米国 Eyetech 社と米国 Pfizer 社から加齢性黄斑変性症を適応としたアプタマー医薬品である Macugen®（一般名: pegaptanib sodium injection）が発売された。我が国でも Pfizer 日本支社の開発により，2008年7月に同適応症を対象に承認されている。販売承認を受けている核酸医薬品は，Vitravene®及び Macugen®の2品目のみであり，リボザイム，デコイオリゴ及び siRNA は未だ研究開発段階である。しかし，RNAi の技術開発は1998年にその現象が発見されてから[1]，アンチセンス技術で20年かかった研究がわずか1年で進むほど，その研究開発は急速に進歩している。RNAi 技術を用いた医薬品は，未だ商品化に至っていないが，海外のベンチャー企業を中心に初期の臨床試験が開始されている。

siRNA 医薬品の開発を考える上で，まず安全性面での一般的な特性を十分に理解する必要がある。本項では，核酸医薬品のデザイン，化学修飾，DDS などにも触れ，siRNA 医薬品開発に向けた留意点を解説したい。

12.2　siRNA の分子機構

RNAi とは，外から細胞内に導入された二本鎖 RNA（double-stranded RNA: dsRNA）により配列特異的に標的 RNA が分解され，その結果として標的遺伝子の発現が抑制される現象である。細胞内に導入された dsRNA は，RNaseⅢファミリーに属するタンパク質である Dicer により21～25塩基程度の低分子 RNA（siRNA）に切断される。siRNA は ATP 依存的な巻き戻しを受けて一本鎖となり，RNA-Induced Silencing Complex（RISC）を形成する。RISC は，siRNA と相補的な配列をもつ標的 RNA を認識し，その標的 RNA を分解する。RNAi は，その配列特異性と高い遺伝子発現抑制効果により，広く研究に応用されるのみでなく，医薬品としての開発も進められている。

12.3　RNAi による遺伝子発現抑制

RNAi は，遺伝子を特異的に発現抑制できることから，遺伝子機能解析には欠かせない技術となっている。RNAi が報告されるまでは，遺伝子発現の評価系としてノックアウトマウスが用いられていたが，ノックアウトマウスを作製し，遺伝子発現抑制の評価をするまでに1年近くの時間が必要であった。しかし，RNAi 技術の登場により，同様の評価（ノックダウン）が数週間程度で可能になった。

遺伝子発現抑制の多くの研究は，数百塩基対の dsRNA を導入することにより行われていたが，哺乳類細胞において30塩基以上の dsRNA が導入された際に活性化されるインターフェロン応答が問題となった。インターフェロン応答とは，免疫応答の数時間から数日前に働く免疫を活性化させる生体の防御機構である。Tuschl らは，遺伝子発現抑制をするためには，21塩基という RNA の長さと，3'末端に2塩基のオーバーハングを持つ2点が重要であることを報告し，この条件で合成された siRNA を細胞に導入した研究においては，哺乳類細胞のインターフェロン応答を回避するとともに，配列特異性と高い遺伝子発現抑制を認めたことを示した[2]。その後，siRNA が遺伝子発現を抑制するための強力なツールとして用いられるようになった。

しかし，siRNA 導入によってもインターフェロン応答が誘導されることが報告されている[3]。

12.4 siRNA の配列選択

siRNA の配列を選択する際は，遺伝子発現抑制効果の高い配列を選択することは当然である。しかし，ターゲット遺伝子の発現抑制とは独立に，19 塩基中 11 塩基以上の相同性がある遺伝子群の発現が 30%から 50%程度抑制されることも報告されているので，十分に留意する必要がある[4, 5]。オフターゲット効果を回避した siRNA のデザインが極めて重要である。

より効果的な siRNA の配列設計を行なうために，高精度の siRNA 設計アルゴリズム法がいくつも開発されている。たとえば，Ui–Tei 法では，以下の基本的な条件を満足する siRNA 配列が設計される[6~8]。

- アンチセンス鎖の 5'末端が A 又は U である。
- センス鎖の 5'末端が G 又は C である。
- アンチセンス鎖の 5'末端の 1/3 に 5 塩基以上の A 又は U がある。
- 全体を通して 9 塩基以上の GC 連続配列が存在しない。

siRNA の配列特異性は非常に高く，1 塩基のミスマッチでも効果が失われることもある一方で，2 塩基置換した場合でも効果を保持する場合もあり，医薬品として開発を行う場合には，これらの問題を十分に考慮した配列選択が重要になる。

配列特異性の解析は，米国の NCBI（National Center for Biotechnology Information）で開発され無料公開されている BLAST（Basic Local Alignment Search Tool）を用いることが一般的であるが，配列上のミスマッチ部分までは解析できず，十分な解析法ではない。BLAST の問題点を考慮した設計選択アルゴリズムの開発も進んでおり，すでにいくつかのグループから報告されている[7, 9~13]。

12.5 医薬品としての siRNA

ヒトゲノムの全配列が解明され，ポストゲノム研究の目標の一つであるゲノム創薬候補として siRNA 医薬品の開発が期待されている。医薬品として期待される理由は，以下のとおりである。

- mRNA を標的とした新規作用機序で，1 本の mRNA から多くのたん白質が翻訳されることを考えた場合，効率が良い。
- 特定の mRNA に作用し，有効濃度も非常に低いことから（細胞レベルで 0.1～10nM 程度），非常に特異性が高い。
- 細胞に本来備わっている機能を利用し，細胞内で代謝されるため副作用が少ないと考えられる。

一方，以下に示すようないくつかの大きな課題も存在する。

・血中の siRNA は短時間で消失し，siRNA 単独では細胞内に効率的に取り込まれないことから，生体内安定性を維持し，標的組織や細胞への効率的な導入を可能とする化学修飾やデリバリーシステムを必要とする。
・標的以外の遺伝子を抑制してしまうオフターゲット効果や高等動物にのみ存在するインターフェロン応答による副作用が惹起される可能性がある。
・siRNA の合成を含め，製造コストが高い。

12.6　siRNA の化学修飾およびデリバリーシステム（Drug Delivery System: DDS）

siRNA を使用した動物実験で，がん，高脂血症，アルツハイマー病，ウイルス感染症及び心筋梗塞などに対する効果が続々と報告されており[14]，今後の開発が大きく期待されている。

しかし，広く臨床応用を可能とするためには，前項に示したような課題を解決しなければならない。その問題解決方法として期待されているのが，siRNA の生体内安定性を高め，効率的に標的組織や細胞に導入することを目的とした DDS の開発である。これまで，この DDS の問題が十分に解決されている状況にはなく，siRNA の生体内安定性の問題から，特に局所投与において効果が期待できる疾患への臨床応用が先行している。本書のテーマでもある DDS の新展開に期待したい。

全身投与を可能にするためには，siRNA の化学修飾，デリバリー担体又はベクターを利用するなどの DDS の開発は必須であろう。たとえば，siRNA を静脈内投与すると，細胞内皮系への取り込み，腎臓排泄及びヌクレアーゼによる分解などにより，短時間で血中から消失し，標的組織や細胞に到達したとしても siRNA 単独では効率的に細胞に取り込まれないことから，医薬品として十分な機能を発揮することは期待できないであろう。したがって，siRNA の全身投与では，血中滞留性を高め，患部へ効果的に到達させる化学修飾やデリバリーシステム（DDS）の開発は不可欠であると考える。早期実用化を考えると，現時点では臨床応用可能な効果的な DDS は限られるが，リポソームやアテロコラーゲンを用いた動物における局所投与や静脈投与の実験においては，期待される効果が報告されてきている。米国の Sirna Therapeutics 社は，siRNA の末端を修飾することで血中での安定性を確保することに成功し，静脈内投与後の血中半減期を 4 日まで延長し，細胞に取り込まれた siRNA は投与 21 日後にも検出されたことを報告している[15]。

また，臓器特異的又は病変特異的なデリバリーシステムの開発も盛んである.

12.7　siRNA の安全性

siRNA 医薬品開発における懸念として，オフターゲット効果及びインターフェロン応答が挙げられる。siRNA では，ターゲット遺伝子以外の mRNA であっても，70%程度の相同性をもつと発現を抑制してしまうことが知られており，更にターゲット遺伝子の発現抑制とは独立に，19 塩基中 11 塩基以上の相同性がある遺伝子群の発現が 30%から 50%程度抑制されることも報告されている[4,5,16]。この非特異的な遺伝子発現の抑制効果をオフターゲット効果と呼んでいる。したがって，オフターゲット効果を回避した精度の高いsiRNAのデザインが極めて重要となる。現時点では，*in vivo*において標的配列から予想されるタンパク質の合成抑制以外の生理作用があるか否かで，このオフターゲット効果の有無を最終確認する必要があると思われる。研究成果の積み重ねによりアルゴリズムの精度がさらに向上すると思われるが，オフターゲット効果を回避する技術開発も併せて向上することが期待される。

インターフェロン応答に関しては，当初は長鎖dsDNAが導入された高等動物に特有の現象が出ると考えられてきたが，siRNA導入によってもインターフェロン応答が惹起されることが報告された[3]。インターフェロン応答は，抗ウイルス作用を主体とした生体が持つ自然免疫の応答であり，dsDNAが細胞内に導入されるとdsDNA依存的なタンパク質キナーゼが活性化し，非特異的なmRNAの分解やタンパク質の合成阻害によるアポトーシス誘導の現象を引き起こす。siRNA配列や濃度によっても違いが見られ，25nM以上の濃度でインターフェロン応答が認められること[17]や免疫を亢進する配列モチーフを避けたデザインを行なうことで免疫の活性化を低下させる可能性も示唆されている[18]。

12.8　siRNAの合成コスト

siRNA合成はDNA合成に比べ困難であり，精製にも時間を要することから，コスト高が問題視されてきた。一般的に，siRNA合成コストはDNA合成コストの5～10倍程度といわれているようである。

しかし，合成技術の進歩により，将来的に合成DNAとほぼ同様のコストで合成RNAが入手できることが期待されており，siRNAの医薬品開発のための大きな問題点の一つである製造コストの問題は解決の方向に向かっているようである。

siRNA医薬品としての製造面では，物性規格値の基準化，GMP製造及びスケールアップ製法の確立などが課題となるであろう。

12.9　siRNAの特許

siRNAの基本特許とみなされる特許は，RNA鎖を形成する塩基数などの配列の特徴的な構造を規定したり，生物種を規定したりすることで権利を確保している。米国Alnylam社が独占的に保有している19～49塩基のRNAをカバーするKreutzer-Limmer特許が2005年5月に欧州で成立している。米国と日本での成立はまだのようであるが，全世界的に特許成立した場合は，siRNA医薬品を開発するに際し，Alnylam社との提携は必至となるであろう。また，Alnylam社は，RNAi医薬開発において，Crook，Glover及びTuschl IIといった極めて強力な特許群を保有している。

12.10　核酸医薬品開発における薬事規制から見た品質・安全性面の課題

全世界的に核酸医薬品開発に特化したガイダンスは制定されていない。すでに既承認の核酸医薬品も登場し始めてはいるものの，既存の関係ガイダンスを活用し，企業と規制当局が直接交渉することで対応している。

核酸医薬品はオリゴヌクレオチドであり，アンチセンス医薬品の Vitravene®は 21 塩基から構成されており，アプタマー医薬品の Macugen®は 28 塩基から構成されている。更に，現在，精力的に開発が進められている siRNA 医薬品は，19～27 塩基のヌクレオチドを化学合成によりつなぎ合わせている。核酸医薬品は化学合成品であることから，薬事規制面から考えると生物由来製品には相当しない。したがって，核酸医薬品の開発を支えるガイダンスとして参考となるものは，基本的には低分子医薬品開発に関る ICH ガイダンスや各国の当該薬事規制となる。ICH とは，“International Conference on Harmonization of Technical Requirements for Registration of Pharmaceuticals for Human Use” という世界的な医薬品開発における規制調和を推進する活動で，日米 EU 三極の新医薬品の承認審査資料関連規制の整合化を図ることにより，データの国際的な相互受入れを実現し，有効性や安全性の確保に妥協すること無く，臨床試験や動物実験等の不必要な繰り返しを防ぎ，承認審査を迅速化するとともに，新医薬品の研究開発を促進し，優れた新医薬品をより早く患者に届けることを目的としている。

しかし，siRNA 医薬品の配列特異性に由来するオフターゲット効果や種差のような安全面での課題のみならず，DDS や品質・製造面での固有の問題も存在し，既存の低分子医薬品開発に適用されるガイダンスが準用できない場合も少なくない。このようなケースでは，科学的・倫理的な妥当性はもとより，社会的な理解が得られるような対応を心がけるべきである。積極的にレギュラトリーサイエンスの概念を導入することが望まれる。

また，全世界的に核酸医薬品開発に特化したガイダンスは制定されていないことから，核酸医薬品の特性解析や規格及び試験方法などは，独自に規制当局と交渉しながら設定することが必要になると思われる。核酸医薬品の純度は，米国では 95%の担保が必要といわれているようだが，当該核酸医薬品の塩基数を n 塩基とすると，n−1 塩基の不純物の生成率とこの不純物を除去して n 塩基の当該核酸医薬品を分離することが非常に重要になる。ICH Q3A ガイダンス「新有効成分含有医薬品のうち原薬の不純物に関するガイドラインについて（平成 7 年 9 月 25 日）」を参考にすると，低分子化合物における新原薬中に 0.1%以上の不純物が存在する場合は，その不純物の構造を決定し，バリデートされた分析方法で定量することが求められている。原薬の規格の不純物の限度値は，安全性面から許容される値以下に設定し，その妥当性を理論的に説明する必要がある。

一方，生物由来製品と同様に，オリゴヌクレオチドは，その合成過程から考えても分子構造上不均一なものが産生され，精製後も多様な分子の集合体となる可能性は否定できない。したがって，目的物質がどのような不均一性のパターンを示すかを明確にし，このパターンが非臨床試験や臨床試験に用いられたロットと同じパターンであることを確認し，製品の不均一性の恒常性を示すことができれば，個々の不純物の評価検討は必要にならないかもしれない。

更に，非臨床での安全性及び有効性評価においては，汎用される動物種を使用した標準的な毒性試験や薬効試験が無意味となる可能性があるため，siRNA 医薬品が薬理学的活性を示す適切な動物種での試験を計画する必要がある。標的配列がヒトと試験動物で同じになるような配列設計をするか，標的配列を組み込んだトランスジェニック動物やノックイン動物の使用も検討する必要があると思われる。オフターゲット効果の有無の予測と検証が，安全性面で大きな課題となることを忘れてはならない。まずは，ヒト細胞を用いた *in vitro* での検討が行なわれ，*in vivo* では遺伝子配列がヒトに比較的近いサルでの検討が要求される可能性も否定できない。しかし，siRNA は 1 塩基の違いでも効果が失われることもあり，遺伝子配列が近似しているという理由だけでサルを用いるということは，動物倫理の観点からも適切な選択とはならないことが考えられる。

病態面から siRNA の使用を考察すると，現在，がんやウイルス性疾患を対象とした siRNA の臨床試験が積極的に行なわれているように感じられるが，このような疾患では遺伝子変異により病状が悪化したり，病原性が高まったりする可能性がある。siRNA では 1 塩基の差でも効果を失う可能性があるため，このような疾患では siRNA 耐性が生じる可能性も否定できない。

全世界的に核酸医薬品開発に特化したガイダンスが制定されていない現在において，ガイダンスを策定する必要もあると思われるが，この作業には非常に長い年月がかかることが予想されるため，現状では，必要に応じて低分子医薬品やバイオ医薬品を対象としたガイダンスを参考としながら，米国で行なわれているように開発の初期段階から規制当局と相談しながら開発の方向性を決めていくことが一番の近道であるように感じられる。国内における核酸医薬品の治験実施例は，アプタマー医薬品の Macugen® （承認）及びデコイオリゴ医薬品の NFkB デコイオリゴ（開発中）のみであり，規制当局の審査経験もまだ豊富ではないことから，開発初期から規制当局との十分なコミュニケーションが必要になると思われる。

文　献

1) Fire A, Xu S, Montogomery MK, Kostas SA, Driver SE, Mello CC.: Potent and specific genetic interference by double-stranded RNA in Caenorhabditis elegans.: *Nature.*, **391**: 806–811, (1998)
2) Elbashir SM, Harborth J, Weber K, Tuschl T.: Analysis of gene function in somatic mammalian cells using small interfering RNAs.: *Methods.*, **26**: 199–213, (2002)
3) Sledz CA , Holko M, de Veer MJ, Silverman RH, Williams BR.: Activation of the interferon system by short-interfering RNAs.: *Nat Cell Biol.*, **5**: 771–772, (2003)
4) Jackson AL, Bartz SR, Schelter J, Kobayashi SV, Burchard J, Mao M, Li B, Cavet G,

Linsley PS.: Expression profiling reveals off-target gene regulation by RNAi.: *Nat Biotechnol.*, **21**: 635-637, (2003)

5) Halet B, Zamore PD.: Kinetic analysis of the RMAi enzyme complex.: *Nat Struct Mol Biol.*, **11**: 599-606, (2004)

6) Naito Y, Yamada T, Ui-Tei K, Morishita S, Saigo K.: siDirect: highly effective, target-specific siRNA design software for mammalian RNA interference.: *Nucleic Acids Res.*, **32**: W124-W1299, (2004)

7) Ui-Tei K, Naito Y, Takahashi F, Haraguchi T, Ohki-Hamazaki H, Juni A, Ueda R.: Guidelines for the selection of highly effective siRNA sequences for mammalian and chick RNA interference.: *Nucleic Acids Res.*, **32**: 936-948, (2004)

8) Yamada T, Morishita S.: Accelerated off-target search algorithm for siRNA.: *Bioinformatics.*, **21**: 1316-24, (2005)

9) Chalk AM, Wahlestedt C, Sonnhammer EL.: Improved and automated prediction of effective siRNA.: *Biochem Biophys Res Commun.*, **319**: 264-274, (2004)

10) Amarzguioui M, Prydz H.: An algorithm for selection of functional siRNA sequences.: *Biochem Biophys Res Commun.*, **316**: 1050-1058, (2004)

11) Reynolds A, Leake D, Boese Q, Scaringe S, Marshall WS, Khvorova A.: *Nat Biotechnol.*, **22**: 326-330, (2004)

12) Huesken D, Lange J, Micknin C, Weiler J, Asselbergs F, Warner J, Meloon B, Engel S, Rosenberg A, Cohen D, Labow M, Reinhardt M, Natt F, Hall J.: Design of genome-wide siRNA library using an artificial neural network.: *Nat Biotechnol.*, **23**: 995-1001, (2005)

13) Ma JB, Ye K, Patel DJ.: Structural basis for overhang-specific small interfering RNA recognition by the PAZ domain.: *Nature.*, **429**: 318-22, (2004)

14) Cejka D, Losert D, Wacheck V.: Short interfering RNA (siRNA): tool or therapeutic ?: *Clin Sci (Lond).*, **110**: 47-58, (2006)

15) Morrissey DV, Blanchard K, Shaw L, Jensen K, Lockridge JA, Dickinson B, McSwiggen JA, Vargeese C, Bowman K, Shaffer CS, Polisky BA, Zinnen S.: Activity of stabilized short interfering RNA in amouse model of Hepatitis B virus replication.: *Hepatology.*, **41**: 1349-1356, (2005)

16) Saxena S, Jonsson ZO, Dutta A.: Small RNAs with imperfect match to endogeneous mRNA repress translation. Implications for off-target activity of small inhibitory RNA in mammalian cells.: *J Biol Chem.*, **278**: 44312-44319, (2003)

17) Nonspecific, concentration-dependent stimulation and repression of mammalian gene expression by small interfering RNAs (siRNAs).: *RNA.*, **10**: 12-18, (2004)

18) Judge AD, Sood V, Shaw JR, Fang D, McClintock K, MacLachlan.: Sestimulation of the mammalian innate immune response by synthetic siRNA.: *Nat Biotechnol.*, **23**: 457-462, (2005)

13 リポソームと超音波技術を駆使した遺伝子デリバリー

鈴木　亮[*1]，小田雄介[*2]，丸山一雄[*3]

13.1 はじめに

必要なときに，必要な場所で，必要な量の薬物を作用させる究極の薬物治療を目指したシステムとしてDrug Delivery System（DDS）に関する研究が盛んに行われている。このDDS研究では様々な薬物キャリアーの開発が行われ，薬物の体内動態を空間的・時間的にコントロールするための技術が見出されつつある。この技術の一部は臨床に応用され，副作用軽減や患者さんのQuality of Life（QOL）の向上に大きく貢献している。この薬物キャリアーの開発に加え，熱，磁場，光，超音波などの物理的刺激によって，必要な場所で必要なときに薬物を放出させる，または薬物を活性化するような研究も進められている。現在では，薬物キャリアーと物理的刺激など複数のターゲティング技術の組み合わせ（マルチターゲティング）が注目されている。このような背景のもと，筆者らはこれまでに薬物キャリアーとしてのリポソームの可能性について評価をしてきた。例えば，リポソーム膜電荷の変更，pH感受性，温度感受性や膜融合能の付与などさまざまな機能をもつインテリジェントなリポソームによる遺伝子・薬物デリバリーなどである。また，がん組織にアクティブターゲティング可能なリポソームの開発にも着手し，抗がん剤デリバリーに関して臨床試験にまで漕ぎ着けることができた[1)]。このように筆者らは，リポソーム技術を駆使したDDSに関する研究に携わってきた。そして最近では，新たな取り組みとしてリポソームの内水相部分に超音波造影ガスであるパーフルオロプロパンを封入した新たなタイプのリポソーム（バブルリポソーム）の開発を行っている[2)]。このバブルリポソームは，超音波感受性を有しており，超音波照射との併用により遺伝子や薬物のデリバリーに応用可能であることを見出した。この技術こそが，薬物キャリアーと物理的刺激の組み合わせによる新たなDDS技術につながるのではないかと期待される。そこで本稿では，バブルリポソームを利用した超音波遺伝子導入に関する研究について紹介する。

13.2 バブルリポソームの特徴

バブルリポソームは，リポソームに超音波造影ガスであるパーフルオロプロパンを封入することで調製される。筆者らは，血中安定性・滞留性に優れ，標的指向性を容易に付与可能なポリエチレングリコール（PEG）修飾リポソームにガスを封入したバブルリポソームを調製した[2~4)]。このバブルリポソーム懸濁液は白濁しており，この懸濁液を静置すると，マイクロバブルと同様に水相上部に浮上する性質を有していた。なお，この浮上したバブルリポソームは，混和により容易に再懸濁可能であった。このバブルリポソームをDarklite illuminator（NEPA GENE）を

＊1　Ryo Suzuki　帝京大学　薬学部　生物薬剤学教室　講師
＊2　Yusuke Oda　帝京大学　薬学部　生物薬剤学教室　助手
＊3　Kazuo Maruyama　帝京大学　薬学部　生物薬剤学教室　教授

用いて顕微鏡観察したところ，市販されているマイクロバブルであるソナゾイド®（第一三共株式会社）より小さい粒子であることが判明した（図1）。また，バブルリポソームは，世界で市販されている既存のマイクロバブルより小さいサイズであることがわかる（表1)。それゆえ，バブルリポソームが既存のマイクロバブルより組織深部への到達性に優れたバブル製剤になると推察される。

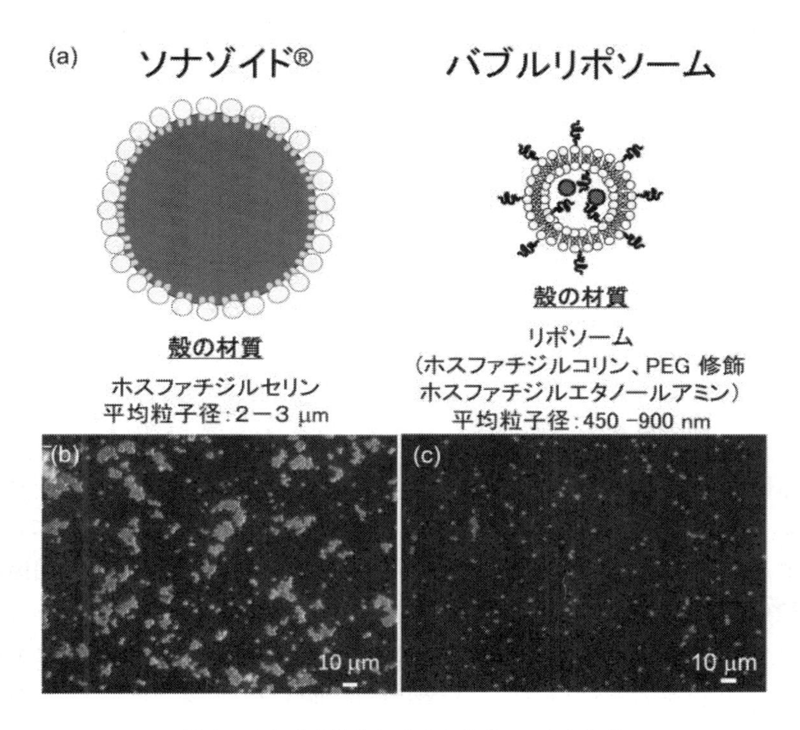

図1　ソナゾイド®とバブルリポソームの比較
(a) 模式図，(b) ソナゾイド®の光学顕微鏡観察（×400），(c) バブルリポソームの光学顕微鏡観察（×400）

表1　マイクロバブルとバブルリポソームの比較

気泡名	殻の材質	封入ガス	認可国	サイズ（μm）
Levovist	Galactose	Air	EU, JP	2–4
Optison	Albumin	Perfluoropropane	US,EU	3–32
Definity	Lipids	Perfluoropropane	US	1.1–20
Imagent	Lipids	Perfluoropropane	US	5
Sonovue	Lipids	Sulforhexafluoride	EU	2.5
ソナゾイド®	Lipids	Perfluorobutane	JP	2–3
バブルリポソーム	Liposome	Perfluoropropane		0.4–1

生体医工学 43（2），212（2005），微細気泡の最新技術（2006）から一部抜粋

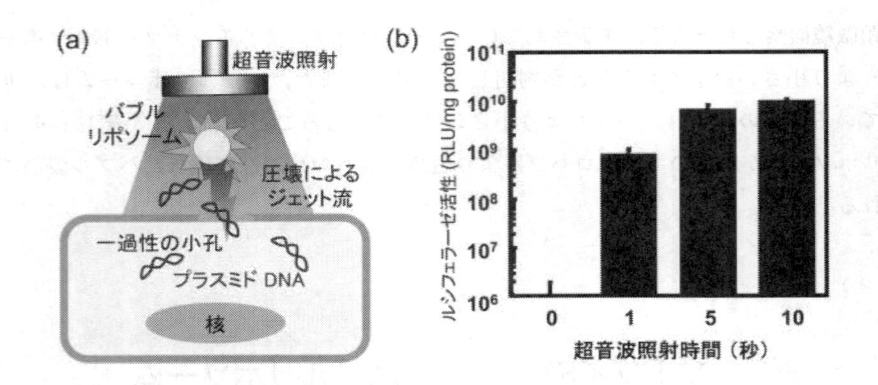

図2　バブルリポソームを用いた超音波遺伝子導入（*in vitro*）

（a）遺伝子導入メカニズム，（b）バブルリポソームと超音波照射による遺伝子導入特性。サル腎上皮細胞（COS-7細胞）にルシフェラーゼ発現プラスミドDNA（2 μg/mL）とバブルリポソーム（120 μg/mL）を添加し，超音波照射（2 MHz，2.5 W/cm^2，0～10秒）を行った。その後，細胞を洗浄し2日間培養後，ルシフェラーゼ活性を測定した。

13.3　バブルリポソームと超音波照射による培養細胞への遺伝子デリバリー

バブルリポソームに超音波を照射すると，バブルリポソームの圧壊現象が誘導される。この圧壊現象の誘導時には，激しいジェット流が生じる。このジェット流を利用して細胞膜に一過性の小孔をあけ，この小孔を介してプラスミドDNAなどの高分子量の物質でも細胞内に導入することができる（図2a）。これが，バブルリポソームと超音波照射の併用による遺伝子導入メカニズムである。この方法であれば，エンドサイトーシスを介さずに直接細胞内にプラスミドDNAなどの遺伝子を送達できるため，エンドサイトーシス経路での遺伝子の分解などを回避することができ，その遺伝子発現効率の改善が見込めると期待できる。また，バブルリポソームの圧壊時に誘導されるジェット流が細胞内への遺伝子導入の駆動力となっているため，非常に短時間で細胞内に遺伝子導入が完了すると考えられる。実際に培養細胞に本方法を利用して遺伝子導入を試みたところ，たった1秒間の超音波照射での遺伝子導入でもレポーター遺伝子の発現が確認できた（図2b）。このように短時間でも遺伝子導入が可能なことから，*in vivo* において細胞との接触時間を十分に確保できない状況での標的組織への遺伝子導入などにも応用可能な方法としても有望ではないかと考えられる。

13.4　バブルリポソームと超音波の併用による *in vivo* 血管への遺伝子デリバリー

超音波を利用した遺伝子導入方法は体外からでも標的組織に超音波照射可能である上，超音波照射部位のみで遺伝子発現を誘導可能であるため，低侵襲的かつ部位特異的な遺伝子導入が可能になる。そこで本コンセプトを確認するため，バブルリポソームを用いた *in vivo* における超音波遺伝子導入について検討した。マウス下肢動脈の上流からバブルリポソームおよびルシフェラーゼ発現プラスミドDNAを投与し，投与と同時に投与部位下流に体外から超音波照射した。その

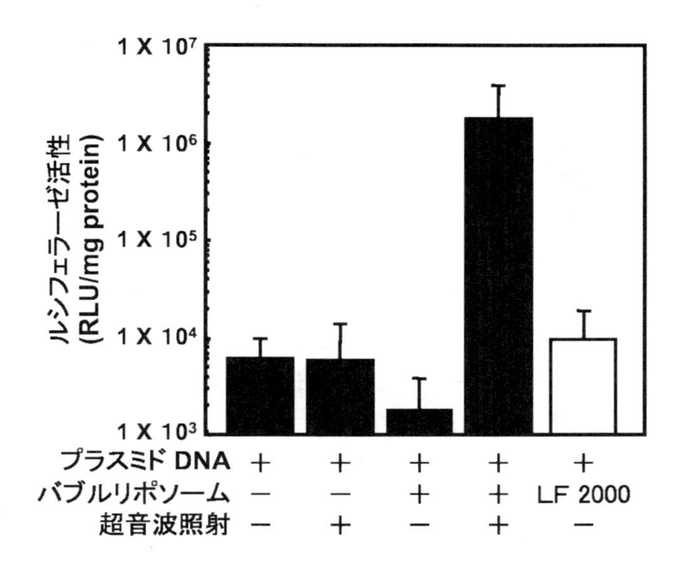

図3　バブルリポソームを利用した超音波遺伝子導入（血管）

ルシフェラーゼ発現プラスミド DNA（10 μg）とバブルリポソーム（250 μg）をマウス下肢動脈から投与し，その下流の血管に超音波（1 MHz，1 W/cm^2，2分間）を照射した。超音波照射1日後にマウスから超音波照射部位の動脈を回収し，ルシフェラーゼ活性を測定した。なお，今回はコントロールとして，遺伝子導入試薬として市販されている Lipofectamine 2000（LF2000）でも検討を行った。

2日後に超音波照射部位の血管を回収し，ルシフェラーゼ活性測定を行った（図3）。その結果，バブルリポソームと超音波の併用において高いルシフェラーゼ活性が認められた。また，この遺伝子発現は Lipofectamine 2000 を用いた既存のリポフェクション法より高く，バブルリポソームと超音波の併用が優れた非ウイルスベクター遺伝子導入システムになりうることが示された[2)]。さらに，バブルリポソームと超音波の併用による遺伝子導入では，超音波を照射した部位のみに遺伝子発現を誘導可能であることも明らかとなった。このように，バブルリポソームと超音波の併用により血管に効率よく遺伝子導入できたのは，血流が存在し血管内皮細胞とプラスミド DNA の接触時間が十分に得られない状況でも，バブルリポソームは超音波照射により瞬時に遺伝子を細胞内に導入できたためであると考えられた。また，この遺伝子発現は超音波照射部位のみで誘導され，本遺伝子導入法を用いることで部位特異的な遺伝子発現を比較的簡単に確立できるものと期待される。

13.5　バブルリポソームを利用した超音波がん遺伝子治療

抗腫瘍免疫反応の増強によるがん治療は，通常の宿主防御を回避したがんに対する新しいアプローチとして注目されている。そのアプローチの一つとして，サイトカインによる抗腫瘍免疫システムの活性化を用いた抗腫瘍効果の誘導があげられる。しかし，サイトカインの全身投与では，一般的にサイトカインの生体内半減期が短いため，短時間の効果しか期待できない。このことから，サイトカインの有効血中濃度を維持するために，サイトカインの大量・頻回投与が余儀なくされる。この投与方法では，しばしば発熱，低血圧やエンドトキシン様症状などのサイトカインによる全身性副作用が引き起こされ，時には死に至る危険がある。それゆえ，現在ではサイトカイン療法が非現実的な治療法とされている。これに対し，サイトカイン発現遺伝子のがん組織特異的導入によるがん遺伝子治療では，標的となるがん組織にサイトカインを長時間にわたり供給できるため，局所的に高濃度となったサイトカインががん組織に長時間作用する。それゆえ，サイトカインを利用した抗腫瘍免疫反応の増強には遺伝子治療を用いた方法が有利と考えられている。しかし，既存の非ウイルスベクターを用いた遺伝子導入システムでは，がん組織特異的かつ抗腫瘍効果を誘導するのに十分な量のサイトカインを発現させることは難しく，新たな遺伝子導入システムの開発が求められている。そこで筆者らは，前項で紹介したバブルリポソームと超音波の併用による遺伝子導入システムを用い，IL-12 遺伝子治療への応用の可能性を評価した（図4）。その結果，既存の遺伝子導入試薬である Lipofectamine 2000 で IL-12 遺伝子導入を行っても全く腫瘍増殖抑制効果が得られなかったのに対し，バブルリポソームと超音波照射を利用してがん組織に遺伝子導入した群で顕著な腫瘍増殖抑制が認められた。一方，この腫瘍増殖抑制効果はコントロールプラスミドであるルシフェラーゼ発現プラスミド DNA 導入において全く認められなかった。このことから，バブルリポソームと超音波照射を利用した IL-12 遺伝子治療では，

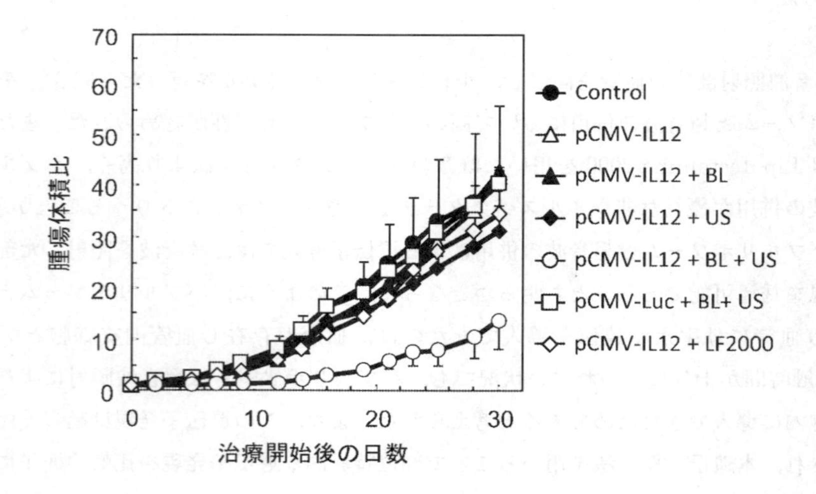

図4　バブルリポソームを利用した超音波遺伝子導入によるがん遺伝子治療

IL-12 発現（pCMV-IL12），ルシフェラーゼ（pCMV-Luc）発現プラスミド DNA（10 μg）とバブルリポソーム（2.5 μg）をマウス卵巣がん細胞を背部皮下に移植したマウスの固形がん組織に投与し，超音波（1 MHz，0.7 W/cm^2，1 分間）を照射した。その後，経日的に固形がん組織の体積を測定した。がん組織の体積は，（短径）^{2}×（長径）×1/2 で算出した。なお，今回はコントロールとして，遺伝子導入試薬として市販されている Lipofectamine 2000（LF2000）でも検討を行った（BL：バブルリポソーム，US：超音波）。

IL–12 ががん組織で効率よく発現し，強力な抗腫瘍免疫が誘導されたために得られた結果であると考えられた[5]。以上の結果より，バブルリポソームと超音波照射の併用法は IL–12 がん遺伝子治療において有用な非ウイルスベクターになることが示唆された。今後の展開として，本技術を基盤にがん治療用遺伝子をコードしたプラスミド DNA 搭載型バブルリポソームを開発し，その全身投与後にがん組織への超音波照射による低侵襲的かつ組織特異的ながん遺伝子治療システムの構築を考えている。

13.6　おわりに

本稿では，バブルリポソームの超音波造影剤としての可能性や遺伝子導入に関する研究を紹介した。冒頭でも述べたようにバブルリポソームはリポソーム技術を基盤としたバブル製剤であり，リポソーム表面に容易に標的指向性分子を修飾することができる[6, 7]。今回紹介しなかったが，これまでに筆者らの共同研究者はバブルリポソーム表面に血栓を認識するペプチドを修飾し，血栓モデル動物に静脈内投与することで，バブルリポソームの血栓部位への集積を超音波造影により確認している[8]。さらに，この集積したバブルリポソームに治療用超音波を体外から照射することで血栓を破壊し血流を再開することが可能であることも確認している。また，マンノース修飾カチオニックバブルリポソームに遺伝子を搭載し，肝臓への超音波遺伝子導入を行うことで，肝臓のクッパー細胞に選択的に遺伝子を導入できることを見出している[7, 9, 10]。これは，バブルリポソームによる遺伝子の体内動態制御と標的部位への超音波照射による部位特異的なバブルリポソームの圧壊誘導を組み合わせたダブルターゲティングによる遺伝子導入である。このように，リポソーム技術と超音波技術の融合は，低侵襲的かつ組織特異的な遺伝子デリバリーツールとして次世代の DDS 製剤を担う新たな技術として期待される。

謝辞

本稿で紹介したバブルリポソームに関する研究は，帝京大学薬学部で行われた研究であり，研究遂行にご協力いただいた帝京大学薬学部・宇都口直樹教授，野村鉄也助教，平田圭一助手および学生諸子に深謝する。また，本研究遂行においてご協力いただいた京都大学大学院薬学研究科・橋田充先生，川上茂先生，樋口ゆり子先生，国立医薬品食品衛生研究所・運敬太先生，国立がんセンター東病院・松村保広先生，防衛医科大学校・萩沢康介先生，福岡大学医学部・立花克郎先生，北海道大学大学院情報科学研究科・工藤信樹先生，大阪大学大学院薬学研究科・櫻井文教先生に深謝する。さらに，本研究は，（独）医薬基盤研究所：保健医療分野における基礎研究推進事業，厚生労働省科学研究費補助金：創薬基盤推進研究事業，文部科学省科学研究費補助金：基盤研究（A），基盤研究（B），基盤研究（C）の研究助成により遂行された研究であり心より謝意を表する。

文　献

1) Suzuki R, Takizawa T, Kuwata Y, Mutoh M, Ishiguro N, Utoguchi N, Shinohara A, Eriguchi M, Yanagie H, Maruyama K. Effective anti-tumor activity of oxaliplatin encapsulated in transferrin-PEG-liposome. *Int J Pharm.* **346**: 143–150 (2008)
2) Suzuki R, Takizawa T, Negishi Y, Hagisawa K, Tanaka K, Sawamura K, Utoguchi N, Nishioka T, Maruyama K. Gene delivery by combination of novel liposomal bubbles with perfluoropropane and ultrasound. *J Control Release.* **117**: 130–136 (2007)
3) Suzuki R, Takizawa T, Negishi Y, Utoguchi N, Sawamura K, Tanaka K, Namai E, Oda Y, Matsumura Y, Maruyama K. Tumor specific ultrasound enhanced gene transfer in vivo with novel liposomal bubbles. *J Control Release.* **125**: 137–144 (2008)
4) Kodama T, Tomita N, Horie S, Sax N, Iwasaki H, Suzuki R, Maruyama K, Mori S, Manabu F. Morphological study of acoustic liposomes using transmission electron microscopy. *J Electron Microsc (Tokyo).* **59**: 187–196 (2010)
5) Suzuki R, Namai E, Oda Y, Nishiie N, Otake S, Koshima R, Hirata K, Taira Y, Utoguchi N, Negishi Y, Nakagawa S, Maruyama K. Cancer gene therapy by IL–12 gene delivery using liposomal bubbles and tumoral ultrasound exposure. *J Control Release.* **142**: 245–250 (2010)
6) Negishi Y, Omata D, Iijima H, Takabayashi Y, Suzuki K, Endo Y, Suzuki R, Maruyama K, Nomizu M, Aramaki Y. Enhanced laminin-derived peptide AG73-mediated liposomal gene transfer by bubble liposomes and ultrasound. *Mol Pharm.* **7**: 217–226 (2010)
7) Un K, Kawakami S, Suzuki R, Maruyama K, Yamashita F, Hashida M. Development of an ultrasound-responsive and mannose-modified gene carrier for DNA vaccine therapy. *Biomaterials.* **31**: 7813–7826 (2010)
8) Hagisawa K, Nishioka T, Suzuki R, Takizawa T, Maruyama K, Takase B, Ishihara M, Kurita A, Yoshimoto N, Ohsuzu F, Kikuchi M. Enhancement of ultrasonic thrombus imaging using novel liposomal bubbles targeting activated platelet glycoprotein IIb/IIIa complex--in vitro and in vivo study. *Int J Cardiol.* **152**: 202–206 (2011)
9) Un K, Kawakami S, Suzuki R, Maruyama K, Yamashita F, Hashida M. Enhanced transfection efficiency into macrophages and dendritic cells by a combination method using mannosylated lipoplexes and bubble liposomes with ultrasound exposure. *Hum Gene Ther.* **21**: 65–74 (2010)
10) Un K, Kawakami S, Suzuki R, Maruyama K, Yamashita F, Hashida M. Suppression of melanoma growth and metastasis by DNA vaccination using an ultrasound-responsive and mannose-modified gene carrier. *Mol Pharm.* **8**: 543–554 (2011)

第3章　抗体医薬への展開

1　DDSを利用した抗体医薬の展望

谷口博昭[*1]，今井浩三[*2]

Targeting DDS（標的指向性DDS）は，大別すると，Passive Targeting（受動的・標的指向性）DDSとActive Targeting（能動的・標的指向性）DDSとに分類される。前者はキャリアー（薬物運搬体）の粒子径や親水性など物理化学的性質を利用して体内挙動を制御する方法である。とくに，キャリアーサイズを工夫することで，腫瘍血管からの漏出とリンパ管造成の未熟さによりもたらされる，EPR（Enhanced Permeation and Retention effect）効果により病変部位に薬剤を集積させている。一方，後者はミサイルドラッグとも呼ばれ，一般的には，これらのDDSナノ材料に各種リガンド（抗体，ペプチド，糖質など）を付け加えて積極的に標的組織への指向性を制御しようとする方法である。実際に臨床応用されているミサイルドラッグは，抗体自身を細胞障害物質や放射性同位元素のドラッグデリバリーの担体として利用する方法であり，特に，癌領域への適応が期待されて開発され，臨床応用されてきた。本稿では，DDSを利用した抗体医薬の展望として，主に癌治療を対象としたミサイル療法の現状とその概念について概説する。

1.1　世界の大型医薬品に占める抗体医薬のインパクト

抗体医薬の臨床における，現時点でのインパクトを知るために，表1を掲げる。12品目中5品目は，抗体医薬であり，その2010年の総額は，352億ドルを超える。1ドル77円（2011年12月18日現在）に換算しても，2兆7000億円超の売り上げである。これ以後も多くの抗体医薬が早期治験に入っており，それらの効果も臨床的に確認されつつある。

1.2　抗体医薬の作用機序

抗体医薬の作用機序は，①抗原である標的分子に結合し，標的分子の機能を阻害する方法，②抗体が有するエフェクター活性により，標的分子を発現している細胞を排除する方法，に大別される。

＊1　Hiroaki Taniguchi　東京大学　医科学研究所　抗体・ワクチン・分子標的治療研究寄付部門　特任助教

＊2　Kohzoh Imai　東京大学　医科学研究所　附属病院長，先端医療研究センター　癌制御分野　教授

表1　世界の大型医薬品売上ランキング2010

順	製品名	一般名	薬効等	メーカー	2010年	前期比	2009年
1	リピトール	アトルバスタチン	高脂血症／スタチン	ファイザー／アステラス他	12023	−5%	12679
2	プラビックス	クロピドグレル	抗血小板薬	サノフィ／BMS	9426	−5%	9905
3	レミケード	インフリキシマブ	リウマチ／クローン病他	J&J／メルク／田辺三菱	8065	13%	7143
4	アドエア／セレタイド	サルメテロール＋フルチカゾン	抗喘息薬	GSK／アルミラル	8029	0%	8012
5	リツキサン	リツキシマブ	非ホジキンリンパ腫	ロシュ／バイオジェン・アイデック	7833	13%	6959
6	エンブレル	エタネルセプト	関節リウマチ他	アムジェン／ファイザー／武田	7279	17%	6216
7	ディオバン／ニシス	バルサルタン	降圧剤／ARB	ノバルティス／イプセン	7074	4%	6801
8	アバスチン	ベバシズマブ	転移性結腸がん	ロシュ／中外製薬	6867	9%	5994
9	クレストール	ロスバスタチン	高脂血症／スタチン	塩野義／アストラゼネカ	6834	29%	5306
10	ヒュミラ	アダリムマブ	リウマチ／クローン病他	アボット／エーザイ	6752	21%	5584
11	ハーセプチン	トラスツズマブ	乳がん	ロシュ／中外製薬	5770	7%	5073
12	セロクエル	フマル酸クエチアピン	統合失調症	アストラゼネカ／アステラス	5626	10%	5122

（セジデム・ストラテジックデータ株式会社の調査による）

前者は，サイトカインや成長因子自身やその受容体，または，細胞の細胞膜蛋白質に結合して，それらの生理機能を阻害する中和抗体であり，癌領域では腫瘍組織において血管新生を促進するVEGF（vascular endothelial growth factor）に対する抗VEGF抗体（ベバシズマズ）が知られている。その他，関節リウマチ，クローン病に使用される抗TNF-α抗体（インフリキシマブ）やCastleman病，関節リウマチに使用される抗IL-6抗体（トシリズマブ）が広く臨床現場で使用されている。

一方，後者については，抗体依存性細胞障害（ADCC: antibody-dependent cytotoxity）や補体依存性細胞障害（CDC: complement- dependent cytotoxity）といった抗体特有のエフェクター活性を介したものであり，がん治療薬として使用されている抗体の多くは，これらのエフェクター効果による細胞障害活性が重要な役割を演じている[1~3]。

ADCC/CDC作用を有する臨床応用されている抗体は，乳がん治療薬である 抗HER2抗体（トラスツズマブ），非Hodgkinリンパ腫治療薬である抗CD20抗体（リツキシマブ），大腸・直腸がん治療薬の抗EGF受容体抗体（パニツムマブ）が代表例である。

1.3　ドラッグデリバリーの担体としての抗体医薬品

抗体医薬は非常に高い抗原特異性を有していることから，単体での分子標的治療薬としての応用だけではなく，細胞障害性化合物，サイトカイン，トキシンや放射性同位元素のドラッグデリバリーの担体として，癌領域への応用が古くから模索されてきた。腫瘍細胞の特異的抗原に対する抗体に，これらの物質を結合させることで，治療の特異性が増強され，最大の効果と副作用の軽減が望めるとされた（ミサイル療法）。

現在，急性骨髄性白血病治療にGemtuzumab ozogamicin（抗CD33抗体—calicheamicin），難治性の低悪性度，または，濾胞性B細胞性非Hodgkinリンパ腫の治療にIbritumomab tiuxetan（抗CD20抗体–^{90}Y（イットリウム）），非Hodgkinリンパ腫の治療に^{131}I–tositumomab（抗CD20抗体–^{131}I（放射性ヨード））の3種のみ臨床応用され，しかも，いずれも血液腫瘍に対するものである。

以下に，臨床応用されている抗体医薬品以外に，臨床治験中のものを含めて，作用機序の面から分類し，それぞれ概説する[4]（図1）。

(1)　抗体—低分子抗癌剤融合体

この種の融合体の作用は，抗体が癌細胞表面の標的抗原（主に受容体）に結合した後，受容体依存性のエンドサイトーシスで細胞内に取り込まれ，リソソーム内で低分子化合物が遊離され細胞障害を示すものである[5, 6]。非常に興味深いことに，融合体とすることで抗癌剤単体の投与に比べ，薬剤トランスポーターによる細胞外排出を受けにくい特性がある[7]。葉酸阻害薬，ビンカ

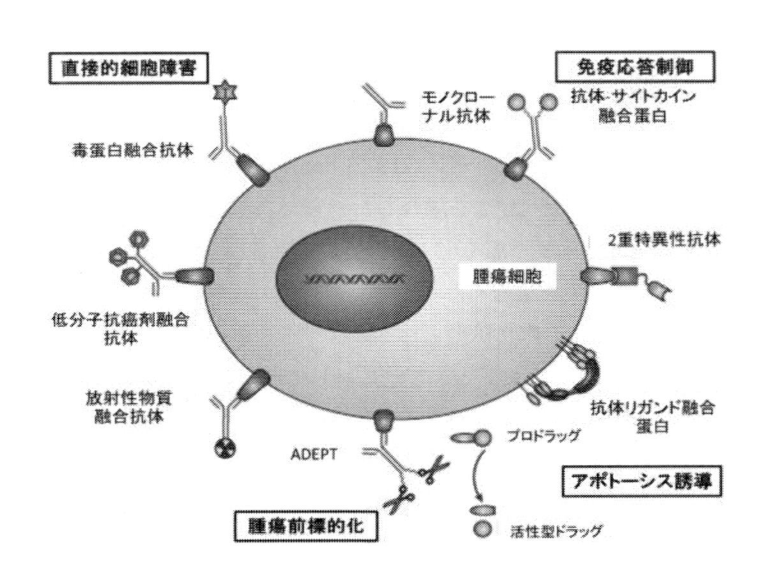

図1　抗体医薬の作用機序（文献6）より改変）
抗体医療は中和活性，ADCCやCDCなどのエフェクター活性，アポトーシス誘導，抗体に融合させた低分子化合物などの活性により作用を発揮する。

アルカロイド，アントラサイクリン系の抗癌剤が抗体と融合されてきた。この際のリンカーとして，血清中での安定性と細胞内での易切断性からペプチドリンカー，腫瘍細胞内での易切断性からジスルフィドリンカーが考慮されている。

これらの薬剤は，前臨床試験で非常に有効性が高い一方，臨床試験の際に効果が低く，その要因として，腫瘍細胞の標的抗原の発現量や抗体1分子あたりの薬剤の付加数が影響することが判明している。

現在，臨床応用されているのはGemtuzumab ozogamicinのみであり，CD33陽性急性骨髄性白血病に適応がある。フェーズII試験では，第一選択薬として使用し，27%の患者に奏効した[8]。現在，上述した問題点を克服した製剤が開発され，ドキソルビシン（アントラサイクリン系抗癌剤，DNA合成阻害），DM1（Maytansin，微小管阻害作用），CC-1065（チミジンキナーゼやDNAポリメラーゼの阻害剤），第二世代タキサン系抗癌剤（微小管阻害作用），monomethyl auristatin E（微小管阻害作用）[9]やGeldanamysin（Hsp90と結合し種々の酵素活性を変化）との融合剤が臨床試験に入っており，抗体単体より高い抗腫瘍効果を認めている。HER2陽性進行乳癌，転移性乳癌が適応のTrastuzumab-DM1（T-DM1）やHodgkinリンパ腫などのCD30陽性リンパ腫に対するBrentuximab vedotin（SGN-35）は，非常に高い薬効と安全性が報告されている[10]。

(2) 抗体—毒素融合体

毒素を治療に用いる上で，正常組織で発現している標的蛋白への結合を避けるために毒素の標的結合部位を改変すること[11]や，肝臓でマンノース受容体を介して容易に除去されることから，毒素の糖鎖を除去して使用する方法が開発されている。低分子抗癌剤融合体と同様の機序で細胞内へ輸送されて効果を発揮するが，実際のところ，毒素単独投与と効果の面で大差が無い状況である。現在，臨床応用されているのは，厳密には抗体をDDSとして利用している治療薬ではないが，治療抵抗性の皮膚T細胞性リンパ腫に対するdenileukin diftitox（ONTAK）のみである。これは，ジフテリア毒素の断片とIL-2を融合した物質である。また，現在，フェーズIIIであるNaptumomab estafenatoxは，癌転移に関わる抗原5T4に結合する抗体のFab断片にStaphylococcal enterotoxin Aを結合したもので，進行性の腎細胞癌が適応である。

抗体—毒素融合体の臨床応用の際に障壁となるのは，毒素が免疫原性を有していることであり，原則，1回の投与しかできないことにある。これに対しては，免疫用製剤との併用，毒素のPEG化やヒト化による改変で克服できる可能性がある[12,13]。後者の例として，ヒト化したRNaseを用いた治療薬が開発されており，ヒト化抗CD22抗体とangiogeninの融合体[14,15]，ヒト化抗ErbB2抗体とヒト膵臓RNaseの融合体[16]の臨床試験が開始されている。

(3) ADEPT（Antibody-directed enzyme prodrug therapy）

腫瘍が産生する抗原に対する抗体に酵素を結合させ，その酵素で抗癌剤のプロドラッグを活性化する治療法をADEPT（Antibody-directed enzyme prodrug therapy）と称している[17]。

進行大腸がん等の癌胎児性抗原（CEA）陽性である腫瘍に対して，腫瘍細胞が産生するCEA

に対する抗体断片とカルボキシペプチダーゼG2の融合蛋白質（A5CPもしくはMFECP1）と抗がん剤のbis–iodo phenol mustardのプロドラッグであるZD2767Pを静脈投与する臨床試験が行われ，有効性を示唆する結果が得られている。その機序としては，腫瘍細胞に結合した融合蛋白質のカルボキシペプチダーゼG2の作用によりプロドラッグが活性化され，腫瘍細胞が傷害されることによる。

(4)　抗体―サイトカイン融合体

抗腫瘍免疫活性は腫瘍抗原の有無というより，腫瘍に対する十分な免疫系の活性化が起きないことが重要であることが判明してきた。癌に対する免疫療法として，免疫系を制御するサイトカインが用いられてきた。例えば，IL–2，GM–CSFやIL–12の全身投与は，癌の免疫原性を強め，癌の根絶に十分な程度に免疫系を活性化することが知られている。実際，ステージIVのメラノーマや腎臓癌に対してIL–2が臨床応用されている。さらに，免疫系を制御するサイトカインは，直接作用だけではなく，例えば，TNFαは腫瘍血管に傷害を与えることで，抗腫瘍効果を発揮する。

しかしながら，サイトカインの効果はautoもしくはparacrineで発揮されるものであるため，全身投与に際しては，大量投与が必要となり，その結果，重大な副作用が生じてしまう。従って，固形癌の場合，腫瘍内への直接投与が，サイトカインの局所濃度を上げ，治療効果が増強するとともに，副作用を減じることになるが，実際の腫瘍の場合，転移や局所への到達が困難であることから，直接投与は現実的ではない。

そこで，直接投与にかわる方法として，腫瘍に特異的な抗体とサイトカインを融合する方法が考案された。IL–2を利用したものが最も研究が進んでおり，マウスモデルにおいて，異種，及び同種間の神経芽細胞腫，メラノーマ，大腸癌に対して転移巣を含めて消失する効果を認めている。これらの基礎研究の結果，抗体とサイトカインを融合することにより，サイトカインを単独で投与することに比べて，サイトカインの半減期が延長し，さらに，腫瘍組織へのサイトカインの集積が認められることが判明した。また，IL–2と抗体の融合蛋白質は，自然免疫系と獲得免疫系の双方を賦活化することが判明している。腫瘍細胞表面に結合した抗体がNK細胞のFc受容体により認識されることで生じるADCC活性が，さらにIL–2により増強されるとともに，腫瘍細胞近傍にIL–2が集積することで，T細胞の分裂，抗腫瘍活性が増強される。

すでに，GD2やEpCAM抗体とヒト化IL–2を融合した蛋白が，転移性メラノーマや前立腺癌で治験が開始されており，グレード3以上の有害事象がなく経過し，さらに，NK細胞の数，ADCC活性の上昇が認められている。一方，IL–2以外のGM–CSF，IL–12，TNFα，IFNγ等のサイトカインと抗体の融合蛋白質に関してはIL–2融合蛋白質ほど研究が進んでいない。その要因としては，GM–CSFは単独投与と比較して，抗体と融合すると血中からのクリアランスが増すという問題があり，TNFα，IL–12は抗体との融合により，本来の生理活性を示す多量体の構造が崩れ活性が低下する。そこで，それらの欠点を克服する改変が行われている。

ファイブロネクチンに対するscFv（single chain Fv: V_HおよびV_Lから構成される可変領域

(Fv）をフレキシブルなペプチドリンカーで結合した単鎖可変領域フラグメント）とTNF α を融合したL19-TNF α は，TNF α を3量体化することで活性を強めており，強力な抗腫瘍活性を示した[18]。scFvを使用することにより，血中半減期が短縮され，モノクローナル抗体に比較して腫瘍への集積効率が高いことが知られている。また，異なる種類のサイトカインの融合蛋白質を併用することで相乗的効果が望めることが判明しており，抗体—IL12と抗体—TNF α の融合蛋白質を併用すると，後者が腫瘍血管を傷害することにより，前者の腫瘍組織への集積が促進され抗腫瘍活性が亢進するという機序による[19]。

1.4 抗体医薬品の今後の展望

近年の抗体工学の進歩により，多種多様な抗体改変技術が登場している。それに伴って，薬剤を抗体に結合させるミサイル療法も革新的な進歩が望まれる。特に，フコース非修飾型糖鎖構造に代表されるADCC活性の増強目的の抗体改変や，逆に，抗体を純粋なDDSとして利用するためにエフェクター活性を除去する改変も行われている。この目的においては，エフェクター活性の低いサブクラスであるIgG4やIgG2を用いる方法や，それらのFc領域に人工的なアミノ酸変異を導入する手法が知られる[20,21]。

前述したが，可変領域のみからなる単鎖抗体などの低分子化抗体が開発されており，大腸菌での大量合成も可能である。さらに，この単鎖抗体を連結させることにより，一方の可変領域で標的細胞の表面抗原であるCD19に結合し，もう一方の可変領域で細胞傷害性T細胞のCD3抗原，もしくは，NK細胞のCD16抗原と結合し，抗腫瘍活性を増強する技術（BiTE）が開発されている[22,23]。

さらに，前臨床試験の段階であるが，DDSのツールとして利用されているリポソームに内包する薬物を病変部位だけに選択的に運搬する機能を付与させるため，表面を抗体で修飾する手法が開発されている。

これらの新規技術に薬剤を組み合わせることで，将来的に抗体医薬品における薬剤融合抗体の割合が増加することが予測される。

文　献

1）Weng W. K. *et al. J. Clin Oncol.* **21**, 3940–3947 (2003)
2）Gennari S. *et al. Clin. Cancer Res.* **10**, 5650–5655 (2004)
3）Bibeau F. *et al. J. Clin Oncol.* **27**, 1122–1129 (2009)
4）Schrama D. *et al. Nat Rev Drug Dis.* **5**, 147–159 (2006)
5）Garnett M. C. *Adv. Drug Deliv. Rev.* **53**, 171–216 (2001)
6）Maxfield F. R. *et al. Nature Rev. Mol. Cell Biol.* **5**, 121–132 (2004)

7) Guillemard V. *Oncogene* **23**, 3613–3621 (2004)
8) Bross P. F. *et al. Clin.Cancer Res.* **7**, 1490–1496 (2001)
9) Sanderson R. J. *et al. Clin. Cancer Res.* **11**, 843–852 (2005)
10) Alley A. C. *et al. Curr. Opin. Chem. Biol.* **14**, 529–537 (2010)
11) Frankel A. E. *et al. Clin. Cancer Res.* **6**, 326–334 (2000)
12) Frankel A. E. *Clin. Cancer Res.* **10**, 13–15 (2004)
13) Youn Y. S. *et al. Int. J. Biochem. Cell Biol.* **37**, 1525–1533 (2005)
14) Arndt M. A. *et al. J. Immunother.* **28**, 245–251 (2005)
15) Krauss J. *et al. Br. J. Haematol.* **128**, 602–609 (2005)
16) De Lorenzo C. *et al. Cancer Res.* **64**, 4870–4874 (2004)
17) Denny W. A. *Cancer Invest.* **22**, 604–619 (2004)
18) Borsi L. *et al. Blood* **102**, 4384–4392 (2003)
19) Halin C. *et al. Cancer Res.* **63**, 3202–3210 (2003)
20) Labrijin A. F. *et al. Curr. Opin. Immunol.* **20**, 479–485 (2008)
21) An Z. *et al. Mabs,* **1**, 572–579 (2009)
22) Seimetz D. *et al. Cancer Treat. Rev.* **36**, 458–467 (2010)
23) Baeuerle P. A. *et al. Cancer Res.* **69**, 4941–4944 (2009)

2　次世代抗体創製のための分子認識機構の解明

津本浩平*

2.1　はじめに

抗体は基礎科学から医薬品までさまざまな場面で応用されている。最近では，多機能性を指向した抗体が持つドメイン構造を利用した積み木細工による組換え型改変抗体の開発，あるいはイメージングや薬物送達へのドメイン抗体の利用など，抗体を活用した研究はさらに大きな発展を見せている。また，抗体の抗原認識能に関する合理的デザインに対する社会要請も急速に高まっている。

次世代抗体創製という観点から，特にバイオベター，バイオスペリアを指向すれば，既存の抗体の親和性向上が特に重要な課題となるであろう。構造情報に基づいて標的部位を選定，適切な変異を導入し，物性・機能評価を行うこととなる。抗体の抗原親和性向上は容易に行えると思われがちである。しかしながら，実際には，特異的な抗原抗体相互作用には厳密な熱力学的制御があり，構造情報に基づいた熱力学的理解なしでは抗体の機能改良，改変は難しい。ここでは，結晶構造解析と，構造情報に基づく変異体を用いた熱力学的解析から浮き彫りになった，抗体の特異性・親和性創出の分子機構について，筆者らの研究を中心にまとめ，次世代抗体創製において考慮すべき抗原分子認識機構について議論したい。

2.2　抗体の分子認識機構：モデル抗体を用いた分子認識機構解析

筆者らは，抗ニワトリリゾチーム（HEL）抗体 HyHEL–10 の可変領域と抗原との相互作用をモデルとして，抗体の分子認識を解析してきた[1)]（図 1）。さまざまな変異体を用いた解析から，蛋白質相互作用において特異性を支配するとされる部位である Hot–Spot は，そのアミノ酸残基が形成する非共有結合が親和性に大きく影響する部位（energetic hot–spot）と，構造形成に重要なアミノ酸残基（structural hot–spot）に分かれることが明らかとなった[1)]。変異体を用いた相互作用の熱力学的ならびに構造的解析は，水和構造の変化をはじめ有益な知見を多く与えている。例えば，energetic hot–spot への変異導入は，微小な変異導入であっても，界面の広範囲にわたる大幅な構造変化がおき，場合によってはエンタルピー変化量を大幅に減少させてしまう。これは，energetic hot–spot において形成される非共有結合が，界面の他の部位で形成される相互作用を誘導する役割を果たすことを意味する。一方，相互作用界面に存在する hot–spot でないアミノ酸残基への変異導入解析から，これらは親和性向上にある程度貢献するものの，置換には寛容であった。これはエンタルピーエントロピー相補によるものであり，構造的には水和水による相補と可変領域間相互作用の調節による場合がほとんどであった。相互作用界面に存在する水和水のふるまいを如何に考慮できる[2)]かが，蛋白質相互作用の本質的理解に不可欠であることはいうまでもない。加えて，誘導結合（induced fitting）の貢献そのものがエンタルピー的であ

*　Kouhei Tsumoto　東京大学　医科学研究所　教授

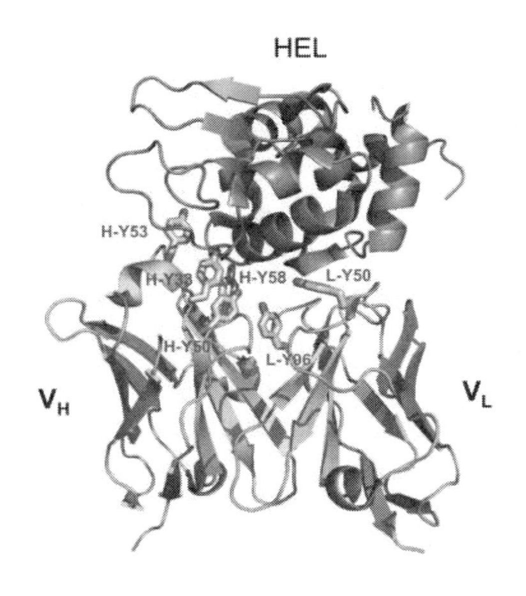

図1　HyHEL-10-HEL 複合体と抗原認識に直接かかわる Tyr 残基
この複合体を分子認識機構解明のモデルとして取り扱った。図に示した Tyr 残基すべてについて系統的に変異を導入し，その貢献がエンタルピー獲得であること，その程度が部位によって異なること，部位によって異なる官能基が貢献していることを，変異導入，構造解析と熱量測定から明らかにした。

るもののエントロピー損によりキャンセルされてしまうこと[3]も，構造の柔らかさそのものが高親和性には直接的には貢献できないことを意味しており，特異性との関連で重要であろう。

変異導入によって非共有結合を形成させる試みも考えられる。一般的には，水素結合の適切な導入が最も効果的といえる。官能基の方向性を適切に置くことにより，より安定な複合体を形成させることができる。

ファンデルワールス相互作用（疎水性）の導入も有効である。抗体の抗原認識にもっとも汎用されるアミノ酸残基に Tyr がある[4]（図1）。Tyr への変異導入により，ほとんどすべての変異体で野生型よりもエンタルピー得が減少し，エントロピー得が上昇していた[4]。Tyr のような疎水性の高いアミノ酸残基の蛋白質相互作用への寄与は，疎水的相互作用の貢献が大きく，結果として脱水和によるエントロピー的寄与が支配的，と考えられてきた。しかしながら，Tyr 側鎖の抗原との相互作用における貢献が，脱水和によるエントロピー的貢献よりも，むしろ相互作用による非共有結合形成に由来するエンタルピー的貢献が支配的であることを我々は示している。これはリガンド設計等において重要な概念を与えており，事実，最近のさまざまなリガンド設計において，疎水性領域が形成する相互作用がエンタルピー的貢献を果たしている報告例がみられる[6,7]。

一方，静電相互作用は，特に蛋白質表面にある静電性残基を標的とした場合，塩橋形成によるエンタルピー得・エントロピー損よりも，脱水和によるエンタルピー損・エントロピー得の寄与が大きく，結果として，相互作用にはエントロピー的寄与を果たし，親和性向上への貢献は付加的であることが示唆されている[8)]。リガンド設計においても水素結合や塩結合を形成しうる官能基の導入が結果として脱水和によるエンタルピー損を伴い，結果として親和性向上を難しくしている例が多く報告されつつある[9)]。最近の我々のIL-15受容体の相互作用解析をみても，塩結合形成が相互作用に大きく貢献できるのは，疎水環境下にあるものに限られている[10)]。水系におけるリガンド設計の難しさは，蛋白質表面の水和水の影響をいかに最小限にするかにある，といってよい。エンタルピー得を与える水素結合，ファンデルワールス相互作用をいかに適切に導入できるか，いかに水和の影響を受けづらい静電相互作用を設計するかが親和性向上の鍵となる[6,7,9,11)]。

2.3 親和性の向上：相互作用界面だけの変化で達成されるとは限らない

抗ニワトリリゾチーム抗体HyHEL-10について，親和性が低下する変異抗原のモデルとしてシチメンチョウリゾチーム（TEL）を用い，ファージディスプレイ法を用いて変異導入個所に対して特異的分子認識能を創出する変異抗体の選択（バイオパンニング）を行い，変異抗原に対してより高い親和性を持つクローンを選択した[12)]。HyHEL-10はオリジナル抗原であるHELに比べて親和性が落ちるもののTELを認識することが可能である。そこで，TELに対する親和性を向上させるため，二つのリゾチーム間でアミノ酸残基が複数異なる領域の一つを認識している重鎖の相補性決定領域2（CDR-H2）に着目し，4部位（53，54，56，58位）について無作為変異を導入，可変領域間相互作用が抗原の存在下で安定化する機構を用いた選択法（Open Sandwich Selection）により変異クローンを濃縮した。得られた変異体はいずれも58位にPheを有していた。また，それ以外の3カ所については，コンセンサス配列はなかった。得られた変異体のいくつかについて，リゾチームとの相互作用を等温滴定型熱量測定により解析したところ，野生型に比べ，選択された変異体のTELに対する結合親和定数は3～4倍上昇し，HELに対しては1/30～1/7に減少していた（図2）。また，すべての変異体で選択されたPheへの変異のみでは，TELに対する親和性は同程度上昇しており，かつHELへの親和性も低下しなかった。興味深いことに親和性向上はいずれも負のエンタルピー変化量の上昇によっていた[12)]。親和性成熟前と後の抗体の抗原相互作用に関する熱力学的解析は，皿井ら，古川らによって，抗ニトロフェノール（NP）抗体で負のエンタルピー変化量の上昇に伴うものであることが明確に示されており[13,14)]，人工変換により達成された親和性向上は，これと一致するものであった。

このような特異性変換機構を，得られた変異抗体と抗原複合体について結晶構造解析を行うことで，原子レベルで記述した[15)]。この特異性変換は，標的部位において相補性を改善するというわけではなく，むしろ，抗体の抗原認識において貢献する各CDRの微調整，VH-VL間相互作用の微調整により創出されることが示された[15)]。タンパク質性抗原については，構造情報に基づいて相補性そのものを改良しようと試みる戦略も重要であるものの，本研究が示した結果から明らかになったように，特異性・親和性の調節が，相互作用界面だけではなく，可変領域相互作用の微調整[16～18)]により行われることを十分考慮する必要がある。

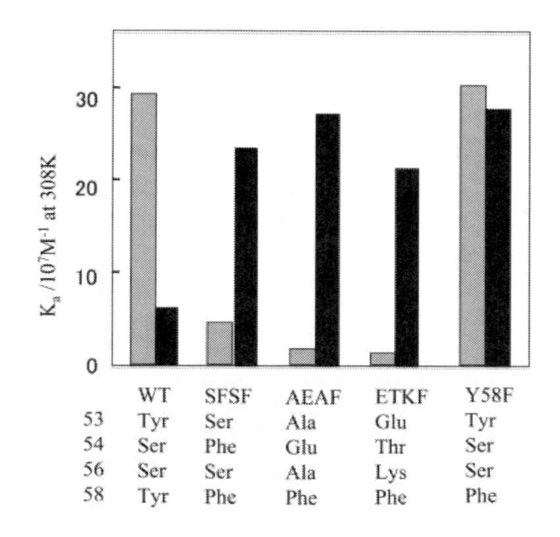

図2　ファージディスプレイにより選択された変異体の抗原親和性

灰色：元の抗原であるニワトリリゾチーム（HEL）に対する親和性。黒色：標的変異抗原であるシチメンチョウリゾチーム（TEL）に対する親和性。図に示した残基はそれぞれ53，54，56，58位である。特異性が完全に変換されていること，58位のPheへの変異導入が重要であることが分かる。

2.4　ヒト化抗体：VH–VL相互作用制御の重要性

投与したマウス抗体に対するヒト抗体が産生されることによる中和を避けるため，マウス抗体のヒト化技術が開発されてきた。マウス抗体のCDRをヒト抗体に移植（これをグラフティングと呼ぶ）する。英国MRCのRiechmannらは，グラフティングによるマウス抗体のヒト型化を試みた[19]ところ，単にCDRを移植しただけでは抗原結合活性が見られず，CDRの立体構造を維持するために必要と考えられるアミノ酸残基をさらに移植したところ，抗原結合活性が初めて回復することを示した。以上は，CDRグラフティングにCDRのループ構造を安定化するフレームワーク上のアミノ酸残基を組み合わせることが，ヒト化には重要であることを示している。以上から，抗原を認識するために必要な構造の形成は，単に相互作用領域のグラフティングによってのみ達成されるとは限らず，CDRの高次構造そのものを維持できるグラフティングが必要であることになる。

中西らは，マウス抗体のヒト化が標的抗原に対する特異性あるいは親和性に与える影響を明らかにするために，ニワトリリゾチーム抗体HyHEL–10をヒト化し，その抗原との相互作用を精査した[20]。フレームワーク領域はもっとも相同性の高いヒト抗体由来配列を用い，6つあるCDR配列をそのままグラフティングした。デザインした抗体可変領域について，その分子認識特性を解析した。等温滴定型熱量測定によれば，ヒト化によって，抗体の親和性は10倍低下していた。しかしながら，相互作用により形成される非共有結合の数をおおよそ反映するエンタルピー変化の絶対量が上昇した（表1）。これは，ヒト化が，不利なエントロピー変化量を大きく

表1　ヒト化，変異導入したヒト化，マウスHyHEL－10Fvとニワトリリゾチームとの相互作用の熱力学的パラメーター（30℃）

変異体	化学量論比	ΔG [$kJ\ mol^{-1}$]	ΔH [$kJ\ mol^{-1}$]	ΔS [$kJ\ mol^{-1}K^{-1}$]
ヒト化	1.0	−45.2	−103.8	−0.193
HW47Y	1.0	−51.6	−106.7	−0.181
HQ39K W47Y	1.0	−52.9	−97.9	−0.148
マウス	1.0	−51.7	−99.7	−0.158

させ，結果として親和性を低下させていることを意味する。

相互作用界面に存在するアミノ酸残基はマウス抗体とヒト化抗体ですべて同じなので，負のエンタルピー変化量が上昇していることは，相互作用時に形成される非共有結合に差があることを示唆する。不利なエントロピー変化量が大きくなる，ということの要因として，水和構造の変化ならびに相互作用に伴う蛋白質高次構造の変化が考えられる。中西らは，この抗体の可変領域間相互作用に着目した。HyHEL–10は，VH–VL界面に，ほかの抗体ではほとんど見られないアミノ酸残基を二つ（Gln39，Trp47）重鎖に有している。そこで，まず，Trp47をマウス型のTyrに変異させたところ，エンタルピー変化量がヒト型化抗体とほぼ等しい状態で親和性が回復した。次に，さらにGln39をマウス型のLysに変異させたところ，負のエントロピー変化量が減少し，親和性が向上した[20]。ヒト化抗体–抗原，二重変異導入ヒト化抗体–抗原複合体の結晶構造解析を行ったところ（図3），相互作用界面に形成される相互作用，それらに関与するアミノ酸群はパラトープ，エピトープともにほとんど変わりがなく，唯一，変異を導入したVH–VL間相互作用に変化を生じていることが明らかとなった[20]。以上の結果は，マウス抗体のヒト化における特異性あるいは親和性の低下の原因の一つが，可変領域間の相互作用にあることを示しており，マウス抗体のヒト化においては，単に抗原との相互作用界面を移植するだけでなく，抗体の抗原認識様式そのものを正しく移植するために，フレームワーク領域における相互作用界面の微調整が重要であることを強く示唆している。ヒト化抗体の親和性あるいは特異性をマウス抗体と同等のものにしていく上で，ループ領域を適切な構造に置くこと，そして可変領域間相互作用を考慮することが重要である，ということになる。

2.5　ループ領域を支えるVernier残基の役割

フレームワーク領域中のCDRループ構造を支えるアミノ酸残基群はVernierゾーンとよばれる[21~23]。ヒト型化においてもこのVernierゾーンのアミノ酸残基が重要であることが指摘されてきた。真壁らは，この領域が抗体の抗原に対する高特異性・親和性創出に果たす役割を考察するために，ヒト上皮成長因子受容体（EGFR）特異的マウス抗体528の可変領域に着目した。まず，528Fv領域にもっとも相同性の高いヒト抗体可変領域の骨格領域を選び出し，マウス抗体

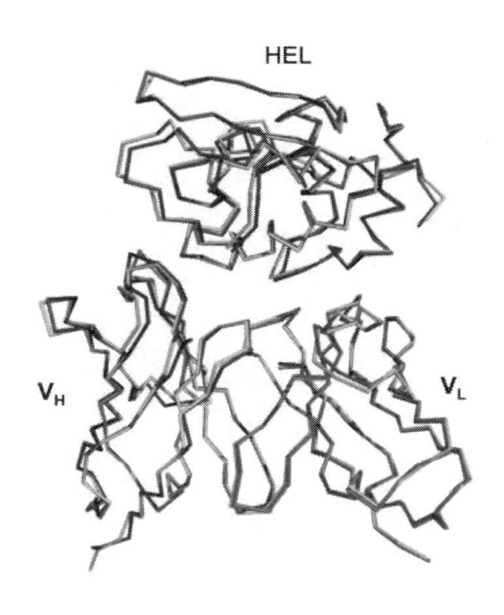

図3　ヒト化抗体と抗原複合体の構造比較

抗原であるリゾチーム（HEL）特異的に重ね合わせてある。灰色：ヒト化 HyHEL-10，黒色：親和性が回復した HQ39KW47Y 変異体。

528 の CDR 領域を移植することでヒト型化 528 抗体を構築した[24]。このヒト型化 528 抗体が持つ抗原に対する親和性は，マウス抗体 528 に比して 40 分の 1 程度に低下した。等温滴定型熱量測定によれば，この親和性の低下は，相互作用に伴う負のエンタルピー変化量の大幅な減少に起因していた。抗原認識に関与するすべての領域を移植しているにもかかわらず，負のエンタルピー変化量が減少していることから，相互作用様式がヒト化によって変化している可能性が考えられた。しかしながら，ヒト化抗体とマウス抗体の結晶構造を解析したところ，CDR ループ構造も含め，顕著な構造の相違は見出されなかった。そこで両者で異なる，Vernier ゾーンのアミノ酸残基に着目した（図4）。VL 鎖の Vernier ゾーン残基は全く同じであったことから，VH 鎖で異なる残基に着目し，ヒト型化抗体の Vernier ゾーン残基をマウス抗体のものに変異させた。その結果，いくつかの部位あるいはその組み合わせによって，エンタルピー変化量はマウス抗体と同等の値に回復した。またこのような変化の見られない部位，組み合わせも存在していた。親和性はヒト型化抗体に比して 4 倍程度の上昇に留まっていた。また，蛋白質水和構造の変化の指標となる定圧モル比熱変化量の絶対値が大幅に上昇していた。親和性の上昇を阻んでいるのは，他の相互作用と同様に，エンタルピー-エントロピー補償に起因していた。エントロピー変化が不利に働く要因として，コンフォメーショナルエントロピーの減少が示唆された。以上の結果は，Vernier ゾーン残基は，抗原抗体相互作用において，エンタルピー的寄与，すなわち相互作用形成を促進させる方向には向かわせる貢献を果たしているものの，コンフォメーショナルなエント

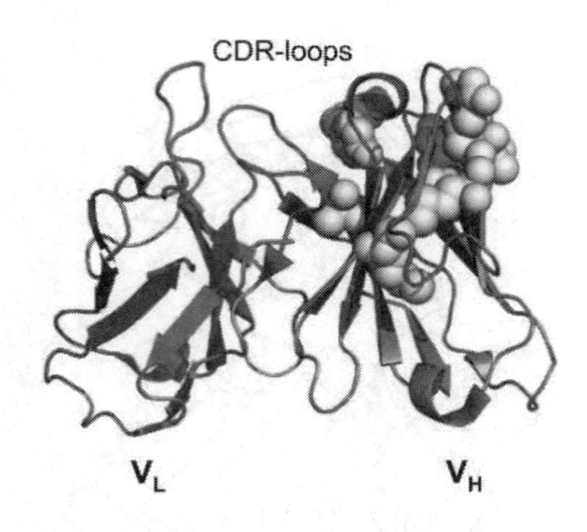

図4　ヒト化抗体528のVernier残基
マウス抗体のVernier残基とは異なる部位のみを球で示してある。

ロピー損失を招く，例えばその貢献は構造変化あるいは水和水の固定などの効果によって補償されてしまうことを示している。CDRとその周辺構造を抗原認識のための最適な状態に固定することの難しさを浮き彫りにする結果となっている。

2.6　おわりに

本稿では，次世代抗体創製において重要な位置づけになっている，変異導入による親和性向上とヒト化に代表される移植（グラフティング）とCDRループ構造を支えるVernier領域に関して，分子認識機構の解析例を紹介した。創薬研究や生命科学研究における分子認識素子としての抗体の位置づけは高まるばかりである。DDS研究においてもさまざまな改変抗体が積極的に用いられていくことになろう。また，バイオベター，バイオスペリアと呼ばれる機能・物性改良，改変研究は，バイオ医薬品開発の大きな柱となってきている。抗原抗体相互作用の熱力学的制御機構が明らかになってきた現在，次世代抗体開発研究のさらなる発展が大きく期待できるであろう。

謝辞
東北大学大学院工学研究科熊谷泉教授を初めとする共同研究者の皆様に深く感謝致します。

文　　献

1) 津本浩平，生化学 **78**，93 (2006)
2) Yokota, A., Tsumoto, K., Shiroishi, M., Kondo, H. and Kumagai, I., *J. Biol. Chem.* **278**, 5410 (2003)
3) Tsumoto, K. Ueda, Y., Maenaka, K., Watanabe, K., Ogasahara, K., Yutani, K. and Kumagai, I., *J. Biol. Chem.* **269**, 28777 (1994)
4) Mian, I. S., Bradwell, A. R. and Olson, A. J., *J. Mol. Biol.* **217**, 133 (1991)
5) Shiroishi, M., Tsumoto, K., Tanaka, Y., Yokota, A., Nakanishi, T., Kondo, H., Kumagai, I., *J. Biol. Chem.* **282**, 6783 (2007)
6) Freier, E., *Drug Discovery Today* **13**, 869 (2008)
7) Velazquez-Campoy, A. and Freire, E., *Nature Protocol* **1**, 186 (2006)
8) Tsumoto, K., Ogasahara, K., Ueda, Y., Watanabe, K., Yutani, K. and Kumagai, I., *J. Biol. Chem.* **271**, 32612 (1996)
9) Velazquez-Campoy, A., Todd, M. J. and Freire, E., *Biochemistry* **39**, 2201 (2000)
10) Sakamoto, S., Caaveiro, J. M., Sano, E., Tanaka, Y., Kudou, M., Tsumoto, K., *J. Mol. Biol.* **389**, 880 (2009)
11) Ui, M., Tsumoto, K., *Curr. Patent Biotechnol.* **4**, 183 (2010)
12) Nishimiya, Y., Tsumoto, K., Shiroishi, M., Yutani, K. and Kumagai, I., *J. Biol. Chem.* **275**, 12813 (2000)
13) Torigoe, H., Nakayama, T., Imazato, M., Shimada, I., Arata, Y. and Sarai, A., *J. Biol. Chem.* **270**, 22218 (1995)
14) Furukawa, K., Akasako-Furukawa, A., Shirai, H., Nakamura, H. and Azuma, T., *Immunity* **11**, 329 (1999)
15) Kumagai, I., Nishimiya, Y., Kondo, H. and Tsumoto, K., *J. Biol. Chem.* **278**, 24929 (2003)
16) Bhat, T. N., Bentley, G. A., Fischmann, T. O., Boulot, G. and Poljak, R. J., *Nature* **347**, 483 (1990)
17) Takahashi, H., Tamura, H., Shimba, N., Shimada, I. and Arata, Y., *J. Mol. Biol.* **243**, 494 (1994)
18) Ueda, H., Tsumoto, K., Kubota, K., Suzuki, E., Nagamune, T., Nishimura, H., Schueler, P. A., Winter, G., Kumagai, I. and Mahoney, W. C., *Nature biotechnol.* **14**, 1714 (1996)
19) Riechmann, L., Clark, M., Waldmann, H. and Winter, G., *Nature* **332**, 323 (1988)
20) Nakanishi, T., Tsumoto, K., Yokota, A., Kondo, H., Kumagai, I., *Protein Sci.* **17**, 261 (2008)
21) Foote, J. and Winter, G., *J. Mol. Biol.* **224**, 487 (1992)
22) Holmes, M. A., Buss, T. N. and Foote, J., *J. Exp. Med.* **187**, 479 (1998)
23) Holmes, M. A. and Foote, J., *J. Immunol.* **158**, 2192 (1997)
24) Makabe, K., Nakanishi, T., Tsumoto, K., Tanaka, Y., Kondo, H., Umetsu, M., Sone, Y., Asano, R., Kumagai, I., *J. Biol. Chem.* **283**, 1156 (2008)

3 複合的がん免疫療法

珠玖 洋[*1]，原田直純[*2]，池田裕明[*3]

3.1 はじめに

1950年代後半のバーネット，トーマスらによる「がんの免疫監視機構」のコンセプトの提示以来，約半世紀を経てようやく免疫学的手法によるがんの治療が医療の現場に持ち込まれようとしている。特異的がん免疫療法では，T細胞による特異性，記憶，細胞破壊能力という特徴の利用が重要である。がんに対する特異的免疫療法は一般的に，能動的免疫による治療法，いわゆるがんワクチン療法と，受動的免疫による治療法である抗体療法や細胞移入療法に分けられる。2010年，Dendreon社の樹状細胞ワクチンPROVENGE®ががんワクチン製剤として初めて米国FDAにより承認され，特異的免疫療法の本格的な臨床応用の夜明けに我々は直面している。

一方，担がん宿主における抗腫瘍免疫応答の抑制は腫瘍免疫学の黎明期よりすでに認識されていた現象であり，その細胞生物学的・分子生物学的実態が次第に明らかになりつつある。腫瘍細胞は自己抗原の塊でもあり，いわゆる腫瘍抗原はその大部分が変異を持たない自己抗原そのものであることが明らかとなってきた[1)]。したがって，腫瘍抗原に対する免疫応答は免疫系が本来備えている中枢性／末梢性のトレランスにより大きな制限がかかっている。中枢性トレランス機構により，自己抗原である腫瘍抗原に対するT細胞のうち，高親和性TCRを持つものが淘汰され，成人の体内では中～低親和性TCRを持つものがほとんどである。さらに，腫瘍由来自己抗原は，末梢性トレランスを司る$CD4^+Foxp3^+$制御性T細胞（Treg）を誘導する[2)]。がん患者における腫瘍内のTreg浸潤と患者の予後不良との相関が各種のがんで示されている[3~5)]。

加えて，腫瘍にはより積極的に免疫機能を抑制するメカニズムが備わっている。腫瘍やその周辺の間質細胞が産生するIL-10，TGF-β，VEGF，IL-13等はTreg，骨髄系抑制細胞（MDSC），抑制性マクロファージ，抑制性樹状細胞といった免疫抑制／寛容を促す細胞群を誘導し，腫瘍局所に集積させることが明らかとなった。腫瘍局所で産生／発現されるIL-10，TGF-β，VEGF，PGE_2，PD-L1等の分子は直接，抗原提示細胞や抗腫瘍性エフェクターT細胞に働き，エフェクターT細胞の不応答性を誘導し，腫瘍内免疫環境をTh2主体とし，総じて抗腫瘍免疫応答を負に制御していると考えられる[6~9)]。

以上のような担癌生体および腫瘍局所の免疫抑制機序が明らかになるにつれ，腫瘍ワクチンや細胞療法による腫瘍破壊を期待しての$CD8^+$T細胞の誘導／移入のみならず，様々な免疫抑制機序の阻害法を組み合わせた複合的がん免疫療法を構築する重要性が強く認識されつつある（図1）。

＊1 Hiroshi Shiku 三重大学 大学院医学系研究科 がんワクチン治療学／遺伝子・免疫細胞治療学 教授

＊2 Naozumi Harada 三重大学 大学院医学系研究科 がんワクチン治療学 リサーチアソシエイト

＊3 Hiroaki Ikeda 三重大学 大学院医学系研究科 遺伝子・免疫細胞治療学 准教授

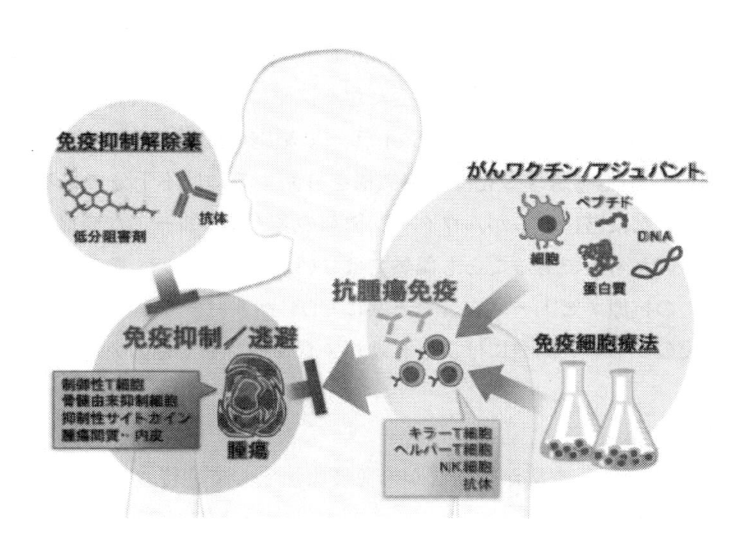

図1　複合的がん免疫療法

本稿ではまず，がんワクチンと細胞療法について触れ，次いで免疫抑制解除法の開発の重要性につき，最近の免疫抑制に関わる分子に対する抗体療法の開発を中心にして述べる。

3.2　複合的がん免疫療法

3.2.1　がんワクチン

様々な治療的がんワクチンが開発されつつある。第Ⅱ～Ⅲ相臨床試験の段階にあるものも少なくなく，一部の国では薬剤として承認され始めた。中でも米国Dendreon社の樹状細胞ワクチンPROVENGE®は，米国で初めて認可されたがんワクチン製剤として話題となった。PROVENGE®は，患者から分離・培養した樹状細胞に前立腺がんの特異的抗原であるPAP（prostatic acid phosphatase）蛋白質を添加したもので，患者体内に戻すと，樹状細胞はT細胞にPAP抗原を提示し，前立腺がんへの攻撃を促す。承認の基盤となった第3相試験（IMPACT）では転移性・ホルモン療法抵抗性の前立腺がん患者を対象として，PROVENGE®は4.1ヶ月の生存期間延長効果を示し，死亡リスクを22.5%低減した。

1990年代始めのBoonらの仕事に始まる，$CD8^+$キラーT細胞が認識するがん抗原の同定が進み[1]，がん抗原を用いたがんワクチン療法の開発が続けられている。ワクチンに用いる抗原として，8～15個のアミノ酸から成り立つ抗原ペプチド，それら抗原ペプチドを多数含む抗原蛋白質，支配遺伝子DNAやmRNA等が試みられている。その中でペプチドワクチンは，製造が比較的安価・容易であることもあり，同定された$CD8^+$キラーT細胞認識抗原ペプチドを用いた臨床試験がこれまでに国内外において数多くなされてきた。しかしながらRosenbergらは，進行癌に対するペプチドワクチンの単独療法の効果をRECIST基準で評価すると，期待されたものより限定的であることを報告した（440例中有効率2.6%）[10]。このことはペプチドワクチンの可能性を単純に否定するものではないが，上に述べたがん抗原に対する免疫応答制限の機序や担癌生体における免疫抑制機構を考慮すると，CD8^{+}キラーT細胞の抗原エピトープを単純に投与するだけでは高親和性のT細胞を誘導し免疫抑制機構を打開するには不十分である可能性が示唆される。現在開発が進んだ段階にあるがんワクチン製剤の多くがクルードな腫瘍細胞由来物や腫瘍抗原タンパク質を用いたものであることも偶然ではないかも知れない。腫瘍細胞由来物や腫瘍抗原タンパク質は多くの抗原エピトープを含むと共にCD4^{+}ヘルパーT細胞等の活性化も見込まれる利点がある。今後のワクチン開発にはより有効なアジュバントや他の免疫療法との複合も重要と考えられる。

3.2.2 細胞移入療法

抗原特異的なT細胞の移入療法が有効ながん免疫療法として期待されている。これは末梢血単核球やがん浸潤リンパ球（tumor infiltrating lymphocytes: TIL）をソースとして，腫瘍抗原ペプチドや腫瘍細胞等により体外で刺激し，腫瘍特異的なT細胞を大量調製し輸注する方法である。

米国のRosenbergらのグループは，化学療法剤や放射線により担がん患者に前処置を施すことにより，がん患者中のTregが抑制されると共に，移入されたリンパ球がいわゆるホメオスタティック拡大により活性化され，また腫瘍破壊に伴うtoll-like receptor刺激物質の放出により自然免疫系が活性化されると考えている。実際，化学療法剤にて前処置をした患者にTILを用いた細胞移入療法を行い，50%近くの患者に有効性を認めたと報告した[11]。さらに前処置として放射線照射を加えることにより，RECIST基準で72〜52%という驚異的な有効率を報告している[12]。

現在，十分な腫瘍特異的T細胞を誘導可能な患者が限られていることや，長期培養したT細胞は移入後に*in vivo*における生存が困難であること等が問題点と考えられている。これらの問題点の克服法の一つとして，がん抗原特異的キラーT細胞クローンから得られたTCR遺伝子を患者末梢血より得られたCD8^{+}T細胞に導入し，人為的に大量のがん特異的CD8^{+}T細胞を短期間の培養で作製し輸注するアプローチが新たに検討されている（図2）。がん抗原MART-1特異的なTCRの遺伝子をレトロウイルスベクターで導入したリンパ球を用いた悪性黒色腫患者に対する臨床試験の結果が2006年に報告された[13]。この試験では17例中2例において移入細胞の生体内長期維持と腫瘍縮小効果が報告されている。最近，高親和性TCRを用いることにより有効率を上げる試み（19〜30%）が報告されたが[14]，同時に，メラノサイト分化抗原（MART-1, gp100）を標的とした彼らの治療法では正常メラノサイトの破壊に伴う皮膚，眼，内耳の障害も観察されている[14]。このことは，T細胞移入療法がトレランスや免疫抑制の問題を打開し得るという希望と，それゆえの副作用への慎重な配慮の重要性を示している。移入T細胞の抗原特異性，活性化，生存性を向上させる為の遺伝的改変の試みとして，TCRの代わりにがん細胞表面抗原に対する抗体とT細胞レセプターの融合分子を遺伝子導入するいわゆるT-body（CAR）

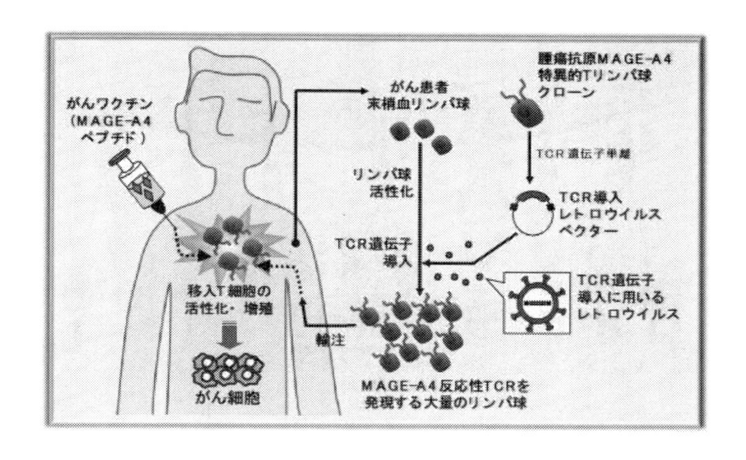

図2　抗原受容体（TCR）改変T細胞輸注とペプチドワクチンによる複合的免疫療法

技術や，T細胞の共刺激分子の導入等が試みられている[15~17]。

3.2.3　抗体等による免疫抑制の解除

前述の如く，腫瘍局所を中心とした担がん宿主に於ける，多様な免疫抑制に関わる細胞，分子群が明らかになりつつあり，また，それらの免疫抑制機構も漸次解明されつつある。報告されている多彩な抑制分子のうち，何が中心的な役割を果たしているか等については，未だ明らかにされていない。抑制分子及びその機構は，各々単一で作動しているとは考え難く，報告された多くの分子群及び細胞群が相互に働きあって，免疫抑制の特異性，広がり，強さ，性格等を決めていることは想像に難くない。多くの分子群や細胞群を標的とした，免疫抑制の解除法の開発が進行しつつある。その中で最近，メラノーマ対象の治療薬としてFDAから承認を獲得した抗CTLA-4抗体Ipilimumabのように開発が進んでいる抗体等によるアプローチを中心に述べる。

(1)　CTLA-4

抗腫瘍免疫において重要な役割を担うT細胞は，そのT細胞受容体（T cell receptor, TCR）を介し，MHCとの複合体として提示されるエピトープペプチドを認識する。このTCR-MHC間の反応と共に，T細胞表面に存在するCD28と呼ばれる蛋白質が抗原提示細胞上のCD80/CD86分子と結合することで共刺激（co-stimulatory）シグナルが成立し，それによって初めてT細胞には有効に抗原特異的な活性化が起こる（図3）。CD28と類似の構造を有するT細胞上の受容体蛋白質としてCTLA-4（cytotoxic T lymphocyte antigen 4，別名CD152）が知られている（図3）。CTLA-4は活性化した$CD8^+$キラーT細胞や$CD4^+$ヘルパーT細胞に発現し，CD28と同じくCD80/CD86分子に結合するが，CD28とは逆にT細胞内に抑制性のシグナルを入力する[18]。これによりCTLA-4は，キラーT細胞やヘルパーT細胞に対する抗原特異的免疫寛容の誘導やIL-2産生の遮断等を招き，強力な免疫抑制因子として機能する[19~22]。CTLA-4は制御性T細胞にも発現し，抗原提示細胞の活性を抑制する作用があると考えられて

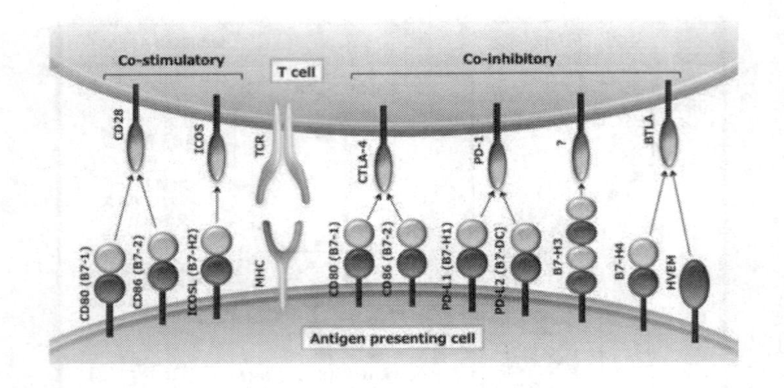

図3　免疫細胞の細胞膜上の共刺激性分子と抑制性分子

いる[23]。CTLA–4の働きを阻害し，CD28–CD80/CD86間の共刺激シグナルを確保して特異的T細胞の活性化を増強するべく，CTLA–4に対する阻害抗体が開発され，1996年にマウスモデルにおいて，その著明な抗腫瘍効果が報告された[24]。その後，抗CTLA–4抗体の臨床評価が主にメラノーマ患者等を対象に精力的に推進され[25, 26]，最近，メラノーマ特異的抗原gp100に由来するペプチドワクチンと抗CTLA–4抗体Ipilimumabの併用療法についての第3相試験の結果が公表された[27]。手術不能のステージⅢまたはⅣの転移性メラノーマ患者676人を対象に行われたこの試験では，全生存期間中央値がIpilimumab単独投与グループで10.1ヶ月，gp100ワクチン単独投与グループで6.4ヶ月，併用グループで10.0ヶ月と，gp100ワクチンとの併用効果は見いだせなかったものの，Ipilimumab自体の生存期間延長効果が実証された。安全性としては，グレード3または4の免疫関連副作用が全体の10〜15%に発現したが，多くは皮膚（掻痒，発疹など）または消化管（下痢，大腸炎など）に認められた。2%（14人）に治験薬関連死が認められ，その半数は免疫関連副作用によるものであった。このように副作用については一部に重篤なものが生じ得るものの，多くは回復可能であった。こうして臨床において生存期間延長効果と安全性が確認された抗CTLA–4抗体Ipilimumabは，長らく有用な新薬が登場していないメラノーマ患者に対する新しい治療選択肢として期待されると共に，がん免疫療法，特に免疫抑制因子に対する阻害剤の意義を初めて立証した画期的な例として大きな注目を集めている。

(2)　PD–1

T細胞の細胞死誘導時に発現が増強する免疫抑制性の膜貫通型蛋白質としてPD–1（Programmed cell death 1，別名CD279）が知られている（図3）[28〜30]。PD–1に対するリガンドはCD80/CD86と構造的に類似のPD–L1（B7–H1またはCD274）およびPD–L2（B7–DCまたはCD273）が知られている。PD–L1の発現は活性化樹状細胞や活性化マクロファージ，抗原刺激を受けたT細胞やB細胞の他，幅広く上皮系細胞や内皮系細胞，ならびに多くの腫瘍細胞に認められる[31〜36]。PD–L2は活性化樹状細胞や活性化マクロファージ，活性化T細胞および一部の腫瘍に発現する[37, 38]。PD–1とPD–L1との結合によってPD–1の細胞内領域に存在するITIM（Immunoreceptor tyrosine–based inhibitory motif）とITSM（Immunoreceptor tyrosine–based switch motif）のリン酸化が生じ，PI3Kの脱リン酸化と活性低下を招き[39~41]，PI3Kの下流でT細胞の活性化や増殖・生存を司るAktキナーゼ経路が不活性化される[41]。また，PD–1のシグナルはCD3ζやZap70，PKCθのリン酸化抑制を介してTCRシグナルを直接阻害することも報告されている[40]。こうしてPD–1はT細胞の増殖と生存を負に制御する因子として知られており，CTLA–4の場合と同様に，PD–1の働きを止めることでT細胞活性化を回復して抗腫瘍免疫を増強する効果が期待できる。メダレックス社が完全ヒト型抗PD–1抗体ONO–4538/MDX–1106を開発し，がんやC型肝炎の患者を対象に臨床試験を遂行している[42]。進行性転移性メラノーマ，大腸がん，去勢抵抗性前立腺がん，非小細胞性肺がん，腎細胞がんの患者39人を対象に行われた第1相試験の結果が最近報告され，重篤な副作用は1名（炎症性大腸炎）に認められたのみで忍容性は良好であった。腫瘍反応としては腎細胞がん患者で完全寛解（CR）が1例，腎細胞がん患者とメラノーマ患者で部分寛解（PR）が計2例で認められたほか，原発巣の明確な縮小がメラノーマと非小細胞性肺がんの患者で1例ずつ観察されるなど，有効性が期待される結果となっている。この他に，PD–1を標的とする阻害薬として米国Amplimmune社がPD–L2–Fc融合蛋白質を開発している。

CTLA–4とPD–1に対する抗体は，マウスモデルでの結果ではあるが，併用療法で相乗的に抗腫瘍免疫を増強できることが報告されており[43]，両抗体の実用化により治療の幅も広がることが予想される。CTLA–4やPD–1に対する抗体に代わる低分子阻害薬の創出も，より安価な治療薬の提供という点で意義が大きいであろう。

(3)　その他の標的分子

CTLA–4やPD–1以外の細胞膜上の免疫抑制因子としてBTLA（CD272）やCD160が知られており[44, 45]，これらに対する阻害物質も免疫抑制を解除し抗腫瘍免疫を増強する効果が期待される。LAG3（CD223）と呼ばれる，また別の免疫抑制機構を示す膜蛋白質も存在する。LAG3は制御性T細胞や活性化T細胞，ナチュラルキラー（natural killer，NK）細胞に発現する蛋白質で，CD4分子に類似した構造を有し，CD4よりも高親和性でMHCクラスⅡに結合することでT細胞の活性化や増殖を負に制御している[46]。LAG3も免疫抑制解除を狙う抗体医薬等の標的となり得ると考えられる。以上のような細胞膜性の免疫抑制因子は今後も発見が続く可能性があり，抗体医薬や低分子医薬の標的として一種の鉱脈を形成していると言えるかもしれない。

免疫抑制解除を目指して，本稿では主としてリンパ球等に発現する機能分子に対する抗体によるアプローチを述べてきた。一方，腫瘍局所の免疫抑制には，骨髄由来制御性細胞（MDSC）や抑制性マクロファージ等を含めた多くの間質性細胞の関与が明らかになってきている。これらの細胞は，担癌状態ではインドールアミン2,3–ジオキシゲナーゼ（IDO）やアルギナーゼ，転写制御因子STAT3等を発現して免疫抑制状態を作り出している。これらの分子に対する低分子化合物や核酸等による阻害薬の研究開発も盛んになってきており，IDO阻害剤についてはすでに臨床開発の段階にある。

3.3 おわりに

がんワクチン，T細胞療法，免疫抑制解除法の開発は，現在は各々独立したアプローチで進められている。しかしながら，これらのお互いのアプローチを，他のアプローチと適切に組み合わせることにより，より有効な治療法を生み出すことは早くから考えられてきた。動物実験においては，例えば，ワクチンとT細胞療法の組み合わせ，あるいは抗体との組み合わせ等が有効であり得ることはいくつかのモデルで示されてきた。しかしながら，現在臨床開発が進行している各々のアプローチ同士の組み合わせが，本当により有効なものになり得るかについては，今後時間をかけて検証すべき課題である。現実的には，各薬剤や治療法の開発は，単独使用による安全性，有効性を検証せざるを得ず，複合的がん免疫療法への期待が高まっている中でも，各社，独自に開発を進めている現状での知見は，まだ限られている。さらに，これらの治療法と抗がん剤，放射線治療，温熱療法，そして外科手術との組み合わせは，更なる大きな可能性をもっていることは言うまでもない。

文　　献

1） T. Boon *et al. Annu. Rev. Immunol.,* **24**, 175–208 (2006)
2） S. Sakaguchi *et al. Immunol. Rev.,* **182**, 18–32 (2001)
3） T. J. Curiel *et al. Nat. Med.,* **10**, 942–9 (2004)
4） E. Sato *et al. PNAS.,* **102**, 18538–43 (2005)
5） Q. Gao *et al. J. Clin. Oncol. ,* **25**, 2586–93 (2007)
6） V. Brinte *et al. Nat. Rev. Immunol.,* **5**, 641–654 (2005)
7） E. Pure *et al. Nat. Immunol.,* **6**, 1207–10 (2005)
8） H. Khong *et al. Nat. Immunol.,* **3**, 999–1005 (2002)
9） R. Ganss *et al. Eur. J. Immunol. ,* **34**, 2635–41 (2004)
10） S. A. Rosenberg *et al. Nat. Med.,* **10**, 909–15 (2004)
11） Gattinoni *et al. Nat. Rev. Immunol.,* **6**, 383–93 (2006)
12） M. Dudley *et al. J. Clin. Oncol.,* **26**, 5233–9 (2008)
13） R. A. Morgan *et al. Science,* **314**, 126–9 (2006)
14） L. A. Johnson *et al. Blood,* **114**, 535–46 (2009)
15） M. T. Stephan *et al. Nat. Med. ,* **13**, 1440–9 (2007)
16） C. H. June *et al. PNAS,* **106**, 3360–5 (2009)
17） D. L. Porter *et al. N. Eng. J. Med.,* **365**, 725–33 (2011)
18） P. Waterhouse *et al. Science,* **270**, 985–8 (1995)

19) R. J. Greenwald *et al. Immunity,* **14**, 145–55 (2001)
20) V. L. Perez *et al. Immunity,* **6**, 411–7 (1997)
21) M. F. Krummel *et al. J. Exp Med.,* **183**, 2533–40 (1996)
22) M. F. Krummel *et al. J. Exp. Med.,* **182**, 459–65 (1995)
23) K. Wing *et al. Science,* **322**, 271–5 (2008)
24) D. R. Leach *et al. Science,* **271**, 1734–6 (1996)
25) P. Attia *et al. J.Clin.Oncol.,* **23**, 6043–53 (2005)
26) A. Ribas *et al. J. Clin. Oncol.,* **23**, 8968–77 (2005)
27) F. S. Hodi *et al. N. Engl. J. Med.,* **363**, 711–23 (2010)
28) J. M. Chemnitz *et al. J. Immunol.,* **173**, 945–54 (2004)
29) C. Petrovas *et al. J. Exp. Med.,* **203**, 2281–92 (2006)
30) G. Raimondi *et al. J. Immunol.,* **176**, 2808–16 (2006)
31) T. Yamazaki *et al. J. Immunol.,* **169**, 5538–45 (2002)
32) M. J. Eppihimer *et al. Microcirculation,* **9**, 133–45 (2002)
33) H. Dong *et al. Nat. Med.,* **8**, 793–800 (2002)
34) J. Konishi *et al. Clin. Cancer Res.,* **10**, 5094–100 (2004)
35) F. Hirano *et al. Cancer Res.,* **65**, 1089–96 (2005)
36) S. E.Strome *et al. Cancer Res.,* **63**, 6501–5 (2003)
37) Y. Latchman *et al. Nat.Immunol.,* **2**, 261–8 (2001)
38) X. Zhong *et al. Eur. J. Immunol.,* **37**, 2405–10 (2007)
39) T. Okazaki *et al. Proc. Natl. Acad. Sci. U S A.,* **98**, 13866–71 (2001)
40) K. A. Sheppard *et al. FEBS Lett.,* **574**, 37–41 (2004)
41) R. V. Parry *et al. Mol. Cell Biol.,* **25**, 9543–53 (2005)
42) J. R. Brahmer *et al. J. Clin. Oncol.,* **28**, 3167–75 (2010)
43) M. A. Curran *et al. Proc. Natl. Acad. Sci. U S A.,* **107**, 4275–80 (2010)
44) L. Derré *et al. J. Clin. Invest.,* **120**, 157–67 (2010)
45) G. Cai *et al. Nat. Immunol.,* **9**, 176–85 (2008)
46) F. Triebel, *Trends Immunol.,* **24**, 619–22 (2003)

4 抗間質抗体を利用したがん標的治療

安永正浩[*1]，眞鍋史乃[*2]，松村保広[*3]

4.1 はじめに

抗体医薬の開発が進み，がんの分野でも臨床応用が進んでいる。さらに欧米では，抗体に抗がん剤を付加した抗体ミサイル療法の開発が盛んに行われている。しかしながら，悪性リンパ腫など血液性の悪性腫瘍や乳がんなど間質が少なく血流の比較的多いがん種には有効に作用するが，膵臓がんやスキルス胃がんなどの間質の多い難治性固型腫瘍では，無効とされている。我々はドラッグデリバリーの観点から，この問題に取り組んだ。まず，*in vivo* イメージングを中心にした抗体デリバリーの解析で，これらのがん種では豊富な間質成分が抗体の腫瘍内浸透性を抑制していることを明らかにした。そして，このいわゆる間質バリアを克服するために，従来のミサイル療法剤とは全く異なるドラッグコンセプトの基に，新たな抗体・抗がん剤の作製及び開発を行ったので，ここに紹介する。

4.2 がん間質と抗体デリバリー

間質とはストローマとも呼ばれ，細胞成分の間隙に存在する組織で，従来は上皮や実質の細胞の脇役的存在として認識されていた。しかしながら，図1A に示すように，コラーゲンなどの繊維成分や血管・神経以外にも線維芽細胞，マクロファージ，血液細胞など多くの細胞が存在している。また，膵臓発生では間質からの形態形成シグナルが膵臓上皮の発芽や分枝構造を構築していくのに必要であるし，血管前駆細胞をコラーゲン4培養皿上で VEGF と共に培養しても，血管もどきのような形態しか示さないが，間質由来のストローマ細胞と培養すると管状構造を形成することができるというように血管組織のリモデリングにも大きく働いている。さらに，炎症の治癒過程における過剰な免疫反応の抑制や，生殖系細胞を防御するための免疫隔絶などにおいて，自己細胞を守る防御的役割を果たしている。このように，生体反応において間質は多彩な機能を発揮している（図1B)。我々は，特にドラッグデリバリーの観点からのがんの間質に注目した。図1C で示したごとく，豊富な間質が抗体を含む高分子製剤の腫瘍内浸透性を障害している可能性が指摘されていたからである。近年，抗体医薬の開発が進み，多くの抗体が臨床応用されている。また，欧米では抗体医薬の開発を先導してきたバイオベンチャーを中心に，抗体に抗がん剤を付加した抗体・抗がん剤複合体の開発が進んでいる。しかしながら，抗体医薬，抗体・抗がん剤複合体共に間質豊富な難治性がんには有効性を示すことができていない[1,2]。従来の抗体・抗

＊1　Masahiro Yasunaga　㈱国立がん研究センター東病院　臨床開発センター　がん治療開発部　薬理薬効室長

＊2　Shino Manabe　㈱理化学研究所　基幹研究所　伊藤細胞制御化学　専任研究員

＊3　Yasuhiro Matsumura　㈱国立がん研究センター東病院　臨床開発センター　がん治療開発部　部長

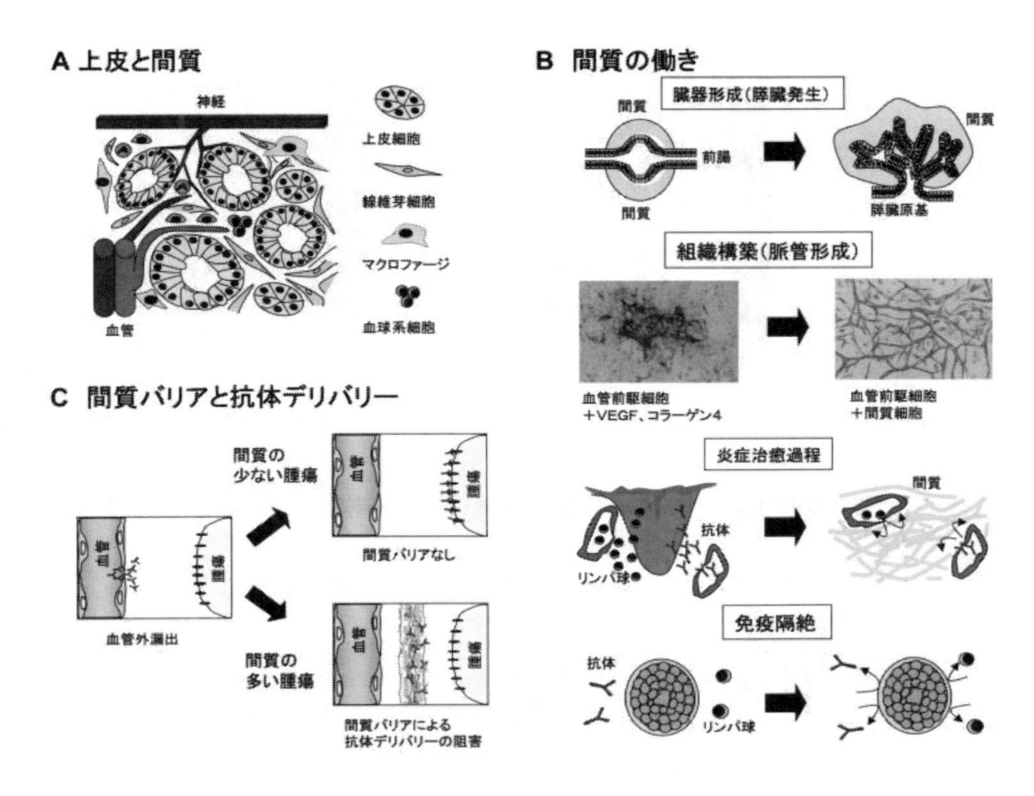

図1

がん剤複合体は，がん細胞を標的にした抗細胞（表面分子）抗体に用量依存性の抗がん剤やトキシンをリンカーで繋いだものである。リンカーは一般的に血中での安定性を重視してペプチド結合やカルバメート結合などが用いられている。これらは，通常複合体が細胞内に取り込まれた後に，細胞内の酵素によって薬剤がリリースされる仕組みになっている[3]。したがって，間質バリアに阻害されて，がん細胞に届かないものは機能を発揮することができない。この抗体デリバリーの障害こそが，従来の抗体・抗がん剤複合体が難治性がんで有効性を示すことができなかった最大の理由だと考えられた。実際，ミサイル療法剤の有効な悪性リンパ腫モデルでは，抗体は腫瘍内を均一に分布し，各細胞に十分行き渡っていた。一方，膵臓がんモデルでは，抗体は一部の細胞にしか到達しておらず，腫瘍内浸透性が障害されていた（図2）。そこで，我々は，間質バリアを克服すべき新たなドラッグコンセプトを考え出した。第一に，がん細胞ではなく，がん間質を標的にした抗間質抗体をキャリア抗体として利用するということである。第二に，間質を標的にするということにもよるが，細胞内ではなく細胞外で薬剤をリリースさせるリンカーを用いるということである。第三に，抗体・抗がん剤複合体にDDS（ドラッグデリバリーシステム）機能を持たせることを重視していたので，DDSの徐放性作用を最大限に活かせる時間依存性の抗がん剤（今回の場合はSN–38）を使用するということであった（図3）。

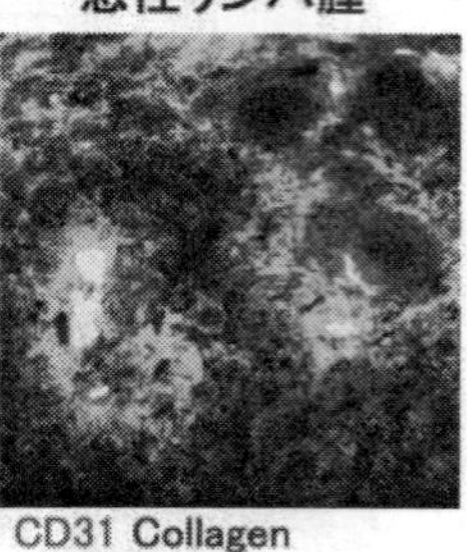

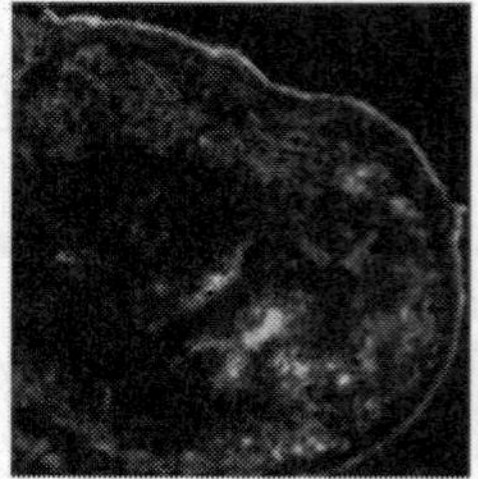

図2

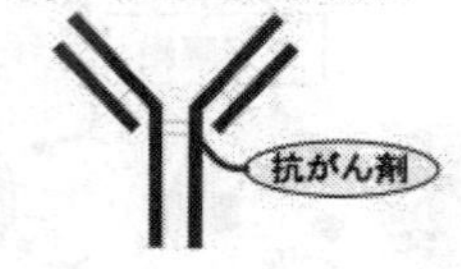

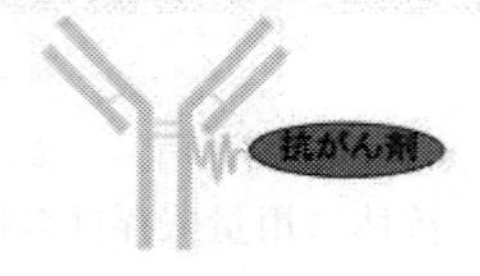

図3

4.3 抗間質抗体と腫瘍ターゲッティング

抗体の標的分子として，難治性固型腫瘍の間質を構成する蛋白質のコラーゲン4とフィブリンに着目した（図4A)。コラーゲン4は腫瘍内部では，腫瘍血管基底膜において管状に存在するタイプと細胞間隙に無構造的に存在するタイプの2種類の構成要素が存在する（図4B)。正常の肺や腎臓にも多量に存在するが，血管内皮細胞の外側（血流の反対側）に存在するため，抗体が結合するためには血管外に一度漏出する必要がある。腫瘍部では抗体を含む高分子物質の血管外漏出は容易であるが，正常部では漏出しない（EPR効果＝受動ターゲッティング)[4]。したがって，抗コラーゲン4抗体は，正常の肺や腎臓のコラーゲン4に結合することはなく，通常は腫瘍の間質（腫瘍血管周囲と細胞間隙）のコラーゲン4に選択的に集積・結合する。一方，フィブリンは，病的部位において活性化されたトロンビンの作用でフィブリノーゲンからフィブリノペプタイドA，Bが切断されて，さらに一部構造変化を伴いながら形成されるもので，多数のフィブリンモノマーが重合したポリマーとして存在する。フィブリンは出血・凝固や炎症反応でも見

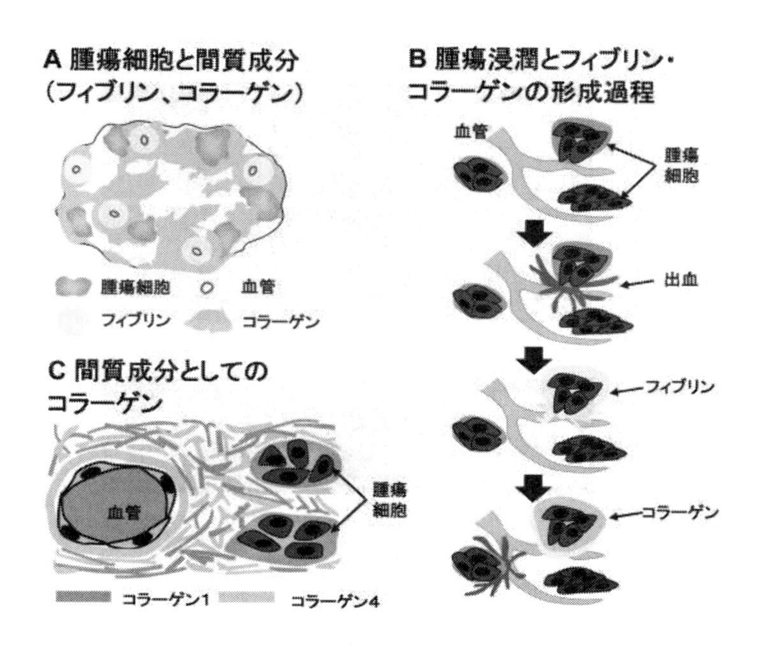

図4

られるが，脳梗塞・心筋梗塞や膵炎・関節リウマチでは通常症状のある急性期や病態の増悪時のみ見られ，無症候性（症状のない）状態では，がん病態に特異的な存在である[2]。

以上の理由から，コラーゲン4とフィブリンに対する抗体は，がん組織の間質に選択的にデリバリーされ集積・結合すると考えた（図4C[1,2]）。

作製した抗コラーゲン4抗体と抗フィブリン抗体の体内動態・腫瘍標的性を近赤外線 *in vivo* イメージングを用いて評価した。まず，ヒト膵臓がんのマウス Xenograft モデルに対して，非特異的に作用する抗 CD20 抗体を対照にして，抗コラーゲン4抗体のデリバリー効果を観察した。抗 CD20 抗体も EPR 効果（受動ターゲッティング）で，投与後3日目までは腫瘍に選択的に集積するが，7日目には腫瘍から消失していた。一方，特異的抗体であるコラーゲン4抗体は，能動ターゲッティングによる上乗せ効果が生じるため投与後7日以降も長く腫瘍に集積することができた（図5A）。続いて，抗フィブリン抗体についても，間質豊富な化学発がん性マウス皮膚がんモデルに対するデリバリー効果を観察したところ，抗コラーゲン4抗体同様に7日目以上の長期間において選択的腫瘍集積性を認めた。さらに，免疫組織染色との組み合わせ実験で，抗フィブリン抗体が腫瘍細胞の存在部ではなく腫瘍間質に特異的に反応・結合していることを確認した（図5B）。

4.4　抗間質抗体・抗がん剤複合体

抗体デリバリーの評価に引き続き，治療用抗体・抗がん剤複合体の作製を行った。付加する薬

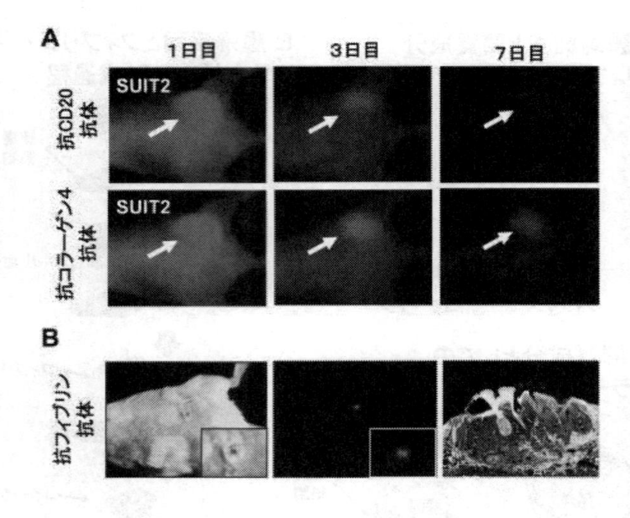

図5

剤には，時間依存性の抗がん剤としてSN–38を選択した。ここで重要なのが既述したごとく，間質に集積させた抗体・抗がん剤複合体から薬剤をがん細胞に向けて有効に放出・作用させるための細胞外で薬剤リリース能があるリンカーの開発である。従来は細胞内インタナリゼーション後に細胞内酵素を利用した細胞内薬剤リリース型のリンカーが主流であったため，発想の転換が要求された。そこで，酵素反応に依存しないエステル結合を用いることにした。血液中での安定性を確保するために，ポリエチレングリコール（PEG）を配合した。また，最初に開発を行った抗コラーゲン4抗体には，単鎖状のマレイミド・リンカーを還元状態のSH基に付加して6–8個のSN–38を付加させることができたが[1)]，抗フィブリン抗体には，その後に開発に成功した分枝状のリンカーを利用して18–24個のSN–38を付加させることができた（図6A）[2)]。次いで，*in vitro*での薬剤リリース能を，細胞内酵素であるカルボキシエステラーゼが必要なカルバメート結合を用いた同じ構造のリンカーと比較検討した。カルバメート結合リンカーはカルボキシラーゼがない状態では薬剤をリリースできないが，エステル結合リンカーは酵素の存在にかかわらず薬剤のリリースが可能であった（図6B）。抗コラーゲン4抗体・SN–38複合体，抗フィブリン抗体・SN–38複合体をマウスに投与して薬物動態を解析すると，血中での遊離SN–38の抗体結合型SN–38に対する比率は5–10%であった[1, 2)]。以上より，抗間質抗体・SN–38複合体の酵素非依存性の細胞外薬剤リリース能と血中での安定性を確認することができた。

4.5 抗腫瘍効果と腫瘍血管抑制作用

間質豊富な膵臓がんXenograftモデルで，非特異的に作用する抗CD20抗体とがん細胞特異的に作用する抗EpCAM抗体を対照にして抗コラーゲン4抗体・SN–38複合体の抗腫瘍効果を確認した。既述のごとく抗CD20抗体・SN–38複合体もEPR効果で腫瘍に選択的に集積するために，一定の抗腫瘍効果を認めることができた。抗 EpCAM 抗体・SN–38 複合体はさらに強い抗腫瘍効果を認めたが，抗コラーゲン 4 抗体・SN–38 複合体は，3 か月以上のより長い期間・安定して腫瘍の増大を抑えることができた（図 7A）。Xenograft モデルは，抗間質抗体・SN–38 複合体の効果を判定するには，①ヒトがん細胞とマウス間質という不自然な組み合わせ，②発が

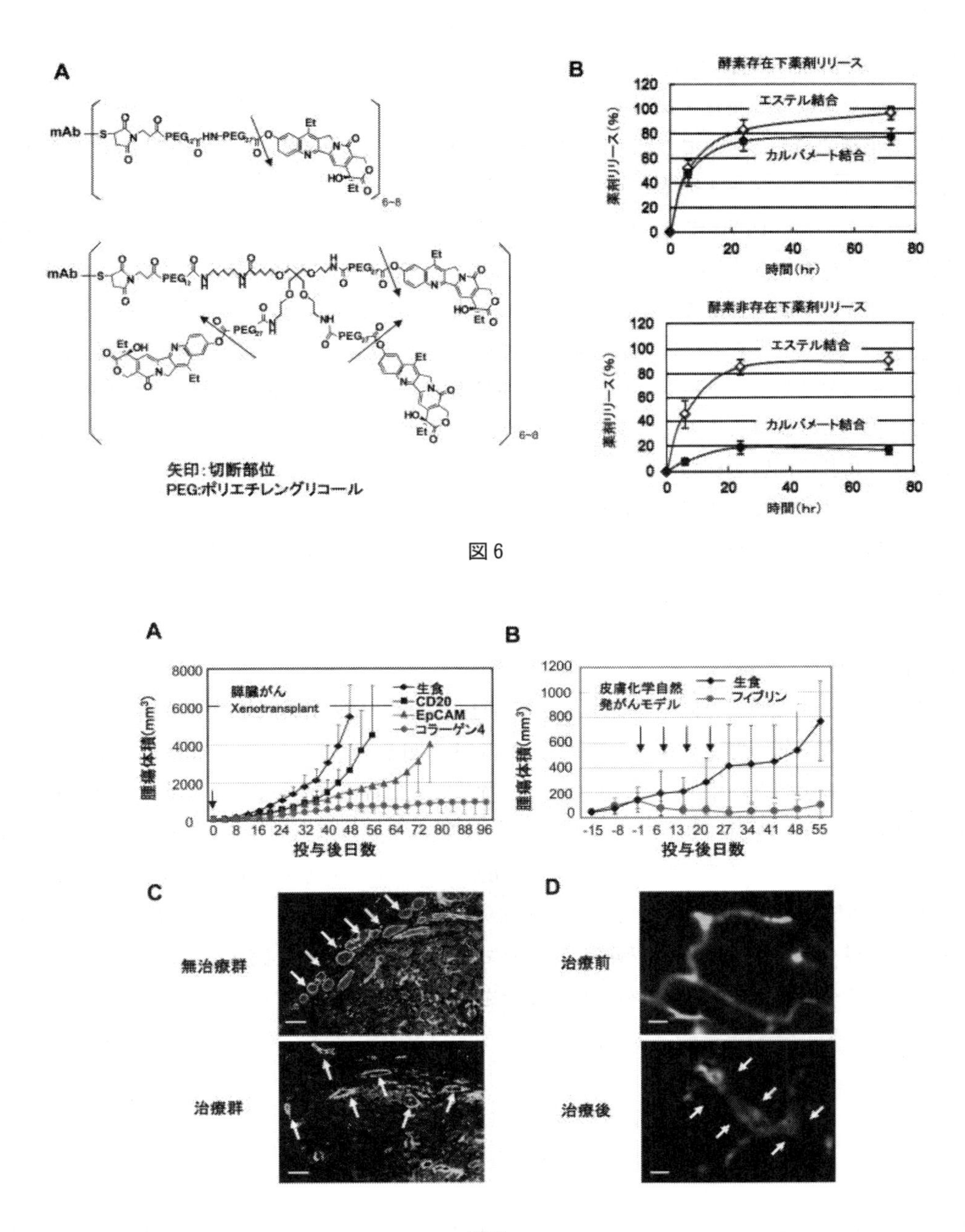

図 6

図 7

ん過程の早期病態を経由していない，③免疫不全マウスを用いることによる重要な宿主反応を欠いているなど，ヒトがん病態を十分には反映していない。また，④増殖が早く抗がん剤が効き過ぎて，薬効の過大評価に繋がる危険性が高いなど問題が多かった。そこで，DMBA（イニシエーター）とPMA（プロモーター）という2種類の化学物質で誘導した皮膚発がんモデルを，新たに導入した。このモデルでは，上記①–④の問題点を全てクリアしていることと，がん細胞・遺伝子Heterogeneityを有することで，よりヒトがん病態に近いモデルと言えた。このモデルに対して，抗フィブリン抗体・抗がん剤複合体の治療実験を行った。図7Bに示すごとく，著明な抗腫瘍効果を認めることができた[2]。抗間質抗体・SN–38複合体の作用を病理組織学的に解析したところ，抗コラーゲン4抗体，抗フィブリン抗体の両複合体共に腫瘍細胞と腫瘍血管の両方を強く障害していた。図7Cでは，CD31腫瘍血管内皮細胞が消滅して，管状のコラーゲン4のみが残骸として存在するempty sleeve現象を示していた[5]。また，無治療群と治療群の比較検討のみでは個体差の影響を否定できないので，これを除外する目的で，蛍光標識した高分子デキストランを用いた*in vivo*イメージングによる腫瘍血管の観察実験を行った。この評価系を用いて，同一個体における抗フィブリン抗体・SN–38複合体投与前後での，腫瘍血管の変化を確認した。投与前に比べて，投与後に著明な腫瘍血管の拡張と血流の途絶・停滞を認めた（図7D[2]）。

このように腫瘍間質を標的にした抗間質抗体・抗がん剤複合体は，間質成分が豊富な難治性固型腫瘍の治療薬として大変有望な動物実験の結果を示すことができた。我々は，この新しい治療法をCAST（Cancer Stromal Targeting）療法と命名し，早期臨床応用を目指した開発研究を継続しているところである。

4.6 おわりに

抗体医薬開発を先導した欧米ベンチャー企業は，2000年頃から既に，次世代医薬品として抗体・抗がん剤複合体の開発に精力を注ぎ，現在臨床応用が進んでいる。本邦では1980年代を中心にミサイル療法開発時にブームを生んだが，抗体医薬に特化しているせいなのか，或いはその時の不成功体験が尾を引いているのか衰退したまま現在に至っている。我々は抗体テクノロジーに，コントロールド・リリースを初めとするDDSテクノロジーや有機化学合成を駆使したリンカーテクノロジーを融合することで，抗体・抗がん剤複合体のフロンティア領域を開拓している。今後，より多くの方がこの分野に興味を持たれて，参加してもらい，臨床応用に繋がる成果が一日でも早く，そして一つでも多く生まれることを切に願わざるを得ない。

文　献

1）Yasunaga M, Manabe S, Tarin D, Matsumura Y. Cancer-stroma targeting therapy by cytotoxic immunoconjugate bound to the collagen 4 network in the tumor tissue. *Bioconjug Chem.* **22**, 1776–83 (2011)

2) Yasunaga M, Manabe S, Matsumura Y. New concept of cytotoxic immunoconjugate therapy targeting cancer-induced fibrin clots. *Cancer Sci.* **102**, 1396–402 (2011)

3) Wu AM, Senter PD, Arming antibodies: prospects and challenges for immunoconjugates. *Nat Biotechnol.* **23**, 1137–46 (2005)

4) Matsumura Y, Maeda H. A new concept for macromolecular therapeutics in cancer chemotherapy: mechanism of tumoritropic accumulation of proteins and the antitumor agent smancs. *Cancer Res.* **46**, 6387–6392 (1986)

5) Mancuso MR, Davis R, Norberg SM, O'Brien S, Sennino B, Nakahara T, Yao VJ, Inai T, Brooks P, Freimark B, Shalinsky DR, Hu-Lowe DD, McDonald DM. Rapid vascular regrowth in tumors after reversal of VEGF inhibition. *J Clin Invest.* **116**, 2610–21 (2006)

5　マイクロ抗体：抗体様分子標的ペプチドの設計

藤井郁雄*

5.1　はじめに

21世紀に入るとともにヒトの遺伝子構造の全容が明らかにされた。現在，ゲノムから翻訳されるタンパク質の網羅的な解析が進められて，医薬品のターゲットとなるタンパク質の種類も数も劇的に増えている。このような急速なプロテオーム解析研究にともなって，分子標的医薬の第一候補として注目されているのが抗体医薬である。免疫システムのもつ抗体の多様性を利用すれば，標的タンパク質に特異的に結合する分子標的医薬を意のままに作製することができる。また，抗体のタンパク質工学も急速に進歩してきている。15年前までは，抗原の免疫が唯一の抗体作製法であったが，いまでは，組み換え抗体タンパク質のファージ表層提示ライブラリー法より免疫をすることなく目的とした抗体を取得することができる。

一方，抗体医薬の研究が進むにつれ，その限界も明らかにされてきている。抗体医薬には，以下のような問題点が指摘されている。1）ヒトに対する抗原性を下げるため，ヒト化等が必要である。2）抗体は，多数のジスルフィド結合を含む巨大タンパク質であるため，細胞内に導入したり，細胞内で機能させたりすることができず，細胞内のタンパク質をターゲットとすることができない。3）現在の抗体医薬はそのほとんどがモノクローナル抗体であるために生産に膨大なコストを必要とする。さらに，4）抗体医薬の開発や生産には，特許の制限が複雑に絡み合っている。これらの問題点は，抗体の基本構造に起因するものである。そこで，イムノグロブリン構造を利用せず，目的の標的タンパク質に対して特異的に結合する抗体様物質の開発研究が始まっている[1)]。筆者らは，抗体様物質としてヘリックス・ループ・ヘリックス構造をもつ分子標的ペプチドの開発を行っている（図1）。すなわち，分子進化工学の主要技術であるファージ表層提示ライブラリー法を駆使し，立体構造規制ペプチド・ライブラリーから標的タンパク質に結合するペプチドをスクリーニングする。得られるペプチドは，強固な立体構造をもつため生体内の酵素分解に対しても安定であり，低分子量（分子量：3000～5000）であるにもかかわらず抗体と同等の高い結合活性をもつ。以上のことからこの分子標的ペプチドを「マイクロ抗体」と名付けた。本稿では，マイクロ抗体の分子設計およびその機能について紹介する。

5.2　マイクロ抗体の分子設計

抗体タンパク質は，安定なβ-ストランド構造を土台分子として持ち，この土台分子の上に6本のCDR領域（ループ構造）を持つ。CDR部分のアミノ酸を多様に変化させることにより抗体ライブラリーが形成され，免疫により，このライブラリーから抗原に高い特異性と強い結合活性をもつ抗体タンパク質が選別される。そこで，このような性質を模倣するために，筆者らは，土台分子としてヘリックス・ループ・ヘリックス構造を有するペプチドを分子設計し，立体構造

＊　Ikuo Fujii　大阪府立大学　大学院理学系研究科　生物科学専攻　生体分子科学分野　教授

規制ペプチド・ライブラリーを構築した（図2）[1]。

このペプチドは3つの領域で構成される（①14アミノ酸残基からなる構造支持領域，②グリシン7残基からなるループ，③同じく14アミノ酸残基からなるライブラリー領域）。2つのヘリックスは，内側に存在するLeu基（Leu^3，Leu^6，Leu^{10}，Leu^{12}，Leu^{23}，Leu^{26}，Leu^{30}，Leu^{33}）の疎水相互作用および側面のGlu基（Glu^2，Glu^9）とLys基（Lys^{22}，Lys^{29}）の静電相互作用により寄り添い，安定なヘリックス・ループ・ヘリックス構造を形成する。一方，ヘリックス外側のアミノ酸は立体構造構築に関わっていない。したがって，外側のアミノ酸（X^{24}，X^{25}，X^{28}，X^{31}，X^{32}）

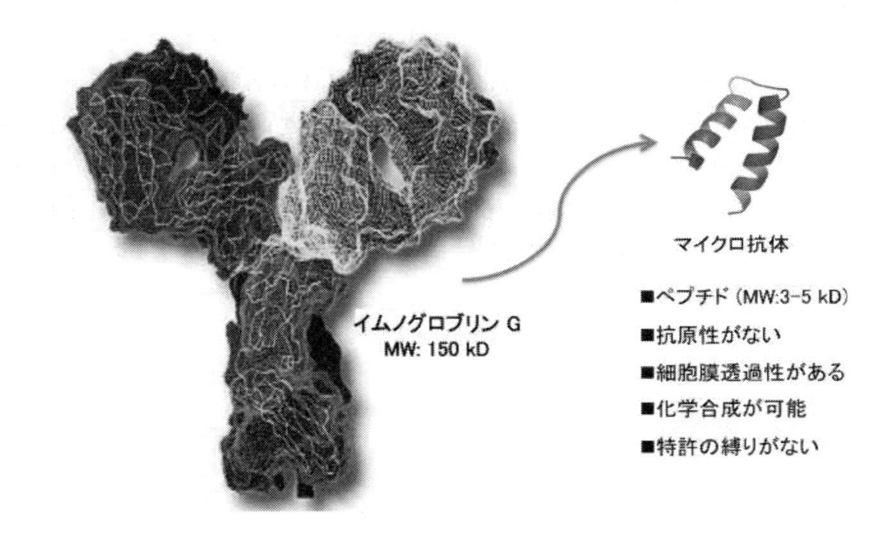

図1　マイクロ抗体：抗体様活性をもつ分子標的ペプチド

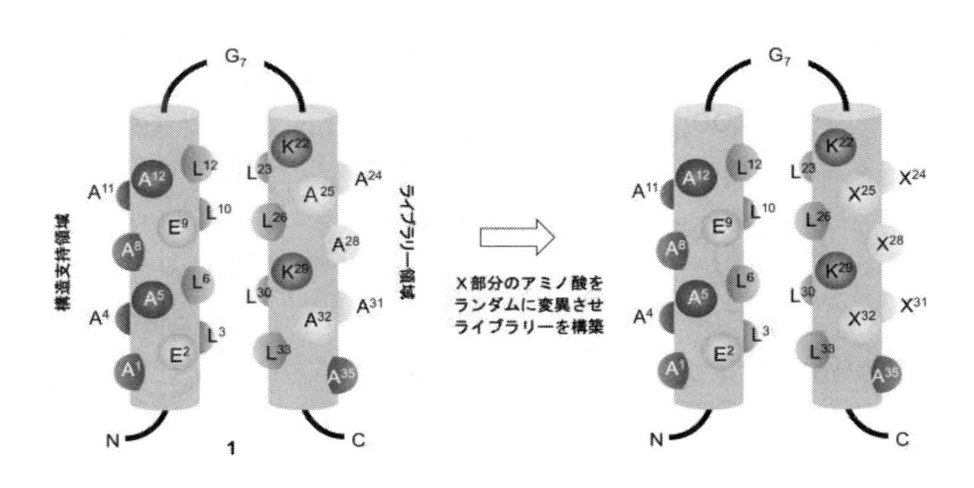

図2　マイクロ抗体の分子設計（ヘリックス・ループ・ヘリックス構造）

をさまざまなアミノ酸に置換することにより，マイクロ抗体の分子ライブラリーを構築することができる。

マイクロ抗体ライブラリーの立体構造を確認するために，C末端ヘリックス外側の3箇所（X^{25}, X^{28}, X^{32}）を性質の異なる5種類のアミノ酸（Ala, Arg, Asp, Thr, Tyr）でランダムに変異させた125種（5^3）のペプチド混合物を合成した[2]。その際，N末端ヘリックスにHisを2箇所（i, $i+4$）に導入し，Ni^{2+}–固定化金属アフィニティークロマトグラフィー（IMAC）により，ペプチドの立体構造を評価した（図3）。すなわち，ペプチドがヘリックス・ループ・ヘリックス構造の場合，N末端ヘリックスの2つのHis側鎖（His^4, His^8）は同じ方向に固定されるため，Ni^{2+}イオンに強く結合しペプチドがアフィニティーカラム内にトラップされる。一方，ペプチドがランダムな構造の場合，Ni^{2+}イオンへの結合が弱くカラムから簡単に溶出する。そこで，125種のペプチド混合物についてNi^{2+}–固定化金属アフィニティークロマトグラフィー（IMAC）の挙動を調べたところ，80%以上のペプチドがカラムにトラップされ，溶出するためには酸性バッファー（20 mM phosphate, 1.0 M NaCl, pH 4.0）を要した。このことより，C末端ヘリックス側面のアミノ酸をさまざまなアミノ酸に置換しても，マイクロ抗体がヘリックス・ループ・ヘリックス構造を持つことを確認した。

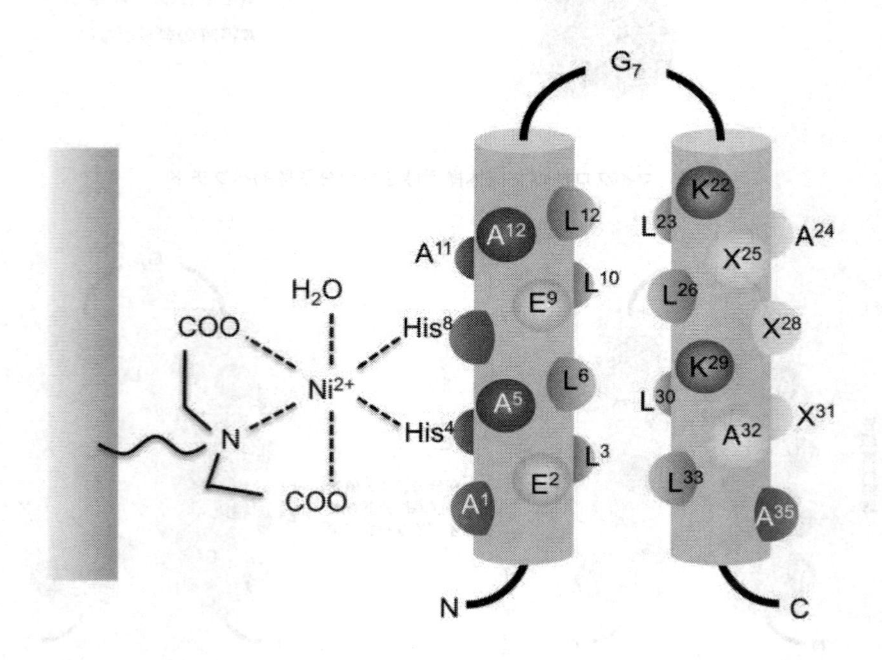

図3　固定化ニッケルイオンアフィニティークロマトグラフィーによるヘリックス・ループ・ヘリックス構造の評価

5.3　マイクロ抗体のスクリーニング

上記の結果から，マイクロ抗体をライブラリー化できることが確認できたので，次に，ファージ表層提示ライブラリーの構築を検討した。ファージ表層提示ライブラリー法は，進化分子工学の主要技術の１つで，特にヒト抗体の作製や抗体親和性の改良に汎用されている。これまでに筆者らは，ファージ表層提示抗体ライブラリーを使って，抗体酵素の機能改変に成功している[3,4]。そこで，抗体と同様に，マイクロ抗体にもファージ表層提示ライブラリー法を適用し，マイクロ抗体のスクリーニングに利用することにした。

本ファージ・ライブラリーをマウス顆粒球コロニー刺激因子（G–CSF）受容体に対してスクリーニングした[5]。G–CSF は白血球の１種である好中球の分化・増殖を誘導する糖タンパク質（分子量約 1.8–2.2 万）で，骨髄移植時の好中球の増加促進剤や抗ガン剤の副作用である好中球減少症の治療薬として使用されている。

ファージ・ライブラリーを，固定化した G–CSF 受容体と反応させ，結合しないファージは洗い出して，結合するファージを選択し回収した。最終的に，5 回パンニング後，G–CSF 受容体結合性ペプチド（マイクロ抗体）の単離に成功した。

得られた受容体結合性ペプチドと天然 G–CSF との間にはアミノ酸配列の相同性はない。しかし，ペプチドが α–ヘリックス構造を持っているため，その立体構造を指標にして天然 G–CSF と重ね合わせが可能になる。既に解析されている G–CSF 受容体の X–線構造を検討したところ，ペプチド C 末端ヘリックスと天然 G–CSF の A–ヘリックスに相同性が観測されるとともに，Ala^{35} の Arg 残基への置換が結合活性を向上させることが示唆された。以上のことを考慮して結合性ペプチドの最適化を行い，高い結合活性（K_d＝214 nM）をもつマイクロ抗体（P8–2KA）の取得に成功した。

5.4　次世代抗体としての可能性

生体内におけるマイクロ抗体の安定性を獲得するために，N 末端と C 末端との間で環化させた。上記の顆粒球コロニー刺激因子（G–CSF）受容体結合性マイクロ抗体（P8–2KA）にジスルフィド結合を導入し，安定なヘリックス構造をもつマイクロ抗体（P8–2KA–disulfide）を合成した。また，N 末端にクロロアセチル基を導入後，C 末端のシステイン残基と反応させ，チオエーテル結合で環化させたマイクロ抗体（p8–2KA–thioether）を合成した。両マイクロ抗体の CD スペクトルを測定し，［θ 222］における平均楕円率から α–ヘリックス性を比較した。その結果，オリジナルである P8–2KA（helix 36%）に比べ，環化させたマイクロ抗体はより安定なヘリックス構造を持つことが判明した（P8–2KA–disulfide：helix 59%, p8–2KA–thioether: helix 41%）。また，ヘリックス構造の安定化にともなって，受容体結合活性も向上した（P8–2KA–disulfide：Kd＝3 nM，p8–2KA–thioether: Kd＝4 nM）。

G–CSF による細胞増殖実験において，P8–2KA–disulfide および p8–2KA–thioether は強い阻害活性を示した（P8–2KA–disulfide：IC_{50}＝75 nM，p8–2KA–thioether: IC_{50}＝90 nM）。一方，

P8–2KAは，同じアミノ酸配列をもつにもかかわらず，阻害活性が低い（IC_{50}=50 μM）。すなわち，P8–2KA–disulfideやp8–2KA–thioetherは，安定な立体構造をもったため，酵素分解に対する抵抗性を獲得したものと推測された。そこで，マウス血清中での安定性を検討した。

マイクロ抗体にマウス血清を加えた後（500 μM），残存のマイクロ抗体をHPLCにより経時的に追跡した。ペプチドP8–2KAが30時間でほぼ完全に分解させるのに対し，P8–2KA–disulfideは20時間後でも分解されない。また，p8–2KA–thioetherは最も安定であり，15日の半減期を持つことが判明した。以上の結果から，マイクロ抗体は，抗体と同等の結合活性と安定性を示し，分子標的医薬やタンパク質相互作用検証ツールとして十分利用できることが判明した[6]。

5.5 おわりに

従来，低分子医薬品の開発は，酵素阻害剤や神経伝達物質類似化合物をターゲットとしてきたが，それには明白な設計戦略がある。すなわち，酵素阻害剤開発の場合，基質の構造から低分子阻害剤設計の有用な情報を得ることができる。神経伝達物質の場合も同じである。しかし，このような設計戦略は，タンパク質–タンパク質相互作用の阻害剤の設計には使えない。この場合，相互作用に重要な接触部位やアミノ酸残基を知るためには，膨大な数の部位変異操作や時間のかかるタンパク質の構造解析が要求される。さらに，たとえ相互作用の接触部位の立体構造が解ったとしても，その情報から低分子化合物を設計するための信頼できる方法論がないのが現状である。筆者らは，解決策の一つとして，ペプチドの立体構造構築理論とファージ表層ディスプレイ法（分子進化工学的手法）を組み合わせた新しいゲノム創薬手法を提案した。本法が，タンパク質–タンパク質相互作用をターゲットにした次世代抗体医薬や低分子リガンド開発の一助になれば幸いである。

文　　献

1) N. Suzuki, I. Fujii, *Tetrahedron Lett.* **40**, 6013 (1999)
2) I. Fujii, Y. Takaoka, K. Suzuki, T. Tanaka, *Tetrahedron Lett.* **42**, 3323 (2001)
3) I. Fujii, S. Fukuyama, Y. Iwabuchi, R. Tanimura, *Nature Biotechnology.* **16**, 463 (1998)
4) N. Takahashi, H. Kakinuma, L. Liu, Y. Nishi, I. Fujii, *Nature biotechnology,* **19**, 563 (2001)
5) Y. Takaoka, T. Mizukoshi, H. Shimizu, I. Fujii, *Peptide Science,* 309–312 (2001)
6) D. Fujiwara, Z. Ye, M. Gouda, K. Yokota, T. Tsumuraya, I. Fujii, *Bioorg. Med. Chem. Lett.,* **20**, 1776–1778 (2010)

第4章　ワクチンへの展開

1　粘膜ワクチンの現状と未来

國澤　純*

インフルエンザや感染性腸炎，マイコプラズマなどの新興・再興感染症が問題となっている昨今，これら感染症に対する有効なワクチンの開発が必要急務となっている。呼吸器や消化管といった粘膜組織に存在する粘膜免疫システムを応用し，粘膜組織における初発感染防御と生体内部での二次防御を同時に誘導しようとする粘膜ワクチンが次世代ワクチンとして注目されており，一部はすでに実用化されている。一方で粘膜ワクチンを普遍的なワクチンとして実用化していくためにはまだ多くの課題が残されている。本稿においては，粘膜免疫システムの特徴，ならびに粘膜ワクチンの一般化に向けた課題と今後の展開についてDDSの応用も含め概説する。

1.1　粘膜ワクチンの利点

近年，我々の体の内腔を覆っている粘膜組織に存在する粘膜免疫システムが免疫学の新潮流として注目されている[1)]。生体防御の観点で見てみると，脾臓や血液といった体の内側に存在する免疫システムは，病原体が粘膜を介し体内に侵入した後の防御において機能するのに対し，感染の初発部位に存在する粘膜免疫システムは感染初期における生体防御において重要な役割を担っている。このような生体防御における粘膜免疫システムの重要性から，ワクチンの開発においても粘膜免疫システムを応用した“飲む・吸う”ワクチンである粘膜ワクチンが次世代ワクチンとして注目されている。

現存のワクチンのほとんどは注射による接種であるが，この場合，体の内部の免疫システム（全身系免疫システム）には抗原特異的な免疫応答を誘導することができるが，初発感染防御を担う粘膜面に免疫応答を誘導することができない。すなわち，従来の注射によるワクチン接種では，感染した後の病気の重篤化を防ぐことはできるが，粘膜組織における感染そのものを防御することは困難である。これに対して，抗原を“飲む・吸う”といった方法により粘膜組織を介して抗原を投与する粘膜ワクチンは，注射によるワクチン接種と同様，全身系免疫システムに免疫応答を誘導できるのと同時に，粘膜組織にも免疫応答を誘導することができる。すなわち初発感染防御を担う粘膜免疫と病原体が生体内に入った際の防御機構である全身系免疫との二段構えの防御システムが構築できることから，粘膜ワクチンは粘膜を介し感染するような病原体に対し絶大な効果が期待できる（表1）。

---

*　Jun Kunisawa　東京大学　医科学研究所　炎症免疫学分野　講師

表1　粘膜ワクチンの利点と課題

利点
- 粘膜組織と全身系組織の両方に免疫応答を誘導できる（二段構えの防御機構）
- 簡便な投与（医療従事者を必要としない）
- 注射器・針などの医療廃棄物を出さない

課題
- ワクチン抗原の分解・排除
- MALTへの効果的な抗原送達
- 免疫寛容の回避・解除

また粘膜ワクチンは注射を必要としないことから，医療従事者を必要とせず，また注射針などの医療廃棄物も出さず，注射による疼痛もないことから，保健医療や環境問題，患者への負担といった観点からも次世代型のワクチンとして期待されている（表1)。

1.2　粘膜組織における獲得免疫機能

ワクチンの主要目的は抗原特異的な免疫応答である獲得免疫を誘導することである。粘膜免疫システムにおける獲得免疫の中核を担っているのはIgA抗体である。IgA抗体はJ鎖により二量体，もしくは多量体として形質細胞から産生された後，上皮細胞が発現するpoly immunoglobulin受容体により粘膜組織管腔に移行し分泌型IgAとして機能する。粘膜組織管腔において分泌型IgAは病原体に直接結合し生体内への結合，侵入を抑制，もしくは病原体が産生する毒素に結合し中和することで病原体による病態形成を阻害する。

一方，血液中に主に観察されるIgG抗体も粘膜組織において認められる。IgG抗体はIgA抗体と異なり好中球やマクロファージの貪食促進作用が強い。そのためサルモネラ属菌などのように粘膜管腔から速やかに侵入し，病原性を発揮する病原体に対してはIgA抗体だけではなく，IgG抗体／好中球・マクロファージを介した除菌経路を誘導することも重要である。またリステリアやウイルスなどのように細胞内に存在する病原体に対しては細胞傷害性T細胞を誘導することも重要である。

これら粘膜組織における獲得免疫の誘導においては，粘膜関連リンパ組織（Mucosa-associated lymphoid tissue; MALT）が中心となる[2,3]。腸管において主要な免疫誘導組織として機能しているのはパイエル板であり，ヒトでは数百個，マウスでは10個程度小腸に点在する。一方，呼吸器にもMALTは存在する。ヒトの場合，アデノイドや口蓋扁桃が免疫担当組織として機能することが知られている。マウスなどの場合，鼻腔に接する形で一対のリンパ組織として存在している鼻咽頭関連リンパ組織（Nasopharynx-associated lymphoid tissue；NALT）が代表的なMALTである。構造的にはパイエル板，NALT共にT細胞やB細胞の集積部位を有し，いわゆるリンパ組織としての構造を示すが，他の二次リンパ組織とは異なり，抗原の取り込み口となる輸入リンパ管が存在しない。その代わり，MALTの上皮細胞層にはM細胞と呼ばれる管腔からの抗原取り込みを専門としている細胞が存在する。M 細胞の下には樹状細胞を始めとする抗原提示細胞や T 細胞，B 細胞が集積しており，M 細胞を介して管腔から取り込まれた抗原に対し，即座に免疫応答を誘導できる構造となっている。この過程で抗原刺激を受けた B 細胞は IL–4 や TGF β の作用を受け，IgA 陽性細胞へとクラススイッチする。

MALT で活性化された IgA 陽性 B 細胞や T 細胞は所属リンパ節，胸管，血流を経て，粘膜固有層へ遊走し，生体防御を行う。これらの遊走過程において，免疫細胞は活性化された組織に効果的に戻ってくるホーミングという現象を示す。例えば腸管のリンパ組織であるパイエル板で活性化されたリンパ球は血中に移出した後，腸管に戻ってくる。このことを考慮すると，腸管感染症に対する粘膜ワクチンは腸管を介して免疫の活性化する飲むワクチンが有効であると考えられる。呼吸器に関してはその詳細は解明されていないが，呼吸器へホーミングする機構が存在しているから，インフルエンザなどの呼吸器感染症に対しては吸うワクチンが有効であると考えられる。さらに呼吸器を介したワクチン接種により生殖器での免疫応答も誘導できることが知られており，性感染症にも吸うワクチンは有効であると期待される。

1.3　すでに実用化されている粘膜ワクチン

次世代型ワクチンとして期待されている粘膜ワクチンであるが，すでにいくつかは実用化されている[3)]。

古くから歴史がある粘膜ワクチンとしてポリオワクチンがある。ポリオは熱を伴う風邪のような症状に引き続き，手足の麻痺（弛緩性麻痺）が現れる非常に重篤な感染症であるが，ポリオワクチンの開発によりポリオは激減し，日本では 1981 年以来ポリオの患者の発生は報告されていない。一方で，現在国内で使用されているポリオワクチンは弱毒株を用いた生ワクチンであり，接種したワクチン株によりポリオが発症するワクチン関連麻痺性ポリオが問題となっている。また生ワクチンをもとにして，ポリオが野生化する事態もあり，2004 年にはナイジェリアにおいてワクチン株由来のウイルスが野生化し，ポリオの流行を引き起こしたことが報告されている。

乳幼児の急性重症胃腸炎の主な原因ウイルスの一つであるロタウイルスに対する経口ワクチンが最近日本において承認された。ロタウイルスは感染力が強いこともあり，手洗いや消毒では完全には予防できず，日本では年間約 80 万人がロタウイルス胃腸炎で外来受診していると推計されている。現在，世界ではロタウイルス感染症を予防するワクチンとして，ロタリックスとロタテックの 2 種類が開発されており，日本では，2011 年 7 月にロタリックスが承認され，ロタテックは 2011 年 10 月現在承認申請中となっている。ロタリックスは古典的なワクチンの製法で作製された弱毒ヒトロタウイルス生ワクチンである。上述のポリオウイルスと同様，ワクチン株による副作用（腸重積）の可能性があるため，接種期間が限定されている。一方で，ロタテックはウシのロタウイルスに遺伝子操作により人間に感染するロタウイルス 5 種類の抗原を発現させた組み換え生ウイルスとなっている。

一方，呼吸器感染症に対しては噴霧型のインフルエンザワクチンが欧米において使用されている。現在，使用されているワクチン（FluMist）は，人体内の温度環境（36-37℃）では著しく活性が低下する低温馴化培養したインフルエンザウイルスを用いた生ワクチンである。その他の生ワクチンと同様，副作用があり，ワクチン接種を受けた人の中からインフルエンザ症状がみられたことからワクチンの接種対象が2-49歳の健常人となっている。

上記のように生ワクチンは有効性が非常に高い一方で，ウイルス株による発症や強毒株への変異が危惧されており，安全性の面で課題が残されている。また生ワクチンは本来病原体が有している侵入方法を用い，宿主免疫系の活性化を行っているが，多くの病原体は宿主免疫から逃避する機構を有しているため，そのような病原体を用いる場合は免疫逃避機構を考慮した免疫の活性化システムが必要である。

1.4 安全性，かつ有効性の高い粘膜ワクチンの開発に向けた課題

生ワクチンの安全性の問題を克服する方法として，病原体をホルマリン固定した不活化ワクチンやワクチン抗原だけをタンパク質やペプチド，もしくは核酸の形態で投与するサブユニットワクチンの利用がある。これらは生ワクチンに比べ安全性の点では優れているが，免疫誘導能が低いという問題点がある。例えば粘膜組織は元来，外来異物を分解，排除するための組織であるため，投与したワクチン抗原を生体内に取り込ませる工夫が必要である（表1）。さらには上述の免疫誘導組織であるMALTへの効果的な抗原送達を行い，獲得免疫を誘導することが重要である（表1）。

同時に克服すべき課題として免疫寛容という現象がある（表1）。栄養素の吸収部位となっている粘膜組織に存在する粘膜免疫システムは，生体にとって有益な異物に対しては，異物であっても積極的に免疫の抑制・寛容を誘導することで，免疫学的恒常性を乱すことなく，異物の取り込みを可能にしている。一方，有害異物である病原体は自然免疫を活性化するリガンドを発現しているため，生体は免疫の活性化を行い生体防御を誘導する。すなわち効果的な粘膜ワクチンを開発するためには，上記の“抗原の安定性，MALTへの効率の良い抗原送達”といった課題に加え，“目的のワクチン抗原のみに対する免疫抑制・寛容を解除し，活性化を誘導する”必要がある（表1）。

1.5 DDSの粘膜ワクチンへの応用

上記問題を克服する技術としてDDSの応用が注目されている（表2）[4]。DDSは古くより，薬物を目的の部位へ必要量送達するための技術として研究が発展してきた。そのひとつとして経鼻・経口投与後の薬物のバイオアベイラビリティを上昇させるための技術開発が進められている。これらの技術はワクチン抗原を薬物にみたてることで，粘膜ワクチンへ応用できると期待される。例えば，ポリ乳酸マイクロスフェアなど臨床ですでに用いられている粒子担体の幾つかは，消化管における消化，分解から抗原を防御することで粘膜ワクチン担体としても有効であることが報告されている[4]。

MALTへの選択的，かつ効率的な抗原送達に関しても，様々なDDSの開発が行われている[2, 4]。上述のようにMALTに存在する抗原取り込み細胞であるM細胞への抗原送達が重要であることから，M細胞に特異性な抗体やレクチン，合成ペプチドなどが実験的に使用されその有効性が示されている（表2）。さらにYersinia菌由来のinvasinやReovirusのσ1 proteinなどのように病原体がM細胞に侵入する際に働くリガンドを用いる方法も検討されており，いずれもその有効性が確認されている（表2）[2, 4]。

さらに最近，植物が特に経口ワクチンの生産・運搬担体として有効であることが報告されている（表2）。これは植物が有する蛋白質産生・貯蔵機構を用い，遺伝子組み換え技術で発現させた抗原をワクチンとして使用するものである。日本の特徴を生かしたワクチンとしてコメを用いた経口ワクチンシステムの開発が注目されている[5]。コメにはプロテインボディと呼ばれる蛋白質貯蔵部位があり，疎水性の粒子として消化管内で存在し消化酵素に対し耐性を示す。またパイエル板に取り込まれやすいとされる数μmというサイズであることから，ワクチン抗原を発現したコメは安定性と送達性の問題を解決する優れたワクチン担体になり優れた免疫誘導効果を示す。またコメに発現させたワクチン抗原は室温において，少なくとも2年間免疫源性を維持した状態で安定に存在したことから，ワクチン製剤の冷所での保存が困難な場所においても，使用可能であると期待される。

また免疫抑制を解除する手法としてToll-like receptor（TLR）のリガンドなどを用いたアジュバント開発が進められている[4]。腸内細菌などに常時晒されている粘膜組織では特殊な自然免疫応答システムが発達していることもあり，その設計は粘膜免疫の特異性に基づいたものが必要である。また食餌性成分や腸内細菌，環境因子に対する免疫抑制の解除はアレルギーや炎症性疾患の発症リスクの上昇につながることから，ワクチン抗原に特異的に免疫抑制を解除するシステムの開発が重要となり，DDSとの融合が必要であると考えられる。

表2　DDS技術の粘膜ワクチンへの応用

	抗原の安定性向上	MALTへの効果的な送達	免疫寛容の回避・解除	その他の利点・課題
ナノ・マイクロ粒子	○	△	×	すでに臨床利用されているものもあり，安全性が高いが，免疫活性化機能は弱い
M細胞特異的抗体・リガンド	×	○	×	抗体・リガンド自身の粘膜面での安定性を維持することが必要
遺伝子組み換え植物（例，コメ）	○	△	×	安価での製造可能，常温での保存可能，組換え植物に対する国民の理解が必要
アジュバント（例，TLRリガンド）	×	×	○	目的のワクチン抗原に対する免疫応答のみ誘導できる技術との融合が必要

1.6 DDSを応用した粘膜ワクチンの実用化に向けた今後の展望

実験レベルにおいては有効性が示されているDDSを用いた粘膜ワクチンであるが，今後は実際に製品化を考慮した研究開発も重要になってくると思われる。例えば，ワクチンに供する抗原をどの形状（タンパク質，核酸など）にし，どの程度の精製度を求めるのか，ワクチン抗原のDDS製剤への封入効率，抗体やリガンド，アジュバントを付与する場合の効率などの問題がある。またこれら様々な修飾を施すほど高価なワクチンとなるが，ワクチンという性質上，なるべく安価であることが望ましい。近年，新しいコンセプトに基づくワクチンの開発が進められるにつけ，製薬市場としても注目され，すでに幾つかの大手欧米系製薬企業は自前のワクチン研究所を設立，もしくはワクチン関連企業を買収するなどして，積極的にワクチン市場へ参入してきている。国内ではこれまであまりワクチン開発に積極的でない風潮が続いてきたが，最近では徐々にワクチン市場に参入しようとする動きを見せている。製剤化に関する課題については，学術的な研究だけではなく，これまで企業が培ってきた技術が必要になってくると思われ，今後は粘膜ワクチンの評価法を含め，産官学のより強固な連携が必要になってくると思われる。

文　献

1) 臨床免疫学（清野宏，編）シナジー社
2) Kunisawa J *et al., Adv Drug Deliv Rev.* (2011 Jul 30) [Epub ahead of print]
3) Kunisawa J *et al., Trends Immunol.*, **29** (11), 505–13 (2008)
4) Kunisawa J *et al., Mucosal Immune Defense*: Immunoglobulin A (Edited by Charlotte S. Kaetzel), Kluwer Academic/Plenum Publishers, pp.345–389 (2007)
5) Yuki Y *et al., Expert Rev Vaccines.*, **8** (8), 1083–97 (2009)

2　アルツハイマー型認知症に対する経皮ワクチン療法

松尾一彦[*1]，岡田直貴[*2]，中川晋作[*3]

2.1　はじめに

認知症は老年人口の約10%が罹患すると言われており，その原因の60%を占めるのがアルツハイマー型認知症（Altzheimer's disease；AD）である。ADは記憶障害を中心に，種々の認知機能が徐々に冒される神経変性疾患であり，患者のQOLを著しく低下させるとともに，介護する家族の負担も大きい。老年人口が総人口の20%を超える超高齢化社会を迎えた我が国においては，ADをはじめとする種々の神経変性疾患に対する治療法の確立が急務となる。現在実用化されているADに対する治療薬としては，ドネペジル塩酸塩（アリセプト；エーザイ），リバスチグミン（リバスタッチパッチ；小野薬品／イクセロンパッチ；ノバルティスファーマ），ガランタミン臭化水素酸塩（レミニール），メマンチン（メマリー；第一三共）があるが，これらはADの進行を抑止あるいは遅延させるものではなく，AD様症状を緩和するいわば対症療法に過ぎない。近年，ADの分子メカニズムの解明研究が進展し，それに即した新規治療戦略が考案されつつある。本総説では，「アミロイドカスケード仮説」について概説するとともに，それに基づく新たなAD治療法と筆者らの取り組みについて紹介する。

2.2　アミロイドカスケード仮説

ADの分子病態メカニズムの解明が進展し，脳内アミロイドβ（Aβ）の蓄積・凝集が神経細胞機能障害ひいては認知機能障害の発端であるとする「アミロイドカスケード仮説」が広く支持されている（図1）[1]。Aβは神経細胞の1回膜貫通蛋白質であるアミロイド前駆蛋白質から酵素（β-secretaseとγ-secretase）により切り出され，40アミノ酸からなる$A\beta_{1\text{-}40}$と42アミノ酸からなる$A\beta_{1\text{-}42}$とに分けられる。加齢あるいは遺伝的要因から，これらはオリゴマーを形成し，さらに凝集することで不溶性Aβとなり脳内に沈着する（老人斑の形成）。特に，Aβオリゴマーが強い細胞傷害性を発揮することが報告されており[2]，そのメカニズムとしては，①ユビキチン依存性蛋白質分解の抑制[3]，②シナプス機能障害[4]，③過リン酸化タウ蛋白質の増加[5]，④細胞内カルシウム濃度の増加[6]，⑤ミトコンドリア傷害[7]，などが挙げられる。すなわち，Aβの凝集・蓄積がタウ蛋白質の異常ひいては神経細胞死などの二次的病変を連鎖的に誘発し，最終的に認知機能障害を引き起こすと考えられている。

2.3　Aβを標的としたADに対する治療戦略

アミロイドカスケード仮説に基づいた治療戦略の確立がADの進行を抑止しうる治療薬の開

＊1　Kazuhiko Matsuo　大阪大学　薬学研究科　薬剤学分野　特任研究員

＊2　Naoki Okada　大阪大学　薬学研究科　薬剤学分野　准教授

＊3　Shinsaku Nakagawa　大阪大学　薬学研究科　薬剤学分野　教授

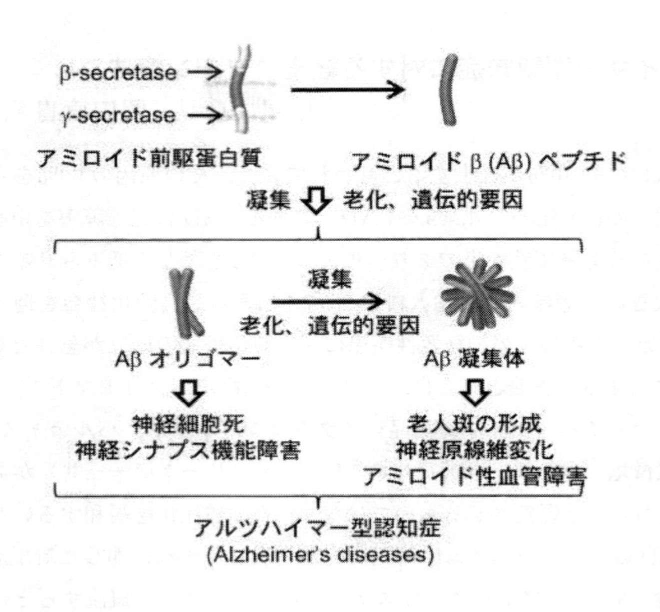

図1　アミロイドカスケード仮説

発につながるものと期待され，Aβの代謝機構を標的とした治療戦略や免疫療法の開発が推進されている。

2.3.1　Aβの代謝経路を標的とした治療法

(1)　Aβの生成阻害

Aβはアミロイド前駆蛋白質から2種類の酵素により切り出されるが，γ-secretaseの阻害薬探索が早期から行われている。しかし，γ-secretase阻害剤はNotchを切断するリスクがあり，杯細胞過形成やT細胞分化といった副作用を示すことから，慢性的治療薬となるAD治療薬としては望ましくない。そこで現在では，Notch切断のリスクを低減し，副作用を回避しうる第2世代γ-secretase阻害剤の開発が行われており[8,9]，米Bristol-Myers Squibb社はγ-secretaseの阻害薬「BMS-708163（開発番号）」のPhase II臨床試験において，ADに対する治療効果を示す可能性を発表した[10]。

(2)　Aβの分解促進

Aβの分解を促進するという観点から，Aβ分解酵素に着目した研究が推進されている。様々なペプチターゼがAβ分解酵素として同定されているが，NeprilysinはAβモノマーだけでなくAβオリゴマーをも分解できる唯一の生体内酵素であることから，その機能を促進させる方法論が注目されている[11]。神経ペプチドであるソマトスタチンはADの病変部位である海馬選択的にネプリライシン活性を制御していることが示されたことから，AD治療薬の創薬ターゲットとして注目されている[12]。

2.3.2　免疫療法

近年，生体防御に関わる免疫系を利用したAD免疫療法が最も有望な治療法として期待されており，抗Aβ抗体を投与する抗体療法ならびに抗原としてAβを投与することで抗Aβ抗体を誘導するワクチン療法に大別できる（表1）。

(1)　ワクチン療法

1999年Elan社において，凝集したA$\beta_{1\text{-}42}$をアジュバントとともにADモデルマウスに免疫したときに老人斑の形成を予防できること[13]，また2000年にJanusらにより学習障害の改善が認められること[14]が見出され，ADに対する免疫療法の有効性が報告された。このような動物実験での成果を踏まえて，2001年にElan社はADワクチン療法の臨床試験（A$\beta_{1\text{-}42}$とアジュバントとしてQS21を併用したAN-1792）を開始した。しかしながら，Phase IIにおいて，実薬投与群の6%に髄膜脳炎という重篤な副作用が出現したために中止となった[15]。しかしながら，その後のモニタリング調査において，ヒトにおいても抗Aβ抗体の誘導が認められ，脳内老人斑が消えうることが判明した[16,17]。

(2)　抗体療法

Elan社によるADに対するワクチン療法の報告後，彼らはAβに対する抗体を生体内に投与することによっても同様の効果が得られることを報告した[18]。ADワクチン療法においては副作用出現が問題となっている現在では，抗Aβ抗体を投与する抗体療法の開発が大きく進展しており，Eli Lilly社のSolanezumab（LY2062430）やWyeth & Elan Pharmaceuticals社のBapineuzumab（AAB-001）はPhase IIIにまで進んでいる。さらに，その他数種類がPhase IまたはPhase IIに入っている[19]。

(3)　抗Aβ抗体によるAβ凝集体の除去メカニズム

抗Aβ抗体によるAβオリゴマーあるいは凝集体の除去メカニズムにはいくつかの仮説が挙げられている（図2）。一つは抗Aβ抗体がAβに結合し，Fc受容体を介してミクログリアに貪

表1　AD免疫療法

	開発会社	Epitope	開発番号/名	臨床ステージ
ワクチン療法	Janssen/Wyeth(Elan)	N-terminus	ACC-001	Phase II
	Novartis	N-terminus	CAD106	Phase II
	GSK/Affiris	Ab mimetic	Affitope AD1 and AD2	Phase II
	Merck	Conformational	V950	Phase II
抗体療法	Janssen/Wyeth(Elan)	N-terminus	Bapineuzumab	Phase III
	Eli Lilly	Central domain	Solanezumab	Phase III
	Baxter	IVlg-mix	Gammaguard	Phase III
	Pfizer	C-terminus	Ponezumab	Phase II
	Roche	N-terminus,Central domain	Gantunerumab R1450	Phase I
	GSK	—	GSK933776A	Phase I
	Eisai/BioArctic	Protofibrils	BAN2401	Phase I

食されるという「アミロイド貪食仮説」[18]である。また，抗Aβ抗体が主として末梢Aβと結合し，その分解・除去を促進した結果，中枢と末梢とでAβに濃度勾配が生じ，結果的に中枢のAβが引き抜かれるという「引き抜き仮説」[20]も提唱された。さらにAβのN末端部位を認識する抗体はAβを融解し，凝集を阻害する作用があることから，「Aβ融解，凝集阻害仮説」[21]も唱えられている。現在，AD免疫療法においては，これらのどの仮説も関与しているのではないかと考えられている。

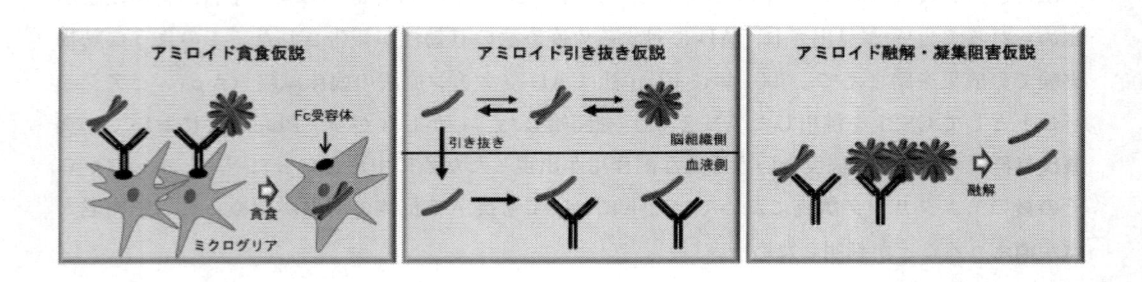

図2　抗Aβ抗体によるAβオリゴマー・凝集体の除去メカニズム

2.4　ワクチン療法の新展開

AN-1792ワクチンによる髄膜脳炎出現の原因究明が行われ，この副作用の正体はAβ反応性Th1細胞による自己免疫性脳炎であることが明らかとされた[22]。抗体療法は非常に有効な治療戦略として現在多数の研究開発が進められているが，頻回投与を余儀なくされることから，コスト面や副作用発現が課題であると言える。ワクチン療法は一旦免疫が誘導されれば，持続的に抗Aβ抗体が産生される可能性があり，この点においては，抗体療法よりも有用な治療戦略であるとされている。従って，ワクチン療法におけるAβ反応性Th1細胞の活性化に起因する副作用を回避することができれば，ADに対する非常に有望な治療法になりうるものと期待される。

ADワクチン療法の副作用を抑止する方法としていくつかの戦略が考案されている。一つはTh1反応よりもTh2反応を優位に誘導する方法である[23~25]。現在のワクチン接種法の大半を占める注射による投与はTh1型免疫反応を誘導することが知られている。近年，抗原を経皮的，経口的，あるいは経鼻的に投与すると，注射型ワクチンと比べてTh1型免疫応答よりもTh2免疫応答を誘導することが報告されていることから，ADに対する経皮ワクチン，経口ワクチン，経鼻ワクチンの開発研究が行われている。また，AβのT細胞認識エピトープを欠損させた改変型Aβを用いたワクチン開発も精力的に進められている。このワクチン抗原を投与してもAβ反応性T細胞応答が誘導されることがないために，AN-1792ワクチンが引き起こした副作用を誘発することはないと考えられ，Janssen & Wyeth社のAAC-001やNovartis社のCAD106はPhaseII進行中である[19]。

2.5　皮膚内溶解型マイクロニードルを用いたADに対する経皮ワクチン療法

筆者らの研究グループはコスメディ製薬株式会社との共同で独自の皮膚内溶解型マイクロニードル（MicroHyala；MH）を用いたADに対する経皮ワクチン療法の開発を推進している（図3)。これまでに様々な経皮デリバリーシステムが報告されているが，ADワクチンに汎用される$A\beta_{1-42}$は42アミノ酸からなる非常に凝集性の高い抗原であるために，適用できる手法が限られる。一方，筆者らのMHは微小針を用いて角質層を物理的に突破することで，針内部に装填した抗原皮膚内へと送達できる。実際に筆者らはこれまでに，MHは可溶性蛋白質のみならず粒子状物質をも針部に装填することができ，それらを抗原提示細胞が存在する生きた表皮や真皮にまで送達しうることを見出している。さらにMHは皮膚構成成分であるヒアルロン酸で作製されているために，皮膚内の挿入された針が皮膚内の水分を吸収することによって溶解する。これは，従来のマイクロニードルの金属製の微小針が皮膚内に折れ残る危険性があるという問題点を払拭するものである。従って，MHを応用した経皮ワクチンシステムはADに対する経皮ワク

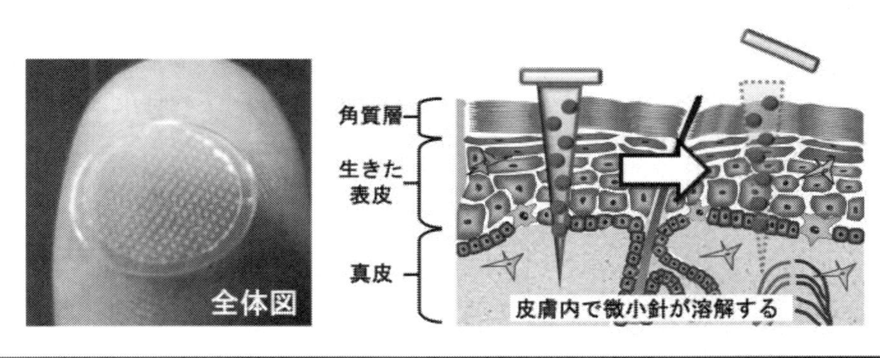

針型	コニーデ型	円錐型
針の形状と長さ	50～100 μm 100～200 μm	300～800 μm
針の顕微鏡写真		

図3　皮膚内溶解型マイクロニードル

チンに適用できるものと考えており，現在本手法のADに対する有効性を検証するとともに，誘導される免疫応答の特性を詳細に解析している。

2.6 おわりに

長寿社会を迎えた本邦においては，認知症は高齢者の健康な生活を脅かす疾患として最も恐れられるものとなり，その原因の2/3を占めるのがADである。分子生物学的研究の進展に伴い，完全にではないにせよ，ADの病態メカニズムが明らかとなりつつあり，そのメカニズムに即した治療法が多数臨床試験の段階にある。これらが実用化されれば，AD治療薬の選択肢が増え，より効果的なAD治療が実現するであろう。さらに今後，このような病態の解明や治療法の確立のみならず，バイオマーカーの開発などのAD早期診断技術の研究開発が進めば，ADの病態の進行段階に対応した治療法の選択・組み合わせを行うとともに，効果的でかつ副作用を軽減したADの予防的治療をも可能にするものと期待する。

謝辞

本研究は「保健医療分野における基盤研究推進事業（独立行政法人医薬基盤研究所）」からの研究助成によるものであり，コスメディ製薬株式会社　神山文男先生，権　英淑先生との共同による研究であります。この場をお借りして厚く御礼申し上げます。

文　　献

1) J. Hardy *et al., Science*, **297**, 353 (2002)
2) D. M. Walsh *et al., Nature*, **416**, 535 (2002)
3) C. G. Almeida *et al., J. Neurosci.*, **26**, 4277 (2006)
4) B. Gong *et al., Cell*, **126**, 775 (2006)
5) T. Bolmont *et al., Am. J. Pathol.*, **171**, 2012 (2007)
6) A. Y. Abramov *et al., J. Neurosci.*, **23**, 5088 (2003)
7) C. Caspersen *et al., FASEB J.*, **19**, 2040 (2005)
8) J. Milano *et al., Toxicol. Sci.*, **82**, 341 (2004)
9) D. M. Barten *et al., J. Pharmacol. Exp. Ther.*, **312**, 635 (2005)
10) K. W. Gillman *et al., ACS Med. Chem. Lett.*, **1**, 120 (2010)
11) N. Iwata *et al., Science*, **292**, 1550 (2001)
12) T. Saito *et al., Nat. Med.*, **11**, 434 (2005)
13) D. Schenk *et al., Nature*, **400**, 173 (1999)
14) C. Janus *et al., Nature*, **408**, 979 (2000)
15) J. M. Orgogozo *et al., Neurology*, **61**, 46 (2003)

16) C. Hock *et al., Neuron*, **38**, 547 (2003)
17) S. Gilman *et al., Neurology*, **64**, 1553 (2005)
18) F. Bard *et al., Nat. Med.*, **6**, 916 (2000)
19) D. Morgan, *J. Intern. Med.*, **269**, 54 (2011)
20) R. DeMattos *et al., Proc. Natl. Acad. Sci.*, **98**, 8850 (2001)
21) J. McLaurin *et al., Nat. Med.*, **8**, 1263 (2002)
22) I. Ferrer *et al., Brain Pathol.*, **14**, 11 (2004)
23) W. V. Nikolic *et al., Proc. Natl. Acad. Sci.*, **104**, 2507 (2007)
24) A. Mouri *et al., FASEB. J.*, **21**, 2135 (2007)
25) H. D. Kim *et al., Vaccine*, **23**, 2977 (2005)

3　インフルエンザワクチン

小檜山康司[*1]，石井　健[*2]

3.1　はじめに

1918年のスペイン風邪，2009年の新型インフルエンザウイルスの大流行，いずれも多くの感染者を出した。毎年，秋から冬にかけて季節性インフルエンザウイルスの感染が全国で起きており，感染を未然に防ぐ事，感染の拡大を抑える事は重要な課題である。現在，世界中にインフルエンザワクチンは存在しており，毎年季節性インフルエンザワクチンの接種が行われているが，ウイルス感染はなくならず，さらには数十年おきに大流行が起きているのが現状である。確かに，人畜共通感染症であるインフルエンザウイルスを根絶する事は困難であると考えられるが，現在用いられているワクチンの接種によって，高齢者などのハイリスク群における重症化や死者は減っている事から，ワクチンの効果は示されている。しかし，より多くの層の人を感染症から守る為，そしてより安全に接種する為には新たなワクチンの開発が必要である事は明らかな事実である。毎年の季節性インフルエンザウイルス感染も大事な問題ではあるが，現在世界中で懸念されているのは高病原性インフルエンザウイルスH5N1の感染拡大，大流行である。高い致死率を有するこのウイルスが2009年の様な大流行を起こさないため，これまでとは異なるインフルエンザウイルス感染阻止のためにも，より効果的で特異的なワクチンが必要とされている。実際に，非常に多くのインフルエンザワクチン開発研究が試みられており，その一つとしてアジュバントが加えられたより効果的なワクチンが挙げられる。アジュバントを加える事で，感染歴のない人にも強い免疫を付与する事が可能となる。そして安全性，特異性の面から，Drug Delivery System（DDS）を利用したワクチン開発も注目されている。経皮，経口，経鼻などの投与ルートやDNAワクチンなど様々な手法を用いたワクチンの開発研究が行われている。この稿では，明らかとなってきたインフルエンザワクチンの作用機序とともに，新たなワクチン開発，DDS応用の試みに関して解説したい。

3.2　インフルエンザウイルス

インフルエンザウイルスは*Orthomyxoviridae*科に属するマイナス鎖の一本鎖RNAウイルスであり，コアタンパクの違いによってA型，B型，C型の3つの亜型に分けられている。本来は水鳥などを宿主とするウイルスだったが，遺伝子再集合（リアソートメント）によって人への感染が可能となり，現在では多くの人が毎年インフルエンザウイルスに感染し発症が確認されている。A型インフルエンザウイルスは表面抗原としてHA（ヘマグルチニン）とNA（ノイラミ

＊1　Kouji Kobiyama　㈱医薬基盤研究所　アジュバント開発プロジェクト　プロジェクト研究員

＊2　Ken J. Ishii　㈱医薬基盤研究所　アジュバント開発プロジェクト　プロジェクトリーダー

ニダーゼ）を有しており，抗原性の違いによってそれぞれ16種類のHA，9種類のNAが報告されている。それゆえ，これらの表面抗原の組み合わせによって，144種類のインフルエンザウイルスの存在が考えられている。インフルエンザウイルスは飛沫感染が主たる感染経路であると言われており，鼻腔や喉などの呼吸器系へ感染する事が知られている。インフルエンザウイルスに感染し，発症すると38℃を超える高熱や，全身の倦怠感などが症状として現れる。これらの症状も辛く苦しいが，インフルエンザウイルス感染において最も注意すべき事は，脳炎や肺炎などの併発による重症化である。免疫力の低下している高齢者や，子供などは特にそのリスクが高く，死亡率も低くはない。現在，インフルエンザ感染後に処方される薬は，ノイラミニダーゼ阻害剤であるタミフル，リレンザ，イナビル，ラピアクタがある。これらはA型，B型インフルエンザウイルスに対してのみ作用し，C型には作用しない。投与法としては基本的に感染後48時間以内に服用するのが効果的とされている（イナビル，ラピアクタに関して報告はない）。タミフル，リレンザは感染予防としても用いる事が出来るが，必ずしもウイルスの感染を阻止出来るとは限らない。

インフルエンザウイルスの大流行（パンデミック）は歴史が古く，最初に起こったのは1918年から始まったスペイン風邪（H1N1）であると言われている。この大流行では大勢の人が感染し，亡くなっている。感染者数は世界中で6億人，死者は約4000万人と推定されている[1~3]。この数は第一次世界大戦の死者よりも多く，感染症の脅威を如実に表している。その後，1956年のアジア風邪（H2N2），1969年の香港風邪（H3N2），近年では2009年の新型インフルエンザ（H1N1）の大流行によって，世界中で多くの人が感染し，多数の死者も出ている[1~3]。2009年の新型インフルエンザに関して言えば致死率は低く，感染率の低い年齢が確認された事から，以前にも流行していたと考えられている。実際に，1920年以降に生まれた人では新型インフルエンザウイルスに対する抗体を有していない事も示されている[4]。1997年には高病原性鳥インフルエンザとしてH5N1が報告されている。このインフルエンザウイルスの人から人への感染は非常に限られており，人への感染自体も限られていると言われ，大流行には至っていないのが現状である。実際にこのウイルスが感染するための受容体はヒト上気道の粘膜上皮細胞には存在していない事が報告されたが，呼吸気管支と肺胞細胞には存在が確認されており，極度の接触による感染の可能性がある[5]。このウイルスはヒトへ感染した際にきわめて高い致死性を示しているために，現在世界中で有効なワクチンの開発が行われている。そして，H5N1ではない高病原性ウイルスが生まれる可能性も否定する事は出来ない事からも有効なワクチンの開発は急務である。季節性インフルエンザとしては毎年A型インフルエンザウイルスであるH1N1やH3N2，またはB型インフルエンザウイルスが流行しており，これらのウイルスは世界中で約10%の人が感染しており，約50万人の人が亡くなっている[1~3]。我が国では毎年数百人から1000人ぐらいの死者が報告されている。こうした背景からもインフルエンザワクチンの需要は高いと言える。次に現在使用されているインフルエンザワクチンについて解説したい。

3.3 インフルエンザワクチンの現状

今世界を見渡すと，インフルエンザワクチンは大きく3種類に分ける事が出来る。弱毒生ワクチン，不活化全粒子ワクチン，コンポーネント（成分）ワクチンである[6)]（図1）。現在国内で任意予防接種が行われているのは，HAワクチンとも呼ばれるコンポーネントワクチンのみであり，毎年国立感染症研究所が選定したウイルス株が用いられ製造されている。現在は，A型インフルエンザである2009年のH1N1，香港風邪が原点であると言えるH3N2，B型インフルエンザのHAがそれぞれワクチン抗原として含まれている3価ワクチンである。HAワクチンにはアジュバントと呼ばれる免疫賦活化剤が入っていない為にその効果は低いと考えられており，インフルエンザウイルスに罹患した事のない乳幼児においては，特に効果が低いと考えられている[7)]。あくまでもマウスの話ではあるが，実際にナイーブマウスでは致死量のインフルエンザウイルス感染に対する防御が不十分である事が示されている[8)]。

現在国内で使用されていないが，過去に不活化全粒子ワクチンも用いられていた。このワクチンにはウイルス粒子の中にウイルス由来RNAがそのまま残っており，これが内在性アジュバントとして働いている。それゆえ，より効果の高いワクチンである事が既に示されているが，安全性の面から現在はコンポーネントワクチンのみが使用されているのが現状である[8)]。

弱毒生ワクチンは米国でのみ使用されており，我が国においても保険適用外ではあるが接種する事は可能である。弱毒生ワクチンは経鼻投与で用いられ，ワクチン液を鼻腔内に噴霧する事でインフルエンザウイルスの感染場に直接，特異的な免疫応答を誘導する事が出来るメリットがあるが，弱毒とはいえ安全性の面から生ウイルスを用いるため，注意が必要であり，副作用の懸念も残る[9)]。

これら代表的なワクチン以外にも，2009年の新型インフルエンザウイルスの大流行によって，

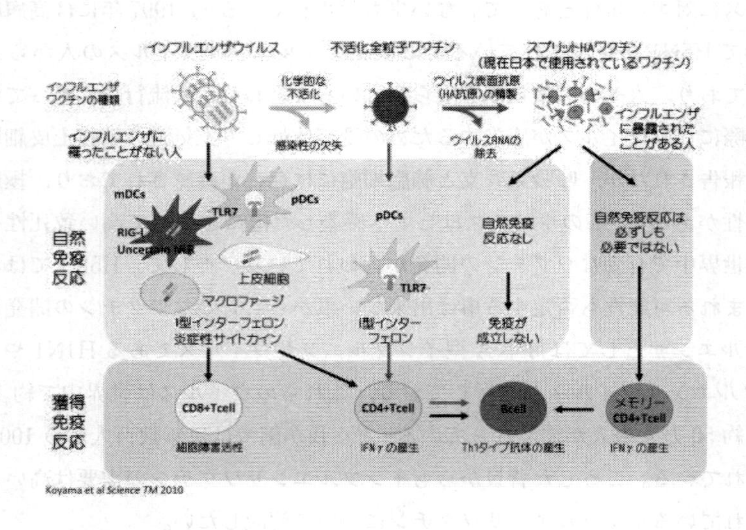

図1 インフルエンザワクチンの作用機序

海外からアジュバント入りのワクチンが特例承認され輸入されている[10,11]。現在開発が行われている H5N1 に対するワクチンにおいては，過去に感染歴がない事，そして高い致死性を示している事から，不活化全粒子ワクチンを用いた開発が行われている。これらワクチン以外にも様々な手法を利用したワクチンが世界中で研究されており，いくつかは臨床試験が行われている（表1〜5）。

3.4　ワクチンにおけるアジュバント

次に，ワクチンにおけるアジュバントについて解説する。我々の体には病原体に対する防御反応，すなわち免疫反応が備わっている。免疫反応は大きく2つに分ける事ができる。自然免疫応答と獲得免疫応答である。自然免疫応答は病原体の構成成分を認識する事で活性化され，炎症性サイトカインの産生や，抗原提示細胞による抗原提示能を増強させる役割を担っている[12]。獲得免疫応答は抗原特異的な抗体の誘導や，細胞障害性 T 細胞（CTL）を誘導し，病原体排除のために必須である。この両者は密接に関わっており，自然免疫応答の誘導が獲得免疫の誘導に必須である事が示されている[13]。自然免疫応答を惹起するような分子は強力なアジュバントとなり得る事が多くの研究者によって示されてきた。実際に，ワクチンにアジュバントを添加する事で強力な獲得免疫応答を誘導する事が可能となるが，精製されたタンパク抗原のみでは獲得免疫応答は誘導されず，免疫寛容になってしまう[14]。それゆえ，新たなインフルエンザワクチン開発の試みとして様々なアジュバントが添加されたワクチンの開発研究が行われている[15]。上述したが，不活化全粒子ワクチンにはウイルス由来 RNA が含まれており，この RNA がアジュバントとして作用する事で，強力なワクチンとして働く。この事は，効果的なワクチン開発のためにアジュバントが重要である事を示唆している。次に不活化全粒子ワクチンの作用機序について解説したい。

3.5　インフルエンザワクチンの効果とその作用機序

不活化全粒子ワクチンは経鼻での投与によって，抗原特異的 IgA を誘導し，インフルエンザウイルス感染を防ぐ事が出来る事から，効果的なワクチンであると言える。実際に，H5N1 のワクチン開発において不活化全粒子ワクチンを用いている事からもその期待は大きいものがある。インフルエンザウイルスなどの RNA ウイルスは，自然免疫受容体である Toll 様受容体（TLR）7 によって認識され，自然免疫応答を惹起する事が既に明らかとされているが[16]，他の自然免疫受容体である，RIG–I–like receptor（RLR）や NOD–like receptor（NLR）によっても認識される報告も出ており，不明な点が残されている[17]。インフルエンザウイルスの作用機序の研究は行われていたものの，特に不活化全粒子ワクチンの作用機序に関しては不明な点が多く残されていた。そこでまず我々は不活化全粒子ワクチンによって誘導される免疫応答の詳細なメカニズムを明らかとする為に，ノックアウトマウスを用いて研究を行った。実際に，TLR7 ノックアウトマウスに不活化全粒子ワクチンを投与する事で，ワクチンによる免疫応答が失われている事を確

表1　不活化全粒子ワクチンの開発状況

WHOのホームページより（一部改変）

ワクチンの種類	インフルエンザウイルスの種類	ウイルス株	アジュバント	投与方法	製造元	登録商標	臨床試験	備考	引用文献
不活化全粒子ワクチン	H5N1	A/Vietnam/1203/2004など	水酸化アルミニウム	筋注	Baxter		I/II, III	ウイルスをVero細胞で培養	31
	新型H1N1	A/California/07/2009	無	筋注	Baxter		II	ウイルスをVero細胞で培養	32
	H9N2	A/Hong Kong/1073/99	水酸化アルミニウム	筋注，皮内	Berna Biotech		II		33
	H5N1	A/Vietnam/1194/2004	水酸化アルミニウム	筋注，皮下	微研	BK PIFA	I, II/III		34
	H5N1	A/Vietnam/1194/2004	水酸化アルミニウム	筋注，皮下	デンカ生研		I, II/III		
	H5N1	A/Vietnam/1194/2004	水酸化アルミニウム	筋注，皮下	北里				
	H5N1	A/Vietnam/1194/2004	水酸化アルミニウム	筋注，皮下	化血研		I, II/III		35
	H5N1	A/Indonesia/05/2005とA/Anhui/1/2005	水酸化アルミニウム	筋注	微研，北里		IV		
	H2N2	A/Singapore/1/57	リン酸アルミニウム，水酸化アルミニウム	筋注	GSK		II		36
	N9N2	A/Hong Kong/1073/99	リン酸アルミニウム，水酸化アルミニウム	筋注	GSK		I/II		36
	H5N1	A/Vietnam/1194/2004	リン酸アルミニウム，水酸化アルミニウム	筋注	GSK	Daronrix	II		
	H5N1	A/Vietnam/1194/2004	リン酸アルミニウム	筋注	Omninvest Hungary	Fluval			37
	新型H1N1	A/California/07/2009	リン酸アルミニウム	筋注	Omninvest Hungary	Fluval P			38
	H5N1	A/Vietnam/1194/2004	水酸化アルミニウム	筋注	Sinovac Biotech	Panflu	II		39
	新型H1N1	A/California/07/2009	水酸化アルミニウム	筋注	Sinovac Biotech		I/II		40
	H5N1	A/Vietnam/1194/2004	水酸化アルミニウム	筋注	Vabiotech		II	ウイルスをサル腎臓細胞で培養	
	H5N1	A/Astana RG/6:2/2009	水酸化アルミニウム	筋注	RIBSP	Kazfluvac	I		
	新型H1N1	A/California/07/2009	水酸化アルミニウム	筋注	RIBSP	Refluvac	I		

表2　不活化スプリットワクチンの開発状況

WHO のホームページより（一部改変）

ワクチンの種類	インフルエンザウイルスの種類	ウイルス株	アジュバント	投与方法	製造元	登録商標	臨床試験	備考	引用文献
不活化スプリットワクチン	H5N1	A/Vietnam/1194/2004	リン酸アルミニウム	筋注	CSL	Panvax	I，II		41
	新型 H1N1	A/California/07/2009	リン酸アルミニウム	筋注	CSL		II		42, 43
	H5N1	A/Vietnam/1194/2004	AS03	筋注	GSK	Prepandrix, Pandrix	III		
	新型 H1N1	A/California/07/2009	AS03	筋注	GSK	Pandemrix	I		44
	新型 H1N1	A/California/07/2009	AS03	筋注	GSK	Arepanrix		特例承認され国内に輸入された	45
	H5N1	A/Vietnam/1194/2004	水酸化アルミニウム	筋注	Sanofi Pasteur		II		46
	H5N1	A/Vietnam/1194/2004	AF03	筋注	Sanofi Pasteur		I		47
	新型 H1N1	A/California/07/2009	AF03	筋注	Sanofi Pasteur	Panenza	II		
	H5N1	A/Vietnam/1194/2004	水酸化アルミニウム	筋注	Sinovac Biotech		I，II		48
	新型 H1N1	A/California/07/2009	水酸化アルミニウム	筋注	Sinovac Biotech	Panflu	I/II		
	新型 H1N1	A/California/07/2009	水酸化アルミニウム	筋注	Hualan Biological Bacterium Company		II/III		49
	新型 H1N1	A/California/07/2009	無	筋注，皮下	北里		I/II		
	新型 H1N1	A/California/07/2009	無	筋注	Green Cross Corp	Greenflu-S	I/II		
	新型 H1N1	A/California/07/2009	MF59	筋注	Green Cross Corp	Greenflu-S+	I/II		50
	新型 H1N1	A/California/07/2009	水酸化アルミニウム	筋注	Cantacuzino	Cantgrip	I		
	新型 H1N1	A/California/07/2009	水酸化アルミニウム，MPLA，スクアレン	筋注	Butantan		I/II		
	新型 H1N1	A/California/07/2009	無	筋注	微研		III		51
	新型 H1N1	A/California/07/2009	無	筋注	AdImmune		II	SLE 患者を対象	52

表3 不活化サブユニットワクチンの開発状況

WHOのホームページより（一部改変）

ワクチンの種類	インフルエンザウイルスの種類	ウイルス株	アジュバント	投与方法	製造元	登録商標	臨床試験	備考	引用文献
不活化サブユニットワクチン	H5N1	A/Vietnam/1194/2004	水酸化アルミニウム	筋注	Microgen	Orniflu	II		
	H5N1	A/Vietnam/1194/2004	Polyoxidonium	筋注	Microgen		I		
	新型 H1N1	A/California/07/2009	水酸化アルミニウム	筋注	Microgen	Pandeflu	I/II		
	H5N3	A/duck/Singapore/97	MF59	筋注	Novartis V&D		I/II		53
	H5N3(初回免疫), H5N1(追加免疫)	A/duck/Singapore/97, A/Vietnam/1194/2004	MF59	筋注	Novartis V&D		I/II		54
	H9N2	A/Hong Kong/1073/99	MF59	筋注	Novartis V&D		I/II		55
	H5N1	A/Vietnam/1194/2004	無	筋注	Novartis V&D		I/II		56
	H5N1	A/Vietnam/1194/2004	水酸化アルミニウム	筋注	Novartis V&D		I/II		56
	H5N1	A/Vietnam/1194/2004	MF59	筋注	Novartis V&D	Focetria	I		56, 57
	H5N3, H3N2, B	A/duck/Singapore/97, A/Panama/2007/99, B/Guandog/120/2000	LTK63	筋注	Novartis V&D		I		58
	H5N3, H3N2, B	A/duck/Singapore/97, A/Panama/2007/99, B/Guandog/120/2000	MF59	筋注	Novartis V&D		I		58
	H5N1	A/Indonesia/05/2005	MF59	筋注	Novartis V&D		II	ウイルスをMDCK細胞で培養	59
	新型 H1N1	A/California/07/2009	MF59	筋注	Novartis V&D	Celtura	II	ウイルスをMDCK細胞で培養	60
	新型 H1N1	A/California/07/2009	MF59	筋注	Novartis V&D		IV, II	地中海貧血症，リウマチ，喘息患者を対象	61, 62
	H5N1	A/Vietnam/1194/2004	水酸化アルミニウム	筋注	Solvay Pharmaceuticals		I/II		
	H5N1	A/Indonesia/05/2005	水酸化アルミニウム	筋注	Microgren		I	Virosome	
	H5N2	A/17/duck/postdam/88/92×Len 17	水酸化アルミニウム	筋注	Microgren		I	Virosome	

表4　弱毒生ウイルスワクチンの開発状況

WHOのホームページより（一部改変）

ワクチンの種類	インフルエンザウイルスの種類	ウイルス株	アジュバント	投与方法	製造元	登録商標	臨床試験	備考	引用文献
弱毒生ウイルス	H5N1	A/Vietnam/1203/2004×A/AnnArbor/6/60 ca	無	経鼻	MedImmune		I		63
	H7N3	A/Chicken/British Columbia/CN-6/2004/	無	経鼻	MedImmune		I		64
	H2N2	A/ Ann Arbor/6/60	無	経鼻	MedImmune		I		
	H6N1	A/Teal/Hong Kong/W312/1977×A/Ann Arbor/6/60	無	経鼻	MedImmune		I		
	新型 H1N1	A/California/2009 V5 119E/186/D	無	経鼻	MedImmune		Ⅳ		
	H9N2	A/Chicken/Hong Kong/G9/97	無	経鼻	Novavax		I		65
	H5N2	A/17/duck/postdam/88/92 × Len 17	無	経鼻	Microgen	Ultragrivac	Ⅱ		66
	新型 H1N1	A/California/07/2009	無	経鼻	Microgen	Influvir	Ⅱ		
	新型 H1N1	A/California/07/2009	無	経鼻	Government Pharmaceutical Organization		Ⅱ		
	新型 H1N1	A/California/07/2009	無	経鼻	Serum Institute of India		Ⅱ/Ⅲ		
	H5N1	GmB-CD03	無	経鼻	Green Hills Biotechnology		I	ウイルスをVero細胞で培養	
	H5N1	A/Vietnam/1194/2004-ΔNS1	無	経鼻	Green Hills Biotechnology		I	ウイルスをVero細胞で培養	67

表5　その他ワクチンの開発状況

WHOのホームページより（一部改変）

ワクチンの種類	インフルエンザウイルスの種類	ウイルス株	アジュバント	投与方法	製造元	登録商標	臨床試験	備考	引用文献
リコンビナント	多くのサブタイプ	M2 protein, HA	データ無し	筋注	Merck & Co		I		
	H5	A/Hong Kong/156/97, A/Hong Kong/483/97	無	筋注	Protein Sciences corporation		I/II	昆虫細胞にて作製	68
	H5	A/Vietnam/1203/2004	水酸化アルミニウム	筋注	Protein Sciences corporation		I/II	昆虫細胞にて作製	
	H5	A/Indonesia/05/2005	GLA-SE	筋注	Protein Sciences corporation		II	昆虫細胞にて作製	
	H1	A/California/07/2009	Inulin	筋注	Protein Sciences corporation		I/II	昆虫細胞にて作製	
	多くのサブタイプ	M2の外部ドメインとB型肝炎コア抗原との融合タンパク	アラム，QS-21	筋注	Sanofi Pasteur		I	大腸菌にて作製	69
	多くのサブタイプ	M2 protein	フラジェリン	筋注	VaxInnate		I	大腸菌にて作製	70
	H1	HA globular head	フラジェリン	筋注	VaxInnate		I	大腸菌にて作製	71
	H5N1	A/Indonesia/05/2005 (HA, NA, M1)	無	筋注	Novavax		I	昆虫細胞にて作製	
	新型 H1N1	A/California/04/2009 (HA, NA, M1)	無	筋注	Novavax		I	昆虫細胞にて作製	
	多くのサブタイプ	M2e, NP	TLRアゴニスト（オリゴヌクレオチド）	筋注	Dynavax		IA		
	H3N2	M1, NP	無	筋注，皮内	Impfstoffwerk		I	トリ胚繊維芽細胞にて作製	73
DNAワクチン	H5N1	A/Vietnam/1203/2004 (H5), H1N1 (NP, M2) H3N2 (NP, M2)	Vaxfectin	筋注	Vical Incorpotaret		I		72
	H5	A/Indonesia/05/2005	無	筋注（バイオジェクター）	NIH		I		
	H5	A/Indonesia/05/2005	無	皮内（バイオジェクター）	NIH		I		
	H5N1	A/Indonesia/05/2005	無	筋注（バイオジェクター）	NIH, Sanofi Pasteur		I		
	季節性	2008–2009シーズン株	無	筋注（バイオジェクター）	NIH, GSK		I		
	新型 H1N1	A/California/07/2009	無	筋注（バイオジェクター）	NIH, Novartis		I		
	H5N1	A/Indonesia/05/2005	無	筋注（バイオジェクター）	NIH, CSL		I		
アデノウイルスベクターワクチン	H5N1	A/Vietnam/1194/2004	無	経口	Pax Vax		I	MRC5で作製	

認した。この事はTLR7による自然免疫応答の活性化が不活化全粒子ワクチンの効果にも必須である事を示唆している。TLR7は主に形質細胞様樹状細胞（pDCs）と呼ばれる免疫細胞に特異的に発現している事が知られており，我々はこのpDCをマウスから除去する事で，ワクチン投与におけるpDCの役割を検討した。マウスからpDCを除去した状態でマウスに不活化全粒子ワクチンを投与すると，ワクチンによる効果が完全に失われていた。この事は不活化全粒子ワクチンがpDCをターゲットとして働いており，より効果的に免疫応答を誘導している事を示唆している。この現象は初回免疫時のみ確認され，追加免疫の際は確認する事は出来なかった事から，初期の免疫応答においてはワクチンがpDCに働き，TLR7を介した自然免疫応答を活性化する事が必須である事を示唆しており，同時に既に免疫が付与されている際には必ずしも自然免疫応答は必要でない事を表している[8]。これらの事から，不活化全粒子ワクチンはそれ自身が強力なDDSとして作用し，pDC特異的に働く事，強い免疫応答を誘導している事が示唆された。同時に，RLRやNLRの経路は関与していない事も示した。不活化全粒子ワクチンに関しては，未だ安全性の面で懸念が残っているが，作用機序が明らかとなった事で，より安全なワクチン開発の足がかりとなるだろう。次に，現在開発研究が行われているインフルエンザワクチンについてDDSを中心に述べたい。

3.6　インフルエンザワクチンとDDS

これまでに述べてきたように，現行のインフルエンザワクチンは存在するが，その効果は必ずしも高いとは言えず，これまでに流行していないインフルエンザウイルスから感染を防ぐ為にも，より有効性，安全性の高いワクチンが必要とされている。実際に，新たなワクチンの開発のために様々な研究が行われており，投与ルートの変更や特定の細胞をターゲットにしたワクチンなどがある。国内ではインフルエンザワクチンは皮下にのみ接種しており，全身性の免疫応答を誘導する事が出来るが，インフルエンザウイルス感染防御において重要な場である粘膜面での免疫誘導能は弱い欠点を有している。それゆえ多くの研究グループで経鼻，経口投与，または経皮投与での新規ワクチンの開発研究が行われており，いずれも一定の効果が得られている。投与ルートを変える事で，安全性の向上も期待されている。特定の細胞をターゲットとしたワクチンでは，抗原提示細胞に直接ワクチン抗原を送達させ，ワクチンやアジュバントの量を減らす事が可能となり，安全性や有効性の向上などが期待されている。

3.7　経鼻投与

経鼻投与ではワクチンの作用する場所が鼻腔粘膜であることから，粘膜上での抗原特異的IgAの誘導も可能になり，より早期にインフルエンザウイルスの感染を阻止する事が期待されている。注射針が必要ない事からも有用性が高いと言える。実際に，コンポーネントワクチンにTLR3のアジュバントであるAmpligenを用いた経鼻ワクチンの開発が行われており，マウスのみならず，サルにおいても高い効果が確認されており，現在臨床応用にむけて開発中である[18]。違う試みとして，弱毒センダイウイルスの表面上にインフルエンザウイルスのHAを発現させたワクチン（GP42-H1）の研究も行われている。このワクチンは若干の細胞障害活性を有するものの，野生型のセンダイウイルスに比べ安全性は高い。このワクチンを経鼻投与する事で，インフルエンザウイルス感染時と同程度の抗原特異的抗体の誘導が確認されており，粘膜面でのIgAも強く誘導する事が可能であり，唾液中にもIgAの存在を確認している[19,20]。しかしながら，安全とはいえ細胞障害性もあり，実際に使用するためにはより確実な安全性の確立が期待される。

3.8 経口ワクチン

通常口から接種されたものは免疫寛容を誘導する事で，強いアレルギー反応の誘導を抑制していると考えられている。それゆえ我々は通常食物を安全に食する事が出来る。口からのワクチン接種が可能になれば，針が不要であり，投与も簡便になりワクチン接種に苦痛が伴わないなど，大きな利点があるために，経口接種可能なワクチンの開発は重要な課題でもある。いくつかの研究グループが経口インフルエンザワクチンの開発を試みており，その中の一つにbilosomeがある。Bilosomeは非イオン性界面活性剤小胞に胆汁酸塩（特にデオキシコール酸）を取り込ませる事によって，胆汁酸から小胞を安定に保つ事が可能となっている。このbilosomeは経口からの投与が可能であり，新たなワクチンデリバリー技術である。実際に，インフルエンザワクチンを用いて研究が行われており，bilosomeにインフルエンザウイルスのコンポーネントワクチンを組み込んだワクチンは強力に抗原特異的抗体を誘導する事が示された[21~23]。この結果は，ワクチンの経口投与は可能であり，新たなDDSとしての有用性を示唆している。

3.9 経皮

通常皮膚は角質層によって病原体からの感染を直接防ぐ為のバリアーとして働いているが，侵入してきた病原体に対しては，非常に強い免疫応答を誘導する事が示されている。角質層の下に位置する表皮には，抗原提示細胞として働いているランゲルハンス細胞が存在しており，侵入してきた病原体を取り込み，免疫応答を誘導する事で病原体を排除する。経皮ワクチンはこのランゲルハンス細胞を標的として設計されている[24]。経皮ワクチンにも様々なものが存在しており，DNAワクチンによるエレクトロポレーション法，マイクロニードル法，パッチ法などがある。

エレクトロポレーション法に関しては，これまでは筋肉注射との併用が行われていた。実際にインフルエンザワクチンにおいても，高病原性鳥インフルエンザウイルスであるH5N1に対するワクチンとして開発が進められている[25]。近年経皮投与でのエレクトロポレーション法も用いられており，経皮でのエレクトロポレーション法は筋肉に比べ，侵襲性が低く，痛みも弱いと考えられ，より実用的だと考えられている。実際に，経皮でのエレクトロポレーション法でも筋肉と比べ遜色のない免疫応答を誘導する事も示されている[26,27]。

マイクロニードル法は，角質層に微小な穴をあける事で，抗原を皮膚内へ送達させる手法である。マイクロニードルは真皮にまで到達する事なく，抗原を表皮に送達させる事が出来る為に，痛みを伴わず接種する事が可能であるが，多くのマイクロニードルが金属を使用しており，皮膚内に針が残るなどの危険性も残されている[28]。

最も安全で簡便な投与法としてパッチ法が存在する。パッチ法はその名の通り，貼るワクチンであり，抗原水溶液を皮膚に貼付する事で特異的免疫応答を誘導するワクチンである。侵襲性がほとんど無い反面，多くの抗原が生体内に取り込まれずに残る欠点もある。近年抗原の取り込みを改善した貼るワクチンの開発が行われており，実際に効果も得られている[29]。インフルエンザワクチンではないが，実際にヒトでの臨床試験においても一定の効果が得られており，期待されている。

特殊な系ではあるが，最近目の粘膜へインフルエンザウイルスを投与する事で，致死量のインフルエンザ感染を防ぐ事が，マウスを用いた系で報告された。この報告では，直接目の粘膜へウイルス液を目薬の様に接種する事で効果を得ている[30]。興味深い報告ではあるが，実際に生きたウイルスを使用している為にヒトへの投与には多くの改善点が残されている。

3.10　抗原提示細胞への標的

異なるDDSの手法として，抗原提示細胞への特異的なターゲティングが挙げられる。抗原提示細胞である樹状細胞への標的方法としては，抗原であるHAにヒト免疫グロブリンのFc部分を結合させた融合タンパクが研究開発されている。IgG1のFcは樹状細胞上に発現しているFcレセプターによって，効率よく特異的に取り込む事が可能となり，アジュバント無しに高い免疫原性を示す事が報告された。Fcレセプター以外にもC–type lectinを標的としたワクチンなど様々なワクチンの開発が試みられている。これらのワクチンが開発される事で，より特異性が高く，安全性の高いワクチンとなり得るが，作用機序に不明な点も多く，開発までは課題も多い。

3.11　おわりに

世界中で様々なワクチンが使用されているが，安全性の面から我が国では使用出来ないワクチンもある。国内で使用されているワクチンは安全性の面では十分であるが，効果が十分でない事もある。現在様々な手法を用いてインフルエンザワクチンの開発が行われているが，未だ新たに承認されたものはない。多くのワクチンにおいて，少なくとも動物実験レベルでは成功を収めているが，今後，どのようなワクチンを我々が使用する事が出来るかはわからない。より安全でインフルエンザウイルスに対する免疫を有していない人でも，十分な効果が得られるワクチン，そして毎年ではなく長期的に効くワクチンが開発される事を願う。

文　献

1) Chien YW, Klugman KP, Morens DM. Efficacy of whole–cell killed bacterial vaccines in preventing pneumonia and death during the 1918 influenza pandemic. *The Journal of infectious diseases.* 2010 Dec 1; **202** (11): 1639–48.
2) Fukuyama S, Kawaoka Y. The pathogenesis of influenza virus infections: the contributions of virus and host factors. *Current opinion in immunology.* 2011 Aug; **23** (4): 481–6.
3) Taubenberger JK, Morens DM. 1918 Influenza: the mother of all pandemics. *Emerging infectious diseases.* 2006 Jan; **12** (1): 15–22.
4) Itoh Y, Shinya K, Kiso M, Watanabe T, Sakoda Y, Hatta M, Muramoto Y, Tamura D, Sakai–Tagawa Y, Noda T, Sakabe S, Imai M, Hatta Y, Watanabe S, Li C, Yamada S, Fujii K, Murakami S, Imai H, Kakugawa S, Ito M, Takano R, Iwatsuki–Horimoto K, Shimojima M, Horimoto T, Goto H, Takahashi K, Makino A, Ishigaki H, Nakayama M, Okamatsu M, Takahashi K, Warshauer D, Shult PA, Saito R, Suzuki H, Furuta Y, Yamashita M, Mitamura K, Nakano K, Nakamura M, Brockman–Schneider R, Mitamura H, Yamazaki M, Sugaya N, Suresh M, Ozawa M, Neumann G, Gern J, Kida H, Ogasawara K, Kawaoka Y. In vitro and in vivo characterization of new swine–origin H1N1 influenza viruses. *Nature.* 2009 Aug 20; **460** (7258): 1021–5.
5) Shinya K, Ebina M, Yamada S, Ono M, Kasai N, Kawaoka Y. Avian flu: influenza virus receptors in the human airway. *Nature.* 2006 Mar 23; **440** (7083): 435–6.
6) Fiore AE, Shay DK, Broder K, Iskander JK, Uyeki TM, Mootrey G, Bresee JS, Cox NS. Prevention and control of influenza: recommendations of the Advisory Committee on Immunization Practices (ACIP), 2008. MMWR Recomm Rep. 2008 Aug 8; **57** (RR–7): 1–60.
7) Rhorer J, Ambrose CS, Dickinson S, Hamilton H, Oleka NA, Malinoski FJ, Wittes J. Efficacy of live attenuated influenza vaccine in children: A meta–analysis of nine randomized clinical trials. *Vaccine.* 2009 Feb 11; **27**(7): 1101–10.
8) Koyama S, Aoshi T, Tanimoto T, Kumagai Y, Kobiyama K, Tougan T, Sakurai K, Coban C, Horii T, Akira S, Ishii KJ. Plasmacytoid dendritic cells delineate immunogenicity of influenza vaccine subtypes. *Science translational medicine.* 2010 Mar 31; **2** (25): 25ra4.
9) Belshe RB. Current status of live attenuated influenza virus vaccine in the US. *Virus research.* 2004 Jul; **103** (1–2): 177–85.
10) Atmar RL, Keitel WA. Adjuvants for pandemic influenza vaccines. *Current topics in microbiology and immunology.* 2009; **333**:323–44.
11) Garcon N, Chomez P, Van Mechelen M. GlaxoSmithKline Adjuvant Systems in vaccines: concepts, achievements and perspectives. *Expert review of vaccines.* 2007 Oct; **6** (5): 723–39.
12) Kawai T, Akira S. The role of pattern–recognition receptors in innate immunity:

update on Toll-like receptors. *Nature immunology*. 2010 May; **11** (5): 373-84.

13) Palm NW, Medzhitov R. Pattern recognition receptors and control of adaptive immunity. *Immunological reviews*. 2009 Jan; **227** (1): 221-33.

14) Schijns VE. Immunological concepts of vaccine adjuvant activity. *Current opinion in immunology*. 2000 Aug; **12** (4): 456-63.

15) Schijns VE, Lavelle EC. Trends in vaccine adjuvants. *Expert review of vaccines*. 2011 Apr; **10** (4): 539-50.

16) Koyama S, Ishii KJ, Coban C, Akira S. Innate immune response to viral infection. *Cytokine*. 2008 Sep; **43** (3): 336-41.

17) Aoshi T, Koyama S, Kobiyama K, Akira S, Ishii KJ. Innate and adaptive immune responses to viral infection and vaccination. *Current Opinion in Virology*. 2011 in press.

18) Ichinohe T, Ainai A, Tashiro M, Sata T, Hasegawa H. PolyI: polyC12U adjuvant-combined intranasal vaccine protects mice against highly pathogenic H5N1 influenza virus variants. *Vaccine*. 2009 Oct 23; **27** (45): 6276-9.

19) Imamura T, Oshitani H. Mucosal immunity against influenza induced by attenuated recombinant Sendai virus. *Expert review of vaccines*. 2011 Oct; **10** (10): 1393-5.

20) Le TV, Mironova E, Garcin D, Compans RW. Induction of influenza-specific mucosal immunity by an attenuated recombinant Sendai virus. *PloS one*. 2011 **6** (4): e18780.

21) Mann JF, Shakir E, Carter KC, Mullen AB, Alexander J, Ferro VA. Lipid vesicle size of an oral influenza vaccine delivery vehicle influences the Th1/Th2 bias in the immune response and protection against infection. *Vaccine*. 2009 Jun 2; **27** (27): 3643-9.

22) Mann JF, Scales HE, Shakir E, Alexander J, Carter KC, Mullen AB, Ferro VA. Oral delivery of tetanus toxoid using vesicles containing bile salts (bilosomes) induces significant systemic and mucosal immunity. *Methods* (San Diego, Calif. 2006 Feb; **38** (2): 90-5.

23) Mann JF, Ferro VA, Mullen AB, Tetley L, Mullen M, Carter KC, Alexander J, Stimson WH. Optimisation of a lipid based oral delivery system containing A/Panama influenza haemagglutinin. *Vaccine*. 2004 Jun 23; **22** (19): 2425-9.

24) Giudice EL, Campbell JD. Needle-free vaccine delivery. *Advanced drug delivery reviews*. 2006 Apr 20; **58** (1): 68-89.

25) Xu K, Ling ZY, Sun L, Xu Y, Bian C, He Y, Lu W, Chen Z, Sun B. Broad humoral and cellular immunity elicited by a bivalent DNA vaccine encoding HA and NP genes from an H5N1 virus. *Viral immunology*. 2011 Feb; **24** (1): 45-56.

26) Lin F, Shen X, McCoy JR, Mendoza JM, Yan J, Kemmerrer SV, Khan AS, Weiner DB, Broderick KE, Sardesai NY. A novel prototype device for electroporation-enhanced DNA vaccine delivery simultaneously to both skin and muscle. *Vaccine*. 2011 Sep 9; **29** (39): 6771-80.

27) Broderick KE, Shen X, Soderholm J, Lin F, McCoy J, Khan AS, Yan J, Morrow MP, Patel A, Kobinger GP, Kemmerrer S, Weiner DB, Sardesai NY. Prototype development and preclinical immunogenicity analysis of a novel minimally invasive electroporation

device. *Gene therapy*. 2011 Mar; **18** (3): 258–65.

28) Kim YC, Quan FS, Compans RW, Kang SM, Prausnitz MR. Formulation and coating of microneedles with inactivated influenza virus to improve vaccine stability and immunogenicity. *J Control Release*. 2010 Mar 3; **142** (2): 187–95.

29) Ishii Y, Nakae T, Sakamoto F, Matsuo K, Matsuo K, Quan YS, Kamiyama F, Fujita T, Yamamoto A, Nakagawa S, Okada N. A transcutaneous vaccination system using a hydrogel patch for viral and bacterial infection. J *Control Release*. 2008 Oct 21; **131** (2): 113–20.

30) Seo KY, Han SJ, Cha HR, Seo SU, Song JH, Chung SH, Kweon MN. Eye mucosa: an efficient vaccine delivery route for inducing protective immunity. *J Immunol*. 2010 Sep 15; **185** (6): 3610–9.

31) Ehrlich HJ, Muller M, Oh HM, Tambyah PA, Joukhadar C, Montomoli E, Fisher D, Berezuk G, Fritsch S, Low–Baselli A, Vartian N, Bobrovsky R, Pavlova BG, Pollabauer EM, Kistner O, Barrett PN. A clinical trial of a whole–virus H5N1 vaccine derived from cell culture. *The New England journal of medicine*. 2008 Jun 12; **358** (24): 2573–84.

32) Waddington CS, Walker WT, Oeser C, Reiner A, John T, Wilkins S, Casey M, Eccleston PE, Allen RJ, Okike I, Ladhani S, Sheasby E, Hoschler K, Andrews N, Waight P, Collinson AC, Heath PT, Finn A, Faust SN, Snape MD, Miller E, Pollard AJ. Safety and immunogenicity of AS03B adjuvanted split virion versus non–adjuvanted whole virion H1N1 influenza vaccine in UK children aged 6 months–12 years: open label, randomised, parallel group, multicentre study. BMJ (Clinical research ed. 2010 **340**: c2649.

33) Stephenson I, Nicholson KG, Gluck R, Mischler R, Newman RW, Palache AM, Verlander NQ, Warburton F, Wood JM, Zambon MC. Safety and antigenicity of whole virus and subunit influenza A/Hong Kong/1073/99 (H9N2) vaccine in healthy adults: phase I randomised trial. *Lancet*. 2003 Dec 13; **362**(9400): 1959–66.

34) Tada Y. Characterization of a whole, inactivated influenza (H5N1) vaccine. *Influenza and other respiratory viruses*. 2008 Nov; **2** (6): 261–6.

35) Ikeno D, Kimachi K, Kino Y, Harada S, Yoshida K, Tochihara S, Itamura S, Odagiri T, Tashiro M, Okada K, Miyazaki C, Ueda K. Immunogenicity of an inactivated adjuvanted whole–virion influenza A (H5N1, NIBRG–14) vaccine administered by intramuscular or subcutaneous injection. *Microbiology and immunology*. 2010 Feb; **54** (2): 81–8.

36) Hehme N, Engelmann H, Kunzel W, Neumeier E, Sanger R. Pandemic preparedness: lessons learnt from H2N2 and H9N2 candidate vaccines. *Medical microbiology and immunology*. 2002 Dec; **191** (3–4): 203–8.

37) Fazekas G, Martosne–Mendi R, Jankovics I, Szilvasy I, Vajo Z. Cross–reactive immunity to clade 2 strains of influenza virus A subtype H5N1 induced in adults and elderly patients by Fluval, a prototype pandemic influenza virus vaccine derived by reverse genetics, formulated with a phosphate adjuvant, and directed to clade 1 strains. *Clin*

Vaccine Immunol. 2009 Apr; **16** (4): 437–43.

38) Vajo Z, Tamas F, Sinka L, Jankovics I. Safety and immunogenicity of a 2009 pandemic influenza A H1N1 vaccine when administered alone or simultaneously with the seasonal influenza vaccine for the 2009–10 influenza season: a multicentre, randomised controlled trial. *Lancet.* 2010 Jan 2; **375** (9708): 49–55.

39) Wu J, Fang HH, Chen JT, Zhou JC, Feng ZJ, Li CG, Qiu YZ, Liu Y, Lu M, Liu LY, Dong SS, Gao Q, Zhang XM, Wang N, Yin WD, Dong XP. Immunogenicity, safety, and cross–reactivity of an inactivated, adjuvanted, prototype pandemic influenza (H5N1) vaccine: a phase II, double–blind, randomized trial. *Clin Infect Dis.* 2009 Apr 15; **48** (8): 1087–95.

40) Liang XF, Wang HQ, Wang JZ, Fang HH, Wu J, Zhu FC, Li RC, Xia SL, Zhao YL, Li FJ, Yan SH, Yin WD, An K, Feng DJ, Cui XL, Qi FC, Ju CJ, Zhang YH, Guo ZJ, Chen PY, Chen Z, Yan KM, Wang Y. Safety and immunogenicity of 2009 pandemic influenza A H1N1 vaccines in China: a multicentre, double–blind, randomised, placebo–controlled trial. *Lancet.* 2010 Jan 2; **375** (9708): 56–66.

41) Nolan TM, Richmond PC, Skeljo MV, Pearce G, Hartel G, Formica NT, Hoschler K, Bennet J, Ryan D, Papanaoum K, Basser RL, Zambon MC. Phase I and II randomised trials of the safety and immunogenicity of a prototype adjuvanted inactivated split–virus influenza A (H5N1) vaccine in healthy adults. *Vaccine.* 2008 Aug 5; **26** (33): 4160–7.

42) Greenberg ME, Lai MH, Hartel GF, Wichems CH, Gittleson C, Bennet J, Dawson G, Hu W, Leggio C, Washington D, Basser RL. Response to a monovalent 2009 influenza A (H1N1) vaccine. *The New England journal of medicine.* 2009 Dec 17; **361** (25): 2405–13.

43) Rumke HC, Bayas JM, de Juanes JR, Caso C, Richardus JH, Campins M, Rombo L, Duval X, Romanenko V, Schwarz TF, Fassakhov R, Abad–Santos F, von Sonnenburg F, Drame M, Sanger R, Ballou WR. Safety and reactogenicity profile of an adjuvanted H5N1 pandemic candidate vaccine in adults within a phase III safety trial. *Vaccine.* 2008 May 2; **26** (19): 2378–88.

44) Roman F, Vaman T, Gerlach B, Markendorf A, Gillard P, Devaster JM. Immunogenicity and safety in adults of one dose of influenza A H1N1v 2009 vaccine formulated with and without AS03A–adjuvant: preliminary report of an observer–blind, randomised trial. *Vaccine.* 2010 Feb 17; **28** (7): 1740–5.

45) Gagnon R, Primeau MN, Des Roches A, Lemire C, Kagan R, Carr S, Ouakki M, Benoit M, De Serres G. Safe vaccination of patients with egg allergy with an adjuvanted pandemic H1N1 vaccine. *The Journal of allergy and clinical immunologyq.* 2010 Aug; **126** (2): 317–23.

46) Leroux–Roels I, Van der Wielen M, Kafeja F, Vandermeulen C, Lazarus R, Snape MD, John T, Carre C, Nougarede N, Pepin S, Leroux–Roels G, Hoppenbrouwers K, Pollard AJ, Van Damme P. Humoral and cellular immune responses to split–virion H5N1 influenza vaccine in young and elderly adults. *Vaccine.* 2009 Nov 16; **27** (49): 6918–25.

47) Levie K, Leroux-Roels I, Hoppenbrouwers K, Kervyn AD, Vandermeulen C, Forgus S, Leroux-Roels G, Pichon S, Kusters I. An adjuvanted, low-dose, pandemic influenza A (H5N1) vaccine candidate is safe, immunogenic, and induces cross-reactive immune responses in healthy adults. *The Journal of infectious diseases.* 2008 Sep 1; **198** (5): 642-9.
48) Wu J, Liu SZ, Dong SS, Dong XP, Zhang WL, Lu M, Li CG, Zhou JC, Fang HH, Liu Y, Liu LY, Qiu YZ, Gao Q, Zhang XM, Chen JT, Zhong X, Yin WD, Feng ZJ. Safety and immunogenicity of adjuvanted inactivated split-virion and whole-virion influenza A (H5N1) vaccines in children: a phase I-II randomized trial. *Vaccine.* 2010 Aug 31; **28** (38): 6221-7.
49) Zhu FC, Wang H, Fang HH, Yang JG, Lin XJ, Liang XF, Zhang XF, Pan HX, Meng FY, Hu YM, Liu WD, Li CG, Li W, Zhang X, Hu JM, Peng WB, Yang BP, Xi P, Wang HQ, Zheng JS. A novel influenza A (H1N1) vaccine in various age groups. *The New England journal of medicine.* 2009 Dec 17; **361** (25): 2414-23.
50) Cheong HJ, Song JY, Heo JY, Noh JY, Choi WS, Park DW, Wie SH, Kim WJ. Immunogenicity and safety of the influenza A/H1N1 2009 inactivated split-virus vaccine in young and older adults: MF59-adjuvanted vaccine versus nonadjuvanted vaccine. *Clin Vaccine Immunol.* 2011 Aug; **18** (8): 1358-64.
51) Igari H, Segawa S, Watanabe A, Suzuki A, Watanabe M, Sakurai T, Kuroda F, Watanabe M, Tatsumi K, Nakayama M, Nakayama T, Suzuki K, Sato T. Immunogenicity of a monovalent pandemic influenza A H1N1 vaccine in health-care workers of a university hospital in Japan. *Microbiology and immunology.* 2010 Oct; **54** (10): 618-24.
52) Lu CC, Wang YC, Lai JH, Lee TS, Lin HT, Chang DM. A/H1N1 influenza vaccination in patients with systemic lupus erythematosus: safety and immunity. *Vaccine.* 2011 Jan 10; **29** (3): 444-50.
53) Stephenson I, Bugarini R, Nicholson KG, Podda A, Wood JM, Zambon MC, Katz JM. Cross-reactivity to highly pathogenic avian influenza H5N1 viruses after vaccination with nonadjuvanted and MF59-adjuvanted influenza A/Duck/Singapore/97 (H5N3) vaccine: a potential priming strategy. *The Journal of infectious diseases.* 2005 Apr 15; **191** (8): 1210-5.
54) Galli G, Hancock K, Hoschler K, DeVos J, Praus M, Bardelli M, Malzone C, Castellino F, Gentile C, McNally T, Del Giudice G, Banzhoff A, Brauer V, Montomoli E, Zambon M, Katz J, Nicholson K, Stephenson I. Fast rise of broadly cross-reactive antibodies after boosting long-lived human memory B cells primed by an MF59 adjuvanted prepandemic vaccine. *Proceedings of the National Academy of Sciences of the United States of America.* 2009 May 12; **106** (19): 7962-7.
55) Atmar RL, Keitel WA, Patel SM, Katz JM, She D, El Sahly H, Pompey J, Cate TR, Couch RB. Safety and immunogenicity of nonadjuvanted and MF59-adjuvanted influenza A/H9N2 vaccine preparations. *Clin Infect Dis.* 2006 Nov 1; **43** (9): 1135-42.
56) Bernstein DI, Edwards KM, Dekker CL, Belshe R, Talbot HK, Graham IL, Noah DL, He F, Hill H. Effects of adjuvants on the safety and immunogenicity of an avian influenza

H5N1 vaccine in adults. *The Journal of infectious diseases*. 2008 Mar 1; **197** (5): 667–75.

57) Banzhoff A, Gasparini R, Laghi-Pasini F, Staniscia T, Durando P, Montomoli E, Capecchi PL, di Giovanni P, Sticchi L, Gentile C, Hilbert A, Brauer V, Tilman S, Podda A. MF59-adjuvanted H5N1 vaccine induces immunologic memory and heterotypic antibody responses in non-elderly and elderly adults. *PloS one*. 2009; **4** (2): e4384.

58) Stephenson I, Zambon MC, Rudin A, Colegate A, Podda A, Bugarini R, Del Giudice G, Minutello A, Bonnington S, Holmgren J, Mills KH, Nicholson KG. Phase I evaluation of intranasal trivalent inactivated influenza vaccine with nontoxigenic Escherichia coli enterotoxin and novel biovector as mucosal adjuvants, using adult volunteers. *Journal of virology*. 2006 May; **80** (10): 4962–70.

59) Keitel W, Groth N, Lattanzi M, Praus M, Hilbert AK, Borkowski A, Tsai TF. Dose ranging of adjuvant and antigen in a cell culture H5N1 influenza vaccine: safety and immunogenicity of a phase 1/2 clinical trial. *Vaccine*. 2010 Jan 8; **28** (3): 840–8.

60) Clark TW, Pareek M, Hoschler K, Dillon H, Nicholson KG, Groth N, Stephenson I. Trial of 2009 influenza A (H1N1) monovalent MF59-adjuvanted vaccine. *The New England journal of medicine*. 2009 Dec 17; **361** (25): 2424–35.

61) Esposito S, D'Angelo E, Daleno C, Peia F, Scala A, Serra D, Mirra N, Galeone C, Principi N. Immunogenicity, safety and tolerability of monovalent 2009 pandemic influenza A/H1N1 MF59-adjuvanted vaccine in patients with beta-thalassemia major. *Vaccine*. 2010 Nov 23; **28** (50): 7825–8.

62) Busse WW, Peters SP, Fenton MJ, Mitchell H, Bleecker ER, Castro M, Wenzel S, Erzurum SC, Fitzpatrick AM, Teague WG, Jarjour N, Moore WC, Sumino K, Simeone S, Ratanamaneechat S, Penugonda M, Gaston B, Ross TM, Sigelman S, Schiepan JR, Zaccaro DJ, Crevar CJ, Carter DM, Togias A. Vaccination of patients with mild and severe asthma with a 2009 pandemic H1N1 influenza virus vaccine. *The Journal of allergy and clinical immunology*. 2011 Jan; **127** (1): 130–7, 7 e1–3.

63) Karron RA, Talaat K, Luke C, Callahan K, Thumar B, Dilorenzo S, McAuliffe J, Schappell E, Suguitan A, Mills K, Chen G, Lamirande E, Coelingh K, Jin H, Murphy BR, Kemble G, Subbarao K. Evaluation of two live attenuated cold-adapted H5N1 influenza virus vaccines in healthy adults. *Vaccine*. 2009 Aug 6; **27** (36): 4953–60.

64) Talaat KR, Karron RA, Callahan KA, Luke CJ, DiLorenzo SC, Chen GL, Lamirande EW, Jin H, Coelingh KL, Murphy BR, Kemble G, Subbarao K. A live attenuated H7N3 influenza virus vaccine is well tolerated and immunogenic in a Phase I trial in healthy adults. *Vaccine*. 2009 Jun 8; **27** (28): 3744–53.

65) Karron RA, Callahan K, Luke C, Thumar B, McAuliffe J, Schappell E, Joseph T, Coelingh K, Jin H, Kemble G, Murphy BR, Subbarao K. A live attenuated H9N2 influenza vaccine is well tolerated and immunogenic in healthy adults. *The Journal of infectious diseases*. 2009 Mar 1; **199** (5): 711–6.

66) Rudenko L, Desheva J, Korovkin S, Mironov A, Rekstin A, Grigorieva E, Donina S, Gambaryan A, Katlinsky A. Safety and immunogenicity of live attenuated influenza

reassortant H5 vaccine (phase I–II clinical trials). *Influenza and other respiratory viruses.* 2008 Nov; **2** (6): 203–9.

67) Romanova J, Krenn BM, Wolschek M, Ferko B, Romanovskaja–Romanko E, Morokutti A, Shurygina AP, Nakowitsch S, Ruthsatz T, Kiefmann B, Konig U, Bergmann M, Sachet M, Balasingam S, Mann A, Oxford J, Slais M, Kiselev O, Muster T, Egorov A. Preclinical evaluation of a replication–deficient intranasal DeltaNS1 H5N1 influenza vaccine. *PloS one.* 2009; **4** (6): e5984.

68) Treanor JJ, Wilkinson BE, Masseoud F, Hu–Primmer J, Battaglia R, O'Brien D, Wolff M, Rabinovich G, Blackwelder W, Katz JM. Safety and immunogenicity of a recombinant hemagglutinin vaccine for H5 influenza in humans. *Vaccine.* 2001 Feb 8; **19** (13–14): 1732–7.

69) Schotsaert M, De Filette M, Fiers W, Saelens X. Universal M2 ectodomain–based influenza A vaccines: preclinical and clinical developments. *Expert review of vaccines.* 2009 Apr; **8** (4): 499–508.

70) Turley CB, Rupp RE, Johnson C, Taylor DN, Wolfson J, Tussey L, Kavita U, Stanberry L, Shaw A. Safety and immunogenicity of a recombinant M2e–flagellin influenza vaccine (STF2.4xM2e) in healthy adults. *Vaccine.* 2011 Jul 18; **29** (32): 5145–52.

71) Treanor JJ, Taylor DN, Tussey L, Hay C, Nolan C, Fitzgerald T, Liu G, Kavita U, Song L, Dark I, Shaw A. Safety and immunogenicity of a recombinant hemagglutinin influenza–flagellin fusion vaccine (VAX125) in healthy young adults. *Vaccine.* 2010 Dec 6; **28** (52): 8268–74.

72) Smith LR, Wloch MK, Ye M, Reyes LR, Boutsaboualoy S, Dunne CE, Chaplin JA, Rusalov D, Rolland AP, Fisher CL, Al–Ibrahim MS, Kabongo ML, Steigbigel R, Belshe RB, Kitt ER, Chu AH, Moss RB. Phase 1 clinical trials of the safety and immunogenicity of adjuvanted plasmid DNA vaccines encoding influenza A virus H5 hemagglutinin. *Vaccine.* 2010 Mar 16; **28** (13): 2565–72.

73) Berthoud TK, Hamill M, Lillie PJ, Hwenda L, Collins KA, Ewer KJ, Milicic A, Poyntz HC, Lambe T, Fletcher HA, Hill AV, Gilbert SC. Potent CD8+ T–cell immunogenicity in humans of a novel heterosubtypic influenza A vaccine, MVA–NP+M1. *Clin Infect Dis.* 2011 Jan 1; **52** (1): 1–7.

4 ペプチドがんワクチン

宇高恵子*

4.1 悪性腫瘍に対する免疫応答

悪性腫瘍に対する免疫療法は，丸山ワクチンに代表される自然免疫を賦活化するものから始まった。腫瘍細胞を認識して殺す自然免疫系のリンパ球として，NK（Natural Killer）細胞がある（図1）。NK細胞が腫瘍細胞を見分けるレセプターは複数見つかっており，その中でもNKG2Dの研究が進んでいる[1)]。NKG2Dは，MHC（Major Histocompatibility Complex）class I分子と共通した基本構造を有するMICA/BやULBP等を標的として認識する。MICA/BやULBPは，悪性腫瘍に限らず，古くなったり感染を受けたりして弱った細胞が細胞膜に発現するストレス分子である。このため，腫瘍の種類によらず認識できる点が有利である。しかし，殺されるかどうかは腫瘍細胞側がストレス分子を発現するかどうかで決まるため，良好な環境にいる腫瘍細胞やストレス分子を発現しない腫瘍細胞は攻撃を免れる。また，ウイルス核酸類似物質等を投与してNK細胞を一時的に増やすことができるが，増えても数倍で，抗腫瘍活性に限りがある。

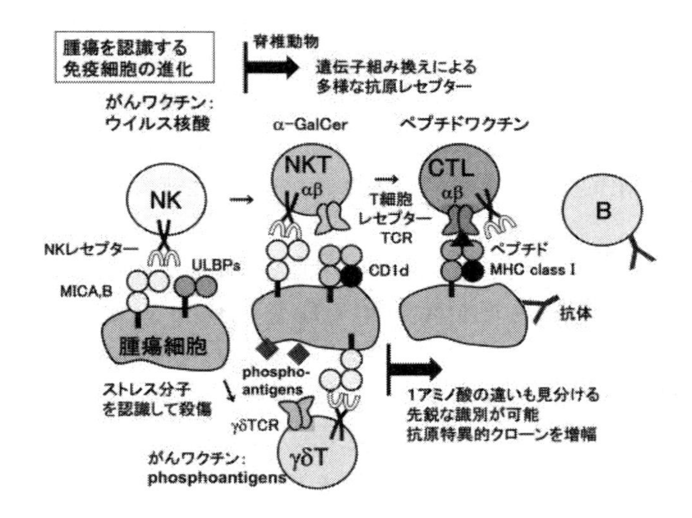

図1 腫瘍細胞を殺傷する免疫細胞の発達

進化上，先に生まれたと考えられるNK細胞は，複数のNKレセプターを発現する。NKレセプターのひとつであるNKG2Dは，標的分子として，細胞がストレスに曝されると発現されるMICAやMICB，ULBP分子群を認識する。一方，進化が進んで生まれたCTLは，脊椎動物で可能になった部位特異的遺伝子組み換えにより，クローン特異的なT細胞レセプター（TCR）を発現する。CTLのTCRは，標的細胞の細胞膜に発現されるMHC class I分子がペプチドを提示したものを認識して腫瘍細胞を見分ける。NKからCTLへの進化の中間に位置するNKT細胞やγδT細胞は，NKG2Dによる認識も使いながら，遺伝子組み換えにより獲得したクローン特異的TCRを使って，それぞれCD1d，リン酸化抗原などの限られた標的分子を認識する。同じくクローン特異的レセプターを発現するB細胞には，腫瘍特異的抗体を産生するものがある。

＊ Keiko Udaka 高知大学 医学部 免疫学 教授

脊椎動物への進化に伴い，リンパ球が遺伝子組み換えによるクローン特異的抗原認識分子を獲得して T 細胞が生まれると，標的細胞が産生するタンパク質のアミノ酸配列や発現量の違いを見分けることが可能になる。T 細胞は，そのクローン特異的な抗原レセプター（TCR：T-cell receptor）を使って標的細胞の膜タンパク質である MHC 分子が提示するペプチドを認識し，腫瘍細胞を見分ける。腫瘍細胞を殺傷する CD8 陽性の細胞傷害性 T 細胞（CTL：Cytotoxic T-Lymphocyte）は，標的細胞の MHC class I 分子（MHC-I）に結合し，細胞表面に提示されたペプチドの質（アミノ酸配列の違い）や量（1 細胞あたりに発現される標的ペプチドの数）の違いを認識して腫瘍細胞を殺傷する。この先鋭な識別能を利用して，腫瘍細胞を選択的に傷害する免疫応答を誘導するのがペプチド免疫療法である。この NK 細胞から CTL への進化の過程で，リンパ球は徐々に NK レセプターへの依存性を TCR への依存性に移してきたようで，T 細胞の中でも原始的な γδT 細胞や NKT 細胞は，NK レセプターによる認識に加えて，限られた多様性のクローン特異的 TCR を使い，限られた標的分子を認識する。γδT 細胞は，細胞内寄生型の細菌や腫瘍細胞が産生するリン酸化抗原を，また NKT 細胞は，非古典的 MHC-I（MHC class Ib 分子）のひとつである CD1d に脂質抗原が結合したものを見分けの標的分子とする。このため，これらが認識するリン酸化抗原や CD1d に提示される α-Gal Cer を免疫源とする免疫療法も試されている。しかし，これらも抗腫瘍効果は腫瘍細胞側の標的のあるなしに依存する。一方，現在，国内外で免疫療法が試されているペプチド免疫療法の大半は，図 1 の αβT 細胞のなかで，腫瘍細胞に特徴的な MHC-I 結合性ペプチドを認識する CTL を選択的に増やす方法である。

4.2 CTL の標的となる MHC-I 結合性ペプチドの抗原提示経路

腫瘍細胞の多くは，後述のような腫瘍抗原タンパク質を発現する。脊椎動物の細胞には，その細胞が産生するタンパク質の質的量的変化をモニターするしくみが備わっている。図 2 に示すように，個々の細胞が産生する 1 万種類程度のタンパク質は，合成と分解を繰り返している。分解は主に細胞質に存在する proteasome と呼ばれるタンパク分解酵素の複合体によって行われ，タンパク質が分断され，アミノ酸が連なったペプチドとなる。ペプチドの一部は TAP（transporter associated with antigen processing）と呼ばれるペプチドトランスポーターにより，細胞質から小胞体（ER：endoplasmic reticulum）の内腔に送られ，そこで組み立てられる MHC-I に結合する。ペプチドが結合した MHC-I は細胞表面に出て CTL にペプチドを提示する。このように，MHC-I に抗原ペプチドを提示させたい場合には，抗原タンパク質を抗原提示細胞の細胞内に導入する必要がある。そのための DDS 開発が，悪性腫瘍に対する免疫療法を開発する上で，課題のひとつとなっている。これまでに，electroporation や gene gun を用いて腫瘍抗原遺伝子を細胞質へ導入する方法，遺伝子改変ウイルスや細胞内寄生型細菌を使って腫瘍抗原を細胞質に導入する方法，細胞膜融合活性のあるウイルスのエンベロープタンパク質を組み込んだ liposome に遺伝子や抗原タンパク質，ペプチドを包み込み，細胞質へ遊離させる方法，などが研究されている（表 1）。

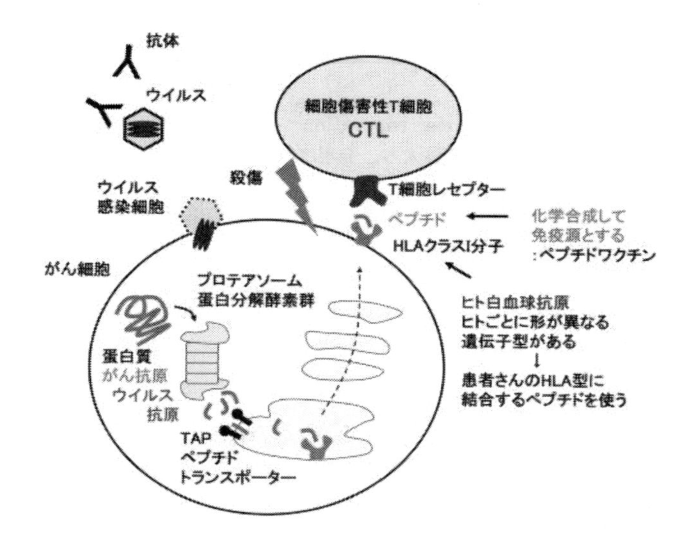

図2　ヒトのMHC分子であるHLA class I分子への内因性抗原提示経路

細胞は，常にタンパク質の合成・分解を繰り返している。分解は主に，細胞質等に存在するプロテアソームによりなされ，7–30アミノ酸長程度のペプチドになる。脊椎動物では，この一部が小胞体（ER）の壁にあるTAPペプチドトランスポーターによりER内へと輸送され，そこでHLA class I分子に結合する。ペプチドを結合したHLA class I分子は細胞表面でCTLに抗原提示をする。CTLのTCRは，HLA–ペプチド複合体を認識する。抗体が直接ウイルスなどの抗原に結合するのとは，認識が異なる。

4.3　CTLが認識する腫瘍抗原および，腫瘍抗原ペプチド

CTLが認識する腫瘍抗原には表2のようなものがある。多くの腫瘍患者が対象になる分化組織抗原や過剰発現型の腫瘍抗原について，国内外でペプチド免疫療法の臨床研究がなされている。

標的とする腫瘍抗原が決まると，次に，積極的にCTLを誘導するために，標的ペプチドを提示させる工夫が要る。これには，腫瘍抗原タンパク質または遺伝子を抗原提示細胞の細胞質に導入する方法か，MHC–Iに結合する腫瘍抗原ペプチドを合成して抗原提示細胞の表面に結合させる方法が一般的である。前者では図2に示した抗原提示経路を経る必要があり，他のタンパク質とペプチドの提示が競合するため，提示効率は悪い。外来抗原に対するCTLの誘導であれば，抗原ペプチドの提示効率が悪くても誘導は起こるが，自己抗原であり，免疫寛容にある腫瘍抗原に対するCTLを誘導するためには，提示効率が高い方が望ましい。一方，ペプチドを直接結合させる方法では，MHC–Iに結合するペプチドを使う必要がある。MHCは移植抗原として見つかった分子であり，個人ごとに異なる対立遺伝子型がある。型が違うと結合するペプチドが異なる。これが一般に，免疫応答が個人ごとに異なる原因ともなる。我々は，日本電気と共同で，図3に示すような隠れマルコフモデルを基盤アルゴリズムとする質問学習法を用いてペプチド結合実験を計画し，MHCの遺伝子型ごとに結合するペプチドの特徴を効率よく抽出することに成功した[2)]。この方法を用いて日本人の約半数が有するMHC–IであるHLA–A*24:02に結合するペ

表1　MHC class I 分子の抗原提示経路に抗原を供給するためのDDS技術

方法	説明	出典
遺伝子導入	遺伝子発現プラスミドをelectroporationや脂質試薬を使って細胞質に導入し，発現させるもの	Kalat, *Cancer Res,* **62**, 5489–5494, 2002 Shedlock, *J Leukoc Biol,* **68**, 793–806, 2000
リコンビナントーウイルス	病原性の低いウイルスに抗原遺伝子を組み込み，ウイルス感染により腫瘍抗原を細胞質に発現させるもの	Tykodi, *Expert Opin Biol Ther,* **8**, 1947–1953, 2008
リコンビナントー細胞内寄生細菌	Listeria, Salmonella, Mycobacterium に遺伝子導入をして，抗原タンパク質を発現する細菌を免疫源とするもの	Kaufmann, *Immunol Lett,* **65**, 81–84, 1999
virosomes	膜融合活性のあるウイルス（インフルエンザウイルス，センダイウイルスなど）のエンベロープタンパク質を組み込んだ単層リポソームにプラスミド，抗原ペプチド，タンパク質等を充填し，細胞質に供給	Zurbriggen, *Vaccine,* **21**, 921–924, 2003 Yoshikawa, *Biochem Biophys Res Commun,* **325**, 500–505, 2004
膜融合性ーリポソーム	静電荷，pH，温度感受性に生体膜と融合する性質を付加した単層リポソームに，iRNAやプラスミド，タンパク質を包埋して，細胞質に供給	El-Sayed, *AAPSJ,* **11**, 13–22, 2009 Yuba, *Biomaterials,* **31**, 943–951, 2010 Tachibana, *Biochem Biophys Res Commun,* **251**, 538–544,1998
貪食され易いリポソームや微粒子	糖鎖修飾や古細菌の脂質を加えたリポソームあるいはISCOMATRIX等の高分子微粒子に抗原タンパク質を会合させ，抗原提示細胞への取り込みと抗原提示を促進したもの	Schliehe, *J Immunol,* **187**, 2112–2121, 2011 Taneichi, *J Immunol,* **177**, 2324–2330, 2006 Krishnan, *Vaccine,* **26**, 2043–2055, 2008 Duewell, *J Immunol,* **187**, 55–63, 2011
細胞内小器官指向性修飾	小胞体（ER）へのターゲティングモチーフを有する抗原タンパク質やペプチド，遺伝子発現プラスミドを上記の送達方法で細胞質に供給	Tarrago-Trani, *Adv Drug Deliv Rev.* **59**, 782–797, 2007 Chikh, *J Immunol,* **167**, 6462–6470, 2001

プチドの予想をすると，図4に示すように，的中率93%，回収率60%となる。この程度の的中率があれば，異なる型のHLA分子に偶然，共通に結合するまれなペプチドを見つけることも容易にできる。共通に結合すれば，より多くの患者に免疫誘導が可能である。

4.4　悪性腫瘍に対するT細胞誘導型ペプチド免疫療法

MHC-I結合性腫瘍ペプチドを免疫源としてCTL誘導をはかる場合，もうひとつ工夫が必要である。CTLは，MHC-ペプチド複合体を認識して増えるが，標的細胞を殺傷するためには，細胞傷害活性に必要なperforinやgranzymesといった細胞傷害性タンパク質を新たに合成し，細胞傷害性顆粒に貯める必要がある。これら細胞傷害性物質の新規合成には，通常，CTLの機能分化を助けるヘルパーT細胞（Th）が必要である。特に，CTLを賦活する活性の高いTh1タイプの助けが望ましい。そこで我々は，強いTh1誘導活性をもつ百日咳全菌体ワクチン（Wc）をペプチドと混ぜて投与することにより，腫瘍ペプチド単独に比べて高い抗腫瘍活性を誘導する工夫をした。図5に示すように，MHC-I結合性ペプチドを皮内注射すると，表皮に多数存在す

表2　細胞傷害性T細胞に認識される腫瘍抗原のいろいろ

抗原の種類	例	説明	免疫標的として有利な点	免疫標的として不利な点
胎児腫瘍抗原	CEA AFP	発生期に発現されるが，成体では発現が限られるもの	正常の細胞が攻撃される恐れが少ない	発現される腫瘍が限られる
分化組織抗原	tyrosinase PSA	分化した特定の組織に発現されるもの	異なる細胞種は攻撃されない	同系列の正常細胞も攻撃される恐れがある
ウイルス抗原	HCV EBV	腫瘍ウイルス由来の抗原	ウイルス感染細胞のみが攻撃される	腫瘍ウイルスの多くは免疫回避のしくみを持つ
過剰発現抗原	WT1 survivin	正常組織には少量だが，腫瘍細胞で大量に発現されるもの	同種または複数の腫瘍に共通に高発現される	免疫寛容が働き，攻撃的応答が誘導しにくい
融合蛋白質・点突然変異	BCR-Abl tum-	染色体転位等によりできる点突然変異によるアミノ酸置換	正常組織には存在せず自己攻撃の恐れがない	融合部が提示されるとは限らぬ個々の腫瘍で変異が異なる

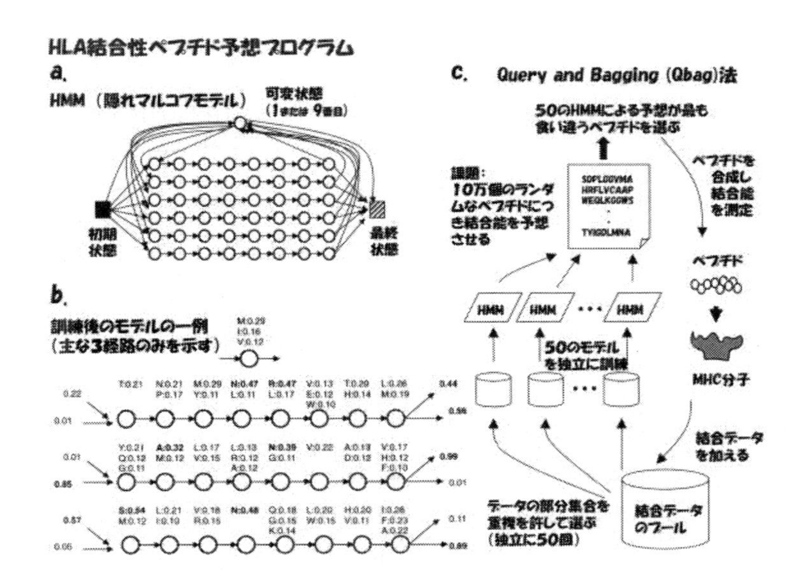

図3　MHC結合性ペプチド予想プログラムの開発

aに1例を示した隠れマルコフモデルを基盤アルゴリズムとして使い，任意のMHC class I分子について，ペプチドのアミノ酸配列と結合能の対応を解析した。bに示す質問学習法を用いて既存のペプチド結合データをもとに，結合能の予想が難しいアミノ酸配列のペプチドを抽出し，実験をして結合能を調べ，結合データに加える。この試行を繰り返して結合データを偏りなく補完する。最後に十分補完ができた結合データをもとに，任意のペプチドについて結合能を予測する。c. 最終的に得られた結合データをもとに，結合ペプチドにみられるアミノ酸の出現頻度の主なパターンを示したもの。

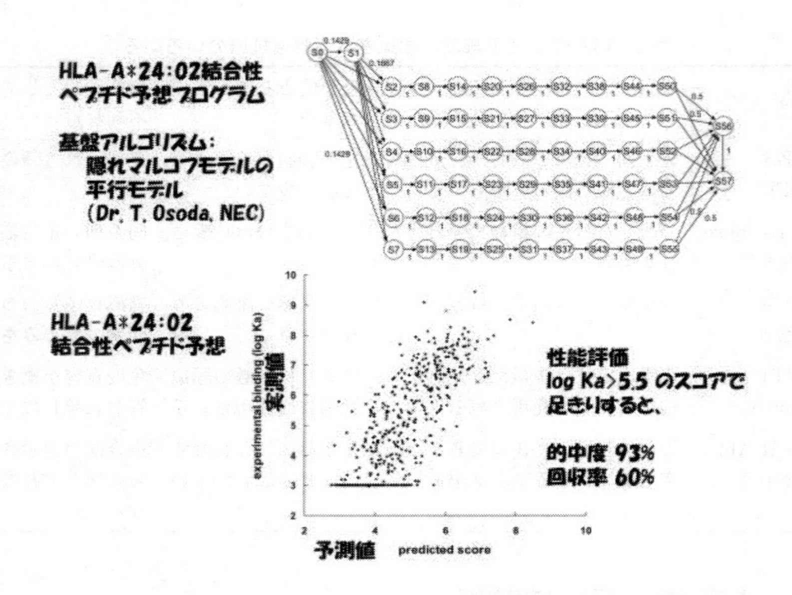

図4　HLA-A*24:02 分子結合性ペプチドの予想プログラムの作製
上図の隠れマルコフモデルの並行モデルを基盤アルゴリズムとして質問学習法を用いてペプチド結合実験を行い，結合性ペプチドの予想プログラムを作製した。下図は，任意のアミノ酸のペプチドについて，予想値と実測の結合値の対応をみたもの。

る樹状細胞の表面 MHC-I にペプチドが結合する。一方，樹状細胞は異物である不活化百日咳菌を貪食して活性化し，表皮を離れて所属リンパ節へと移動する。リンパ節では，樹状細胞が提示する百日咳菌由来のペプチドを認識して活性化する Th1 細胞が腫瘍抗原反応性 CTL の増殖分化を助けるため，細胞傷害活性の高い CTL が多数誘導できる。これら CTL は，やがてリンパ節を離れて全身を巡回し，腫瘍細胞に出会うと殺す。

この免疫方法でマウスを免疫した場合の抗腫瘍活性を示したのが図6である[3]。この実験では，ovalbumin（OVA）を腫瘍抗原に見立て，OVA 遺伝子を細胞質に発現する E.G7–OVA（EG7）腫瘍の接種実験を行った。事前に毎週1回，計3回 OVA ペプチド（OVA–I）単独，あるいは，百日咳菌の数種のタンパク質を抽出した無細胞ワクチン（Ac）もしくは，不活化全菌体ワクチン（Wc）とペプチドを混ぜて免疫した後，腫瘍細胞を皮下に植え，腫瘍の成長カーブを追った。腫瘍接種後1週間目，2週間目にも追加免疫を行った。その結果，OVA–I 単独（b）に比べ，Wc 添加免疫により，強い抗腫瘍活性が得られることがわかった（d)。この活性は，タンパク質抗原であり，Th2 タイプの免疫応答を誘導しがちな Ac では弱かった（c)。ただし，この抗腫瘍活性を保つためには，毎週免疫する必要があり，免疫を休むと CTL の細胞傷害性顆粒に貯められた細胞傷害性タンパク質が 7–10 日で減少して細胞傷害活性がなくなり，抗腫瘍活性が減弱することが観察された。現在，WT1 腫瘍抗原ペプチドと Wc を用いて，ヒトの固形悪性腫瘍を対象とした臨床第 I/II 相試験を行っているが，それにおいても同様の経験をした。抗腫瘍活性がみ

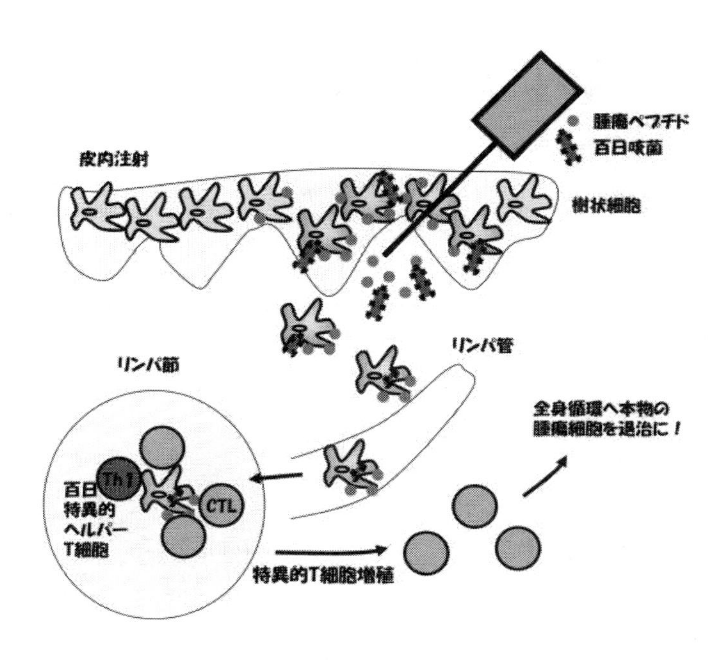

図5　ペプチド免疫療法において，免疫後起こる反応

腫瘍抗原ペプチドに免疫賦活剤として百日咳全菌体ワクチンを加えて皮内注射すると，表皮にいる樹状細胞の表面のMHC class I分子にペプチドが結合する。不活化百日咳菌を貪食した樹状細胞は活性化し，リンパ節へ移動する。リンパ節で抗原提示が起こると，腫瘍抗原ペプチドに反応するCTLの増殖・分化を，百日咳菌由来のペプチドに反応するTh1タイプのヘルパーT細胞が促し，腫瘍殺傷能の高いCTLを増やす。これらCTLは全身をめぐり，腫瘍細胞に出会うと殺す。

られる症例においても，毎週1回の免疫を休むと抗腫瘍活性が減弱し，続けて休薬をすると，再び腫瘍の成長が始まることが観察された。現在の免疫方法では，抗腫瘍効果が見られる症例であっても腫瘍が完全に消失する例はごくまれであり，大半は，数ヵ月から数年，腫瘍の成長が緩徐になるか停止するかにとどまる。このため，毎週1回程度の免疫を続ける必要がある。

4.5　ペプチド免疫療法に関するDDS開発の必要性

現在は，まだペプチド免疫療法の有効性や将来性が試されている段階で，ペプチド免疫に関するDDS開発は進んでいないが，実用化のためにはDDS技術の開発が必須である。腫瘍抗原は自己抗原であり，本来免疫応答は起きにくい。抗原密度を高め，抗原提示細胞を最適に活性化して攻撃的応答を誘導しても，活性は自然には保ちにくい。これが外来の病原体に対する予防免疫との根本的な違いである。免疫を休んでも，CTLの数自体は1ヵ月程度保たれるが，腫瘍殺傷能は1週間から10日で減弱する。CTLの殺傷能を維持するためには，抗原刺激を続ける必要がある。進行がんの患者にとって，残された時間は健康な時とは質が異なる。DDSの開発をして受診間隔を延ばしたり，患者が自己注射や経皮・経粘膜投与をしたりできれば，通院の負担を減らし，時間を有効に使える。QOLが向上し，医療費も減らせる。DDSは，がんワクチン実用化

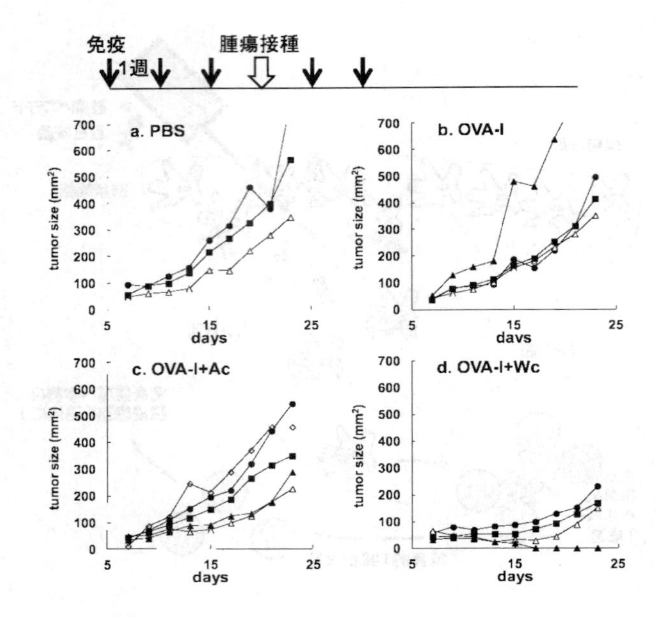

図6　MHC class I 分子結合性ペプチド免疫による抗腫瘍活性に対する百日咳菌の免疫賦活効果
卵白アルブミン（OVA）を腫瘍抗原にみたてたマウスの腫瘍モデルにおいて，MHC class I 分子結合性ペプチドOVA-I の免疫による抗腫瘍効果を調べた。OVA-I を単独あるいは免疫賦活剤と共に毎週1回皮下注射し，3回免疫後，OVA を発現する腫瘍細胞株を背部皮膚に接種し，腫瘍の成長カーブを観察した。腫瘍接種後も2回追加免疫を行った。b.　OVA-I 単独では，抗腫瘍活性はわずかで，これに免疫賦活剤として，c.　百日咳菌のタンパク質を抽出した無細胞ワクチン（Ac），あるいは，d.　百日咳不活化全菌体（Wc）を加えて免疫すると，Wc 添加により強い抗腫瘍活性がみられた。

のための要の技術であり，早い段階での DDS 開発が，臨床研究／試験の負担を軽減し，製薬化を加速することは明らかである。技術的には，繰り返し投与の他，徐放剤の開発が考えられるかもしれない。ただしその場合，Th1 誘導活性のある Wc のような免疫賦活剤が含まれるため，投与部位に肉芽腫が形成される可能性が高いことには注意が必要である。また，ペプチドと免疫賦活剤を含む場合，互いを本来の活性に保ちながら，抗原提示細胞に与える方法の工夫も必要である。今後，早急な DDS 開発が望まれる。

文　献

1）R. A. Eagle & J. Trowsdale, *Nat Rev Immunol,* **7**, 737 (2007)
2）K. Udaka *et al., J Immunol,* **169**, 5744 (2002)
3）A. Yano *et al., Microbiol Immunol,* **51**, 685 (2007)

5 高感度pH応答性リポソームのワクチンへの応用

弓場英司[*1]，河野健司[*2]

5.1 はじめに

脂質分子が水中で自発的に会合することで形成されるリポソームは，様々な分子を内包することが可能であり，生体適合性や生分解性にも優れることから薬物運搬体としての応用が研究されてきた。リポソームに抗原を包埋させて免疫担当細胞に取り込ませることで，効率よく免疫を誘導しようとするリポソームワクチンの開発が試みられている。標的となる免疫担当細胞による取り込み効率を高めたり，あるいは，その細胞内部における抗原の存在位置を制御することを目指した，pH応答性リポソーム，正電荷リポソーム，膜融合リポソーム，など様々な機能性リポソームを用いた高性能型ワクチンについて研究が進められている[1]。なかでも，pH応答性リポソームは，細胞に取り込まれた後，酸性オルガネラであるエンドソームにおいて不安定化して内包物質をサイトゾルに導入することができることから，効率よく細胞性免疫を誘導するための高機能型ワクチンとしての利用が可能である。本節では，筆者らが進める高感度pH応答性リポソームのワクチンへの応用を中心にpH応答性リポソームを用いたワクチン開発の戦略について概説する。

5.2 抗原提示経路

効果的なワクチンの開発には，投与した抗原を体内の抗原提示細胞に送達し，効率良く抗原提示させる必要がある。抗原提示には二つの経路が存在し，両者の働きは大きく異なっている（図1）[2,3]。外来性抗原は抗原提示細胞に取り込まれた後，エンドソーム/リソソーム系でプロセシングを受けてMHC classⅡ分子上に提示され，CD4陽性ヘルパーT細胞に認識され，抗体産生を中心とした液性免疫を誘導する。一方，サイトゾル中に存在する内在性抗原は，プロテアソームによるプロセシングを受け，MHC class I上に提示され，CD8陽性T細胞（CTL）に認識されて細胞性免疫を誘導する。ウイルス感染や癌に対する治療において，病態細胞の排除には，細胞傷害性T細胞（CTL）を中心とした細胞性免疫が重要な役割を果たしている。したがって，外来性抗原を抗原提示細胞のサイトゾルに運搬して，MHC class I経路の抗原提示により細胞性免疫を誘導する抗原デリバリーシステム開発が望まれる。

5.3 pH応答性リポソーム

pH応答性リポソームは，弱酸性pH環境において不安定化して内包物質を放出したり，膜融合するリポソームである。したがって，このようなリポソームは，抗原提示細胞の内部に抗原を導入するために用いることができる（図2）。リポソームは主にエンドサイトーシスによって抗

＊1　Eiji Yuba　大阪府立大学大学院　工学研究科　物質・化学系専攻　応用化学分野　助教
＊2　Kenji Kono　大阪府立大学大学院　工学研究科　物質・化学系専攻　応用化学分野　教授

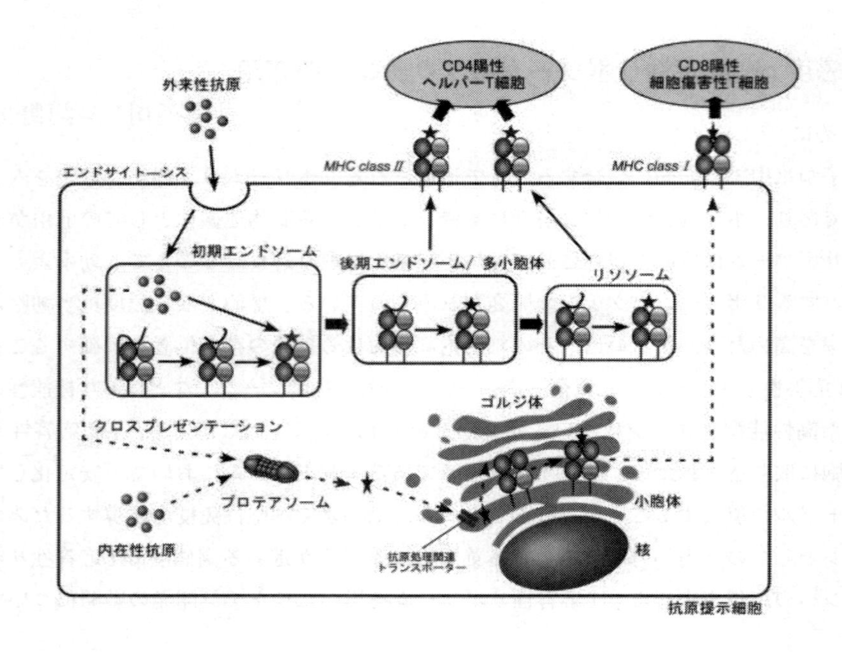

図1　MHC class Ⅰ, Ⅱ分子を介した抗原提示経路

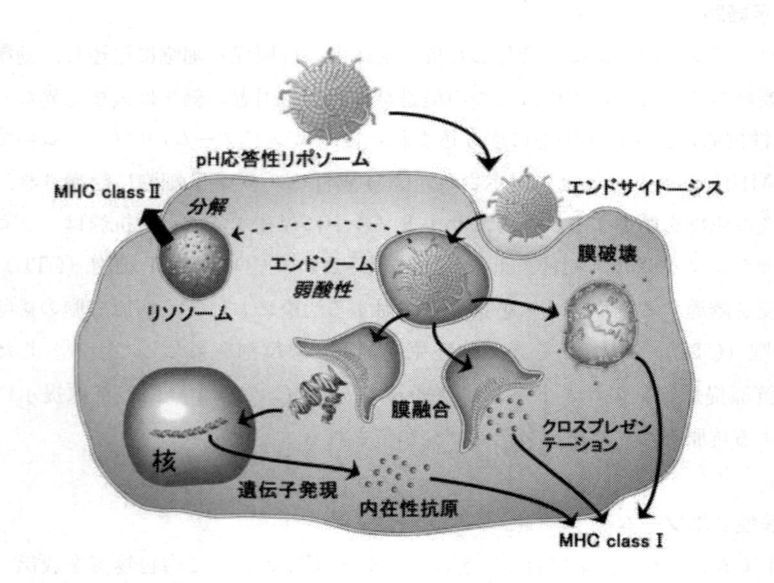

図2　pH応答性リポソームによる細胞内デリバリー経路
pH応答性リポソームは，細胞に取り込まれた後，エンドソームの弱酸性pHに応答した膜破壊や膜融合により封入した抗原や抗原をコードした遺伝子をサイトゾルに送達することができる。

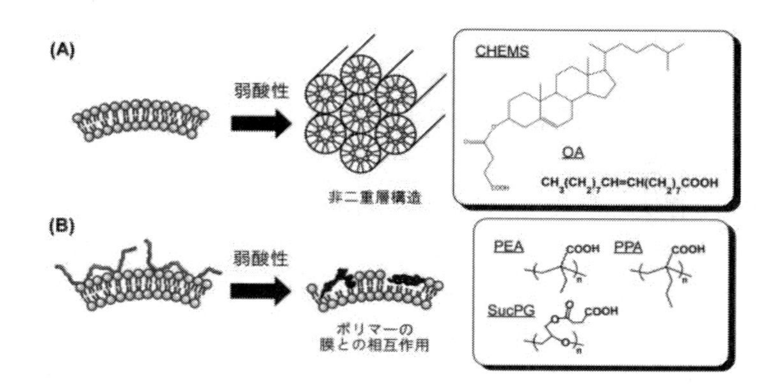

図3　pH 応答性リポソームのデザイン

（A）DOPE などの非二重層形成性脂質とカルボキシ基を有する CHEMS や OA などの両親媒性分子を混合すると，中性ではリポソームを形成するが，弱酸性ではカルボキシ基のプロトン化によって安定化効果がなくなり，非二重層構造に転移して崩壊する。（B）pH 応答性ポリマーを複合化したリポソームでは pH に依存したポリマーと脂質膜との相互作用によってリポソームの膜融合挙動が制御される。

原提示細胞に取り込まれる。通常のリポソームでは，この経路で取り込まれるとエンドソームを経てリソソームで分解されるため，内包抗原もそこで分解されて MHC classⅡ経路の抗原提示を誘導する。しかし，pH 応答性リポソームは，弱酸性の内部環境をもつエンドソームにおいて不安定化してエンドソーム膜を乱したりあるいは膜融合することによって，細胞内部に抗原を導入することで，抗原の MHC class I へのクロスプレゼンテーションを促進することができる。一方，細胞性免疫を誘導するためのもう一つの方法として，抗原をコードした遺伝子を細胞に導入することによってサイトゾル中に抗原タンパク質を発現させる方法が考えられる。遺伝子は細胞膜を通過できないが，pH 応答性リポソームを用いることで遺伝子を細胞内部に導入できる。エンドソームの弱酸性 pH に応答した膜融合によって遺伝子のサイトゾルへの移行を促進し，効果的に遺伝子発現させ，内在性抗原として認識させることで MHC class I 経路の免疫を誘導することが可能になる。

pH 応答性リポソームは従来ジオレオイルホスファチジルエタノールアミン（DOPE）などを主成分として用いることで作製されてきた（図3A）[4,5]。DOPE は生理的条件下ではリポソーム形成性を持たないが，オレイン酸（OA）やコレステリルヘミスクシネート（CHEMS）などのカルボキシ基をもつ両親媒性分子と混合するとリポソームを形成するようになる。これは，中性でイオン化したカルボキシ基がリポソーム表面の水和度を増大させるのに加えて，リポソーム表面の負電荷によって脂質膜間の接触を抑制するためである。しかし，酸性条件下でカルボキシ基がプロトン化すると，脂質膜の安定化効果が失われリポソームが不安定化する結果，膜融合性を発現する。このような pH 応答性リポソームを用いることで，マクロファージなどの免疫担当細胞のサイトゾルに抗原をデリバリーし，さらにマウス体内で抗原特異的な CTL を誘導できることが示されている[6,7]。

一方，別のアプローチとして，pHに応答するポリマーをリポソームと複合化することによってpH応答性リポソームが調製されてきた（図3B）[8~10]。この場合，リポソームのpH応答性はポリマーとリポソームとの相互作用によって付与されるため，鋭敏なpH応答性ポリマーと安定なリポソームを組み合わせることで高い安定性と鋭敏なpH応答機能を両立するpH応答性リポソームの作製が実現できる。これまでにリポソームのpH応答性化のために様々なポリマーが合成されてきた。その典型例として各種のポリカルボン酸が挙げられる。中でもポリ（エチルアクリル酸）（PEA）はリポソームにpH感受性を付与する目的でよく研究されている[8,11,12]。このポリマーは，中性pHにおいては，イオン化したカルボキシ基のためにリポソーム膜と相互作用しないが，弱酸性条件においてカルボキシ基がプロトン化するとリポソーム膜と強く相互作用して破壊する。この膜破壊には，ポリマーのカルボキシ基とリン脂質極性基との水素結合の形成や疎水性相互作用によって両者の混合ミセルが形成されることが関係していると考えられている[13]。またこのポリマーよりもさらに疎水性の高い側鎖をもつポリ（プロピルアクリル酸）（PPA）はさらに強い脂質膜破壊能を持つことが報告されている[14]。種々の構造と分子量を持つポリアクリル酸誘導体のpH応答性が検討されており，疎水性の高い構造を持ち，分子量の大きなポリカルボン酸ほど，pHに応答した膜破壊機能が強いことが明らかにされている[15]。

5.4 カルボキシ基をもつポリグリシドール誘導体

筆者らは，生体適合性高分子であるポリエチレングリコール（PEG）と類似の主鎖骨格と側鎖水酸基を持つポリグリシドールをサクシニル化することによってサクシニル化ポリグリシドール（Succinylated poly（glycidol）:SucPG）を合成した[9]。SucPGは，中性では側鎖カルボキシ基が解離して負に帯電するために脂質膜と相互作用しないが，弱酸性ではカルボキシ基のプロトン化によって脂質膜と相互作用するようになる。リポソーム膜へのアンカー部位としてSucPGにデシル基を導入し，卵黄ホスファチジルコリンリポソームと複合化することで，中性では安定でかつ酸性条件では高い膜融合性を示すpH応答性リポソームが得られる[9]。さらに，SucPGの側鎖構造を疎水性の高い構造へと変化させた，一連のカルボキシ基導入ポリグリシドール誘導体を合成し，これらの誘導体で修飾したリポソームの膜融合能がその側鎖の疎水性度とともに増大することを見出している[16]。中でも比較的高い疎水性側鎖をもつ3-メチルグルタリル化ポリグリシドール（MGluPG，図4）で修飾したリポソームは，中性での安定性と弱酸性での鋭敏な膜融合性を両立する優れたpH応答性膜融合機能を発現する[16]。図4はHeLa細胞に蛍光色素カルセインを封入したリポソームを取り込ませ，共焦点蛍光顕微鏡で観察した結果を示す。高分子で修飾していないコントロールリポソームで処理した細胞からは輝点状の蛍光が観察されるが，MGluPGで表面修飾したリポソームを用いた場合，細胞全体から蛍光が観察されることがわかる（図4）[16]。この結果は，MGluPG修飾リポソームが，エンドソームの弱酸性領域で膜と強く相互作用して内包物質をサイトゾル内に効率良く導入することを示している。

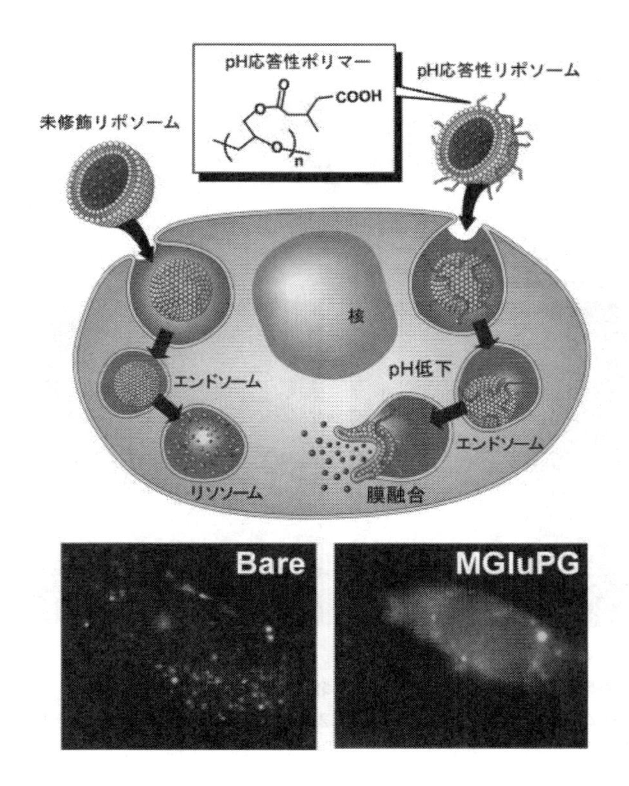

図4　pH応答性ポリマーMGluPGで修飾したリポソームによる細胞内へのカルセインデリバリー
カルセインを内包したMGluPG修飾リポソームおよび未修飾（Bare）リポソームをHeLa細胞に加えて4時間培養し，細胞を洗浄した直後の蛍光顕微鏡写真を示す。MGluPG修飾リポソームは，エンドソームの酸性pHに応答して膜融合し，サイトゾルへカルセインを導入する。

一方，自然界における膜融合を媒介するのは膜融合性を持つタンパク質である。よく研究されている膜融合性タンパク質として，インフルエンザウィルスのヘマグルチニンやセンダイウイルスのFタンパク質が挙げられる[17,18]。このような膜融合タンパク質は，合成ポリマーと異なり特有の立体的な構造を有しており，このことが膜融合過程を効果的に進行させるのに寄与しているものと思われる。そこで，立体的な分子骨格をもつハイパーブランチポリグリシドール(HPG)を用いてpH応答性ポリマーを作製し，ポリマーの膜融合活性に及ぼす分子骨格の影響を検討した（図5)。そして，多分岐で立体的な分子骨格をもつMGlu–HPGで修飾したリポソームが，線状の分子骨格をもつMGluPGで修飾したリポソームよりもより高い融合能を示し，ポリマーに立体的な分子骨格を持たせることで高い膜融合機能を実現できることがわかった[19]。これらのpH応答性ポリマー修飾リポソームを用いて，FITCラベル化オボアルブミン（OVA）のマウス樹状細胞株DC2.4細胞へのデリバリーを調べた。図5に示すように，MGlu–HPG修飾リポソームを用いた場合，より効率よく，より多量にOVAが細胞のサイトゾルに導入された。MGlu–HPGはその高い膜融合機能によってリポソーム内包物のサイトゾルへの導入を促進する.

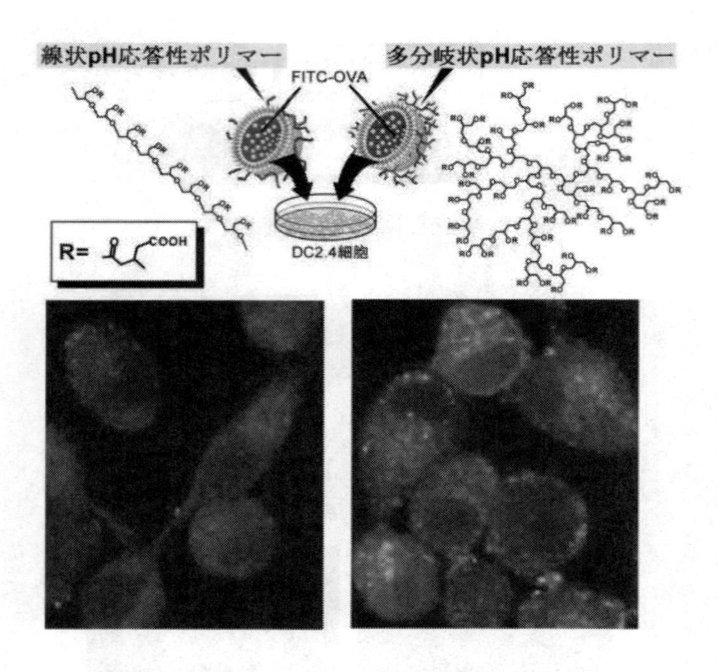

図5　線状 pH 応答性ポリマー（MGluPG）及び多分岐状 pH 応答性ポリマー（MGlu–HPG）で修飾したリポソームによる樹状細胞由来株 DC2.4 細胞への FITC–OVA のデリバリー
多分岐状 pH 応答性ポリマーで修飾したリポソームは，DC2.4 細胞により効率よく取り込まれ，さらに細胞内で効率良く融合を引き起こすことで，線状 pH 応答性ポリマー修飾リポソームよりも効率良く OVA をデリバリーした。

だけでなく，細胞によるリポソームの取り込みも促進することがわかる。樹状細胞上に存在して負荷電物質を認識するスキャベンジャーレセプターによって，立体的な分子骨格の MGlu–HPG が効果的に認識されることでリポソームが効率よく細胞内に取り込まれたものと考えられる[19]。

5.5　pH 応答性リポソームを用いた抗原特異的免疫の誘導

以上のように，カルボキシ基を持つポリグリシドール誘導体でリポソームを修飾することで，樹状細胞のサイトゾルに抗原を運搬できる高感度 pH 応答性リポソームが作製できた。そこで次に，これらのリポソームを用いることで，実際に抗原特異的な免疫が誘導できるかどうか検討した。OVA を封入した SucPG 修飾リポソームや MGluPG 修飾リポソームをマウスに経鼻投与し，その細胞性免疫の誘導について調べ，OVA 内包未修飾リポソームや OVA 水溶液を投与した場合と比較した結果を図 6 に示す[20]。OVA を封入した未修飾リポソームやフリーの OVA を投与した時にはマウスに OVA 特異的な CTL はほとんど誘導されないが，pH 応答性ポリマーで修飾したリポソームを投与すると，抗原特異的な CTL が誘導されることがわかる。また，SucPG 修飾リポソームに比べて膜融合性の高い MGluPG 修飾リポソームはより効果的に細胞性免疫を誘導した[20]。*In vitro* において，SucPG 修飾リポソームと MGluPG 修飾リポソームの樹状細胞

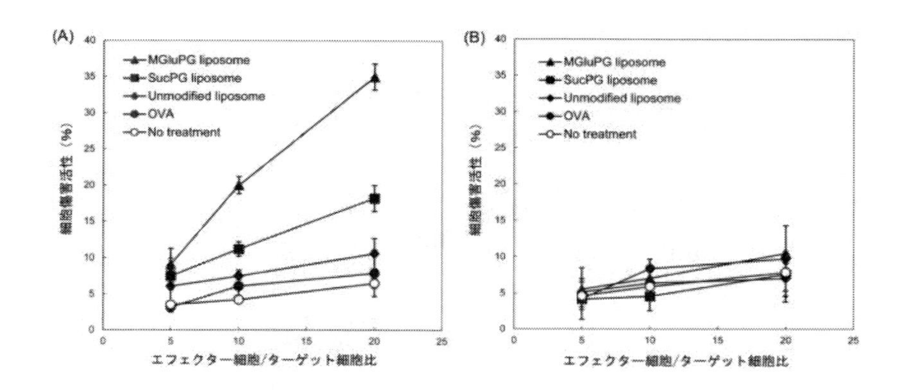

図6　OVAを封入した種々リポソームの経鼻投与による抗原特異的CTLの誘導
ターゲット細胞：E.G7–OVA細胞（A），EL4細胞（B）。膜融合性の高いMGluPGリポソームで免疫したマウスの脾臓細胞からは，抗原を発現しているE.G7–OVA細胞に対してのみ高い細胞傷害活性が得られた。

による取り込み量は同等であったことから，細胞性免疫を効率良く誘導するには，膜融合によって効率よく抗原提示細胞のサイトゾルに抗原を導入することのできる高感度pH応答性リポソームを用いることが重要であることがわかる。

MGluPG修飾リポソームに比べてさらに高感度なMGlu–HPG修飾リポソームについても，その免疫誘導機能とがん免疫治療への応用について検討を進めている。このリポソームをマウス骨髄由来樹状細胞に取り込ませ，MHC拘束的にIL–2を産生するT細胞を用いて抗原提示経路を測定したところ，MGlu–HPG修飾リポソームは主にMHC class I経路を介して免疫を誘導することがわかった。このリポソームは，MGluPG修飾リポソームに比してさらに強力に細胞性免疫を誘導できることが明らかになってきている。

5.6　pH応答性リポソームを用いた樹状細胞への遺伝子デリバリー

細胞性免疫を誘導するためのもう一つの方法である，抗原をコードした遺伝子を樹状細胞に導入して発現させ，内在性抗原として認識させる方法についても検討を進めている。筆者らはこれまでカチオン性脂質とDNAとの複合体（リポプレックス）にpH応答性ポリマー修飾リポソームを静電相互作用で複合化させたハイブリッド複合体を作製し，その遺伝子運搬体としての機能について検討してきた（図7）。このハイブリッド複合体はpH応答性リポソームの膜融合性によってDNAのサイトゾルへの移行を促進し，遺伝子発現を飛躍的に向上させることができる[21,22]。実際，MGluPG修飾リポソームを用いたハイブリッド複合体はHeLa細胞にほぼ100%の効率でGFP遺伝子を発現させている[22]。

そこで高活性なpH応答膜融合性ハイブリッド複合体を樹状細胞への遺伝子導入用ベクターとして用いることを検討している[23]。高い遺伝子導入活性をもつMGluPGを用いたハイブリッド複合体（MGluPG複合体）は，表面のpH応答性ポリマーのためにスキャベンジャーレセプター

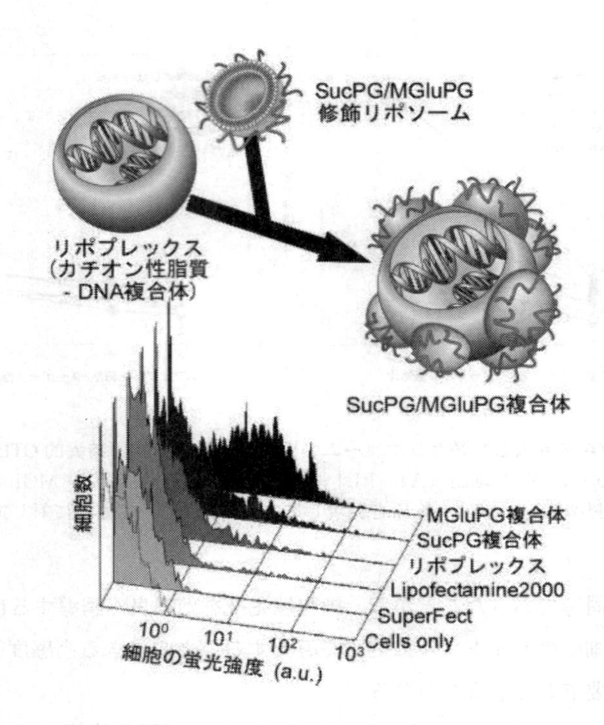

図7 カチオン性脂質とDNAの複合体であるリポプレックスとpH応答性ポリマー修飾リポソームを静電相互作用で複合化することで，膜融合性を付与したハイブリッド複合体が得られる。これらの複合体を用いてDC2.4細胞にEGFP遺伝子を導入した結果を下に示す。MGluPG複合体は，その調製に用いたTRX-20リポプレックスや市販試薬に比べて高い遺伝子発現を示した。

に認識されてDC2.4細胞に効率良く取り込まれ，しかも，効率よく遺伝子発現に導いた（図7）[23]。また，遺伝子導入されたDC2.4細胞では，遺伝子発現に伴い，MHC class I分子の発現が上昇したことから，遺伝子導入によって発現した外来タンパク質が内在性抗原として認識され，MHC class I経路で抗原提示されたことが示唆される[23]。このように，高活性ハイブリッド複合体は，樹状細胞に遺伝子を効率良く導入することで細胞性免疫を効率よく誘導する遺伝子導入型ワクチンとして利用できる。

5.7 おわりに

本稿では，高感度pH応答性リポソームの設計と，その抗原デリバリーシステムとしての機能について述べた。高分子の複合化によるリポソーム機能化のアプローチは，ポリマーの合目的な機能設計によって多様な機能をリポソームに付与することができるため，高機能・高性能リポソームを構築するための効果的な手法である。本稿では，細胞性免疫の誘導に焦点を当てたが，液性免疫誘導を指向した機能性リポソームの設計も可能であろう。このような高性能リポソームを用いた免疫治療は，癌をはじめとする難治性疾患を治療するためのパーソナライズド医療として次世代の医療を担うことが期待される。

文　献

1) 秋吉一成ほか，リポソーム応用の新展開，p.586，エヌ・ティー・エス（2005）
2) J. Banchereau *et al., Nature,* **392**, 245 (1998)
3) I. Mellman *et al., Cell,* **106**, 255 (2001)
4) D. C. Litzinger *et al., Biochim. Biophy. Acta,* **1113**, 201 (1992)
5) H. Ellens *et al., J. Biochemistry,* **23**, 1532 (1984)
6) R. Reddy *et al., J. lmmun. Methods,* **141**, 157 (1991)
7) R. Tachibana *et al., Biochem. Biophys. Res. Com.,* **251**, 538 (1998)
8) M. Maeda *et al., J. Am. Chem. Soc.,* **110**, 7455 (1988)
9) K. Kono *et al., Biochim. Biophys. Acta.,* **1193**, 1 (1994)
10) M. A. Yessine *et al., Adv. Drug Delivery Rev.,* **56**, 999 (2004)
11) K. Seki *et al., Macromolecules,* **17**, 1692 (1984)
12) M. Fujiwara *et al., J. Colloid Interface Sci.,* **185**, 210 (1997)
13) J. L. Thomas *et al., J. Am. Chem. Soc.,* **117**, 2949 (1995)
14) N. Murthy *et al., J. Control. Release,* **61**, 137 (1999)
15) C. Kusonwiriyawong *et al., Eur. J. Pharm. Biopharm.,* **56**, 237 (2003)
16) N. Sakaguchi *et al., Bioconjugate Chem.,* **19**, 1040 (2008)
17) P. A. Bullough *et al., Nature,* **371**, 37 (1994)
18) M. Nakanishi *et al., Exp. Cell Res.,* **159**, 399 (1985)
19) E. Yuba *et al., J. Control. Release,* **149**, 72 (2011)
20) E. Yuba *et al., Biomaterials,* **31**, 943 (2010)
21) K. Kono *et al., Gene Ther.,* **8**, 5 (2001)
22) N. Sakaguchi *et al., Biomaterials,* **29**, 4029 (2008)
23) E. Yuba *et al., J. Control. Release,* **130**, 77 (2008)

第5章　企業によるDDSプラットフォーム技術

1　グライコリポ™テクノロジーと温度感受性リポソーム

大谷敬亨[*1]，北川寛之[*2]，五十嵐貢一[*3]

1.1　はじめに

生体親和性が高い両親媒性高分子から形成されるリポソームは，ドラッグデリバリーシステム（DDS）のキャリアーの1つとして，古くから医・薬学分野での研究が行われている。抗癌剤であるドキソルビシンを内包したリポソーム製剤「Doxil™」を始め，既にいくつかのリポソーム製剤が国内でも臨床応用されている。筆者らは，体内の目的とする箇所へ送達可能な標的指向性リポソームに蛍光物質などの検出プローブを内包させ，*in vivo* 分子イメージング技術として「グライコリポ™（GLYCOLIPO™）テクノロジー」を確立した[1~3]（図1）。分子イメージング技術は，生体内の挙動を非侵襲・低侵襲で可視化可能な技術であり，生体の仕組みと働き，病巣の診断と治療などを研究する上において画像診断技術と組み合わせた研究が盛んである。

本節では，GLYCOLIPO™ テクノロジーの基盤技術である *in vivo* 分子イメージングについて，また本技術を利用して開発した抗癌剤（シスプラチン）内包標的指向性リポソームおよび経皮投与に適したリポソーム製剤の開発を目的として，脂質組成を改変して作製された温度感受性リポソームについて述べる。

1.2　グライコリポ™テクノロジーによる分子イメージング

医薬品のスクリーニングや薬物の体内動態を調べるために，光イメージングを始め，小動物用のMRI，PETおよびCTなど *in vivo* イメージング装置が普及している。同時に蛍光物質などの分子マーカーを標的疾患部位あるいは臓器に特異的かつ効率的に送達するイメージング試薬の需要が高まっている。そこで筆者らは，蛍光物質を内包させたリポソームをイメージングへ応用する検討を行った。

リポソームを蛍光イメージング試薬として用いるには，標的とする組織に特異的に蛍光物質を送達する必要がある。まず，リポソームに標的指向性を持たせるために，糖鎖と糖鎖認識蛋白質であるレクチンとの特異的認識能および結合性に着目した[4]。炎症や癌部位では，炎症性サイトカインの刺激によってセレクチンが血管内皮細胞表面に発現する。一方，白血球の表面にはシアリルルイスX（SLX）が存在し，セレクチンとの緩やかな結合により白血球は血管内皮に添って

＊1　Takayuki Otani　片山化学工業㈱　R&Dセンター　研究開発課　主任研究員
＊2　Hiroyuki Kitagawa　片山化学工業㈱　R&Dセンター　研究開発課　研究員
＊3　Koichi Igarashi　片山化学工業㈱　R&Dセンター　所長

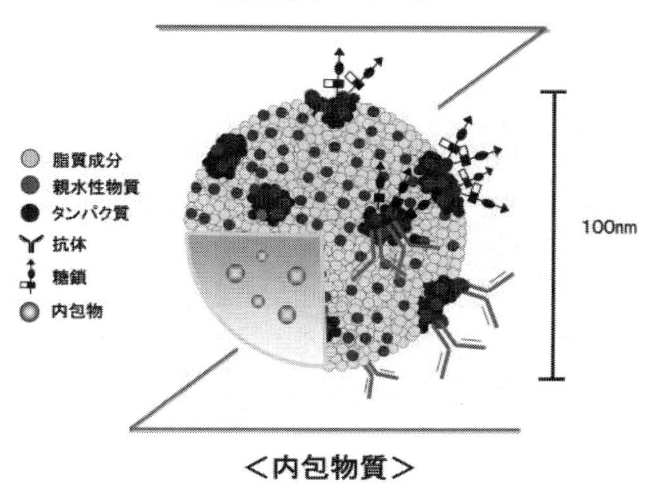

図1　グライコリポ™テクノロジーの基盤となるリポソームの概要

本リポソームは種々の物質の内包および表面にプローブを結合することにより，標的指向性を持たせることができる。従って，この標的指向性リポソームは多方面のイメージング分野に応用可能であり，またDDS分野においては，抗癌剤を始め様々な化合物の組織特異的送達が行えると共に，副作用の低減が可能である。

転がるようになる。この現象は「ローリング」と呼ばれている。ローリングを起こした白血球は，炎症により生じた血管内皮の間隙から組織へ移行することにより炎症や腫瘍組織に集まると考えられている[5)]。この機構を模倣して，SLXをリポソームに結合させることにより白血球と同様にリポソームを炎症や癌部位に特異的に集積させることを試みた。

1.2.1　蛍光物質内包リポソームの調製

リポソームは，ジパルミトイルホスファチジルコリン（DPPC）：コレステロール：ジセチルホスフェート（DCP）：ガングリオシドGM3：ジパルミトイルホスファチジルエタノールアミン（DPPE）をモル比35：40：5：15：5で混合し，改良コール酸透析法により調製した[6)]。蛍光物質Cy5.5はヒト血清アルブミン（HSA）に結合させてリポソーム形成時に内包した。SLXはリポソーム膜面上のガングリオシドに予め結合させたHSAと架橋試薬3,3-dithiobis(sulfosuccinimidylpropionate)（DTSSP）を介して多価結合させた。最後に，糖鎖との未反応のDTSSPをブロックするためにtris（hydroxymethyl） aminomethaneを結合させると同時にリポソーム表面に親水性を付与した[1]。調製したリポソームは平均粒子径100nmの均一な粒子径分布を示し，膜表面のゼータ電位は-40mVと陰性電荷を有していた。また，このリポソームは，4℃で12カ月以上安定であった。

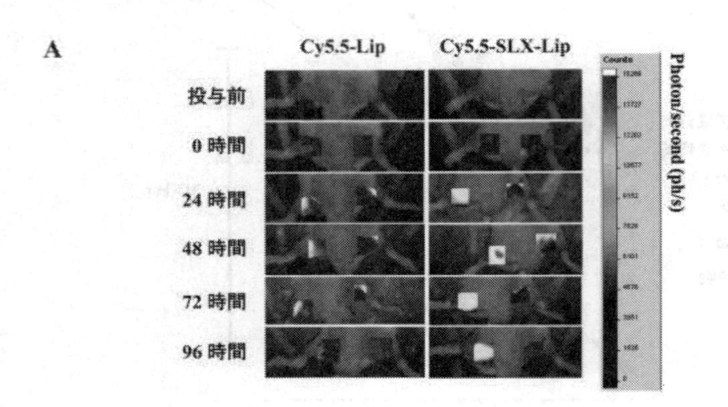

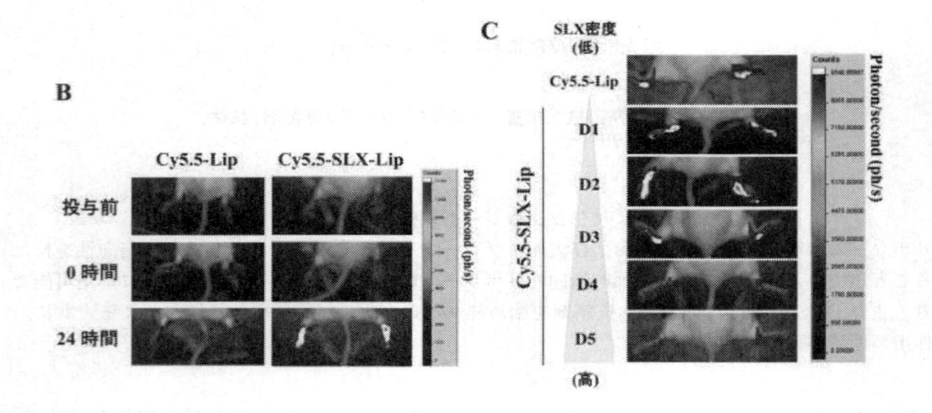

図2

A：リポソームの腫瘍組織への集積

エールリッヒ腹水癌細胞を移植した担癌マウスに，Cy5.5-SLX-LipもしくはCy5.5-Lip各々200μLを尾静脈投与した。投与前，投与直後，投与24，48，96時間後に同一個体の腫瘍部位（右大腿部）に集積したCy5.5の蛍光を検出した。

B：リポソームの炎症組織への集積

関節炎惹起用モノクローナル抗体により誘発した関節炎モデルマウスにCy5.5-SLX-LipもしくはCy5.5-Lip各々50μLを尾静脈投与した。投与前，投与直後，投与24時間後に同一個体の炎症部位（後肢の裏側）に集積したCy5.5の蛍光を検出した。

C：リポソーム表面のSLX密度と炎症部位への集積性との関係

糖鎖密度を変えて調製したCy5.5-SLX-Lipo D1～D5各々50μLを関節炎マウスに尾静脈投与し，投与24時間後に炎症部位に集積したCy5.5の蛍光を検出した。D1～D5は，リポソーム表面への糖鎖結合反応時のSLX濃度（D1:25μg/ml，D2:50μg/ml，D3:100μg/ml，D4:200μg/ml，D5:500μg/ml）を示す。蛍光の検出にはeXplore Optix（ART）を用いた。（励起波長:680nm，蛍光波長:700nm）

1.2.2　炎症および癌部位のイメージング

Cy5.5内包SLX結合リポソーム（Cy5.5-SLX-Lip）の炎症および腫瘍組織への集積性を蛍光イメージング装置を用いて検討した。図2A，Bに示されたように，Cy5.5-SLX-LipとCy5.5内包SLX非結合リポソーム（Cy5.5-Lip）の投与24時間後における炎症および腫瘍部位への集積性の比較から，Cy5.5-SLX-Lipの方が有意に多く集積していることが明らかになった。さらに，これらの集積がSLX特異的な効果であることを確認するため，SLXと異なる糖鎖を結合させたリポソームを投与したところ，これらのリポソームの集積性はCy5.5-Lipと同程度であり，Cy5.5-SLX-Lipの集積が最も高いことが判明した[1)]。このことから，Cy5.5-SLX-LipはSLXにより炎症部位および腫瘍部位に特異的に集積していることが分かった。また，関節炎モデルマウスを用いてリポソーム表面の糖鎖量と集積性との関係を調べた結果，炎症部位へ集積するための最適な糖鎖密度の存在が明らかになった（図2C）。

Cy5.5-SLX-Lipのゼータ電位は負に帯電していることにより，陰性電荷を有する血管内細胞と反発することにより非特異的な吸着が起こり難く，さらにリポソーム膜面の親水性化処理により，マクロファージなどの免疫系細胞の貪食から逃れられるので血中滞留性が高い[7)]。これらの事からCy5.5-SLX-Lipは，炎症および腫瘍部位のセレクチンに対し標的指向性を示すと共に血中滞留性にも優れ，炎症および腫瘍部位へ特異的かつ効率的に集積できると考えられる。従って，Cy5.5-SLX-Lipは*in vivo*蛍光イメージング試薬として有用であり，適切な糖鎖と糖鎖密度を選択することにより，体内の疾患部位を含む特定の部位に種々の物質を送達するDDSに応用可能な優れたツールとなることが分かった。

1.3　腫瘍血管内皮を標的化したシスプラチン内包リポソーム

1.3.1　シスプラチン内包リポソームの調製

シスプラチン（*Cis*-diamminedichloroplatinum（II）（CDDP））は，汎用的に臨床応用されている抗癌剤の一つであるが，腎毒性を始めとする重篤な副作用が問題になっている。我々は副作用の軽減および治療効果の増強を期待し，リポソームへの内包を試みた。CDDPは難水溶性のため，リポソームへの高濃度内包は困難であった。そこで，非常に水溶性の高い*Cis*-diammine-dinitratoplatinum（II）（CDDP3）を塩化物イオンの非存在下でリポソームに高濃度で内包した後，塩化物イオンを添加してCDDP3の硝酸イオンを塩化物イオンで置換することにより，リポソーム内のCDDP3をCDDPに変換し，CDDPを高濃度内包したSLX結合リポソーム（CDDP-SLX-Lip）を調製した[8)]。CDDP3が150mM塩化ナトリウム溶液中でCDDPに変換されたことは，^{195}Pt-NMR法により確認した。この方法により内包したリポソーム中のCDDP濃度は60.3μg/mg脂質であり，CDDPを直接内包した場合（0.2μg/mg脂質）に比べ約300倍高かった。

1.3.2　CDDP-リポソームの癌組織への集積性，抗癌活性および副作用

CDDP-SLX-Lipの癌組織への集積は，エールリッヒ腹水癌細胞（5×10^5個）を移植した担癌

マウス（Balb/c，雌，6週齢）を用いて検討した。移植10日後に2.3mg/kg体重のCDDPに相当するCDDP-SLX-LipおよびCDDP内包SLX非結合リポソーム（CDDP-Lip）を尾静脈投与し，48時間後に腫瘍を摘出して白金量をフレームレス原子吸光分析（FAAS）により定量した。その結果，CDDP-SLX-LipはCDDP-Lipに比べ，約6倍量のCDDPを癌部位へ送達することが確認できた。

次に，担癌マウスを用いCDDP-SLX-Lipの抗腫瘍効果を検討した。図3Aに示されたように，癌細胞移植19日後の測定では，CDDP-SLX-Lip投与群の腫瘍体積が最も小さく，CDDP-Lipよりも強い抗腫瘍効果が確認された。この腫瘍体積差は26日目に一層拡大した。また，CDDP-SLX-Lip投与群では4匹中1匹の担癌マウスに完全治癒が認められた[8)]。

さらに，CDDP-SLX-Lipの副作用を検討するために，正常マウスを用いた急性毒性試験を行った。CDDP 25mg投与群の投与5日後の生存率は0%であったが，CDDP-SLX-LipのCDDP 25mgおよび50mg投与群の生存率は75%であった（図3B）。また，CDDP投与群では経時的な体重の減少が続き，CDDP 18mg投与群では5日間で20%の減少が認められた。一方，CDDP-SLX-Lip 18，25，50mg投与群においては，投与後3日間でいずれも約15%の体重減少が認められたが，その後は回復し，投与5日後の体重減少は10%以下であった（図3C）。また，腎臓，脾臓および肝臓の病理組織観察から，CDDP-SLX-Lip投与群ではCDDP投与群で見られた異常所見は殆ど認められなかった。これらの結果から，CDDPの毒性はリポソームに内包することにより大幅に軽減できることが判明した。

CDDP-SLX-Lipは腫瘍部位特異的に高濃度のCDDPを送達でき，強い抗癌活性を発揮する一方，毒性を著しく軽減できるので，一度に多量のCDDPを投与できる可能性が示唆され，耐性癌の抑止にも役立つと考えられる。今後，このリポソームの体内分布，代謝などの詳細な検討が必要になるが，腫瘍を狙い打ちできるミサイル療法の実現化に貢献できる可能性が高い。

1.4　経皮投与を目的とした温度感受性リポソーム

経皮投与は簡便な薬剤投与法として有用であるが，皮膚最外層に存在する角質により薬剤の吸収が妨げられるという問題がある。分子量500以上の物質は角層を通過することができないため，体内には殆ど吸収されない[9)]。また，角層を透過できるにはある程度の脂溶性を有し，融点が低いことが必要であることが明らかにされている[10)]。この角質バリアーを回避するため，フォノフォレシス，イオントフォレシスの応用，DMSOのような皮膚透過促進剤やマイクロニードルを用いる方法およびリポソームに内包して通過させる方法などが開発されている。中でもリポソームを使う方法は特殊な設備や装置を必要とせず，簡便な方法であることから注目されている[11~13)]。リポソームにより送達された薬剤が効率よく作用するには，角質透過後，患部において薬剤がリポソーム外に放出される必要がある。リポソームは相転移温度（Tc）付近では，内包物を漏出し易い。この相転移温度はリポソームを構成する脂質の種類，比率などにより決まる。これまで，局所投与による副作用の軽減を目的として，この性質を生かした温度感受性リポソームがいくつか報告されている[14, 15]。ここでは前節で述べたGLYCOLIPO™ [1~3]を応用して作製された温度感受性リポソームを紹介する。

1.4.1　温度感受性リポソームの調製

GLYCOLIPO™の脂質組成であるDPPC：コレステロール：DCP：ガングリオシドGM3：DPPEが，モル比45：30：5：15：5あるいは55：20：5：15：5になるよう改変した2種類の

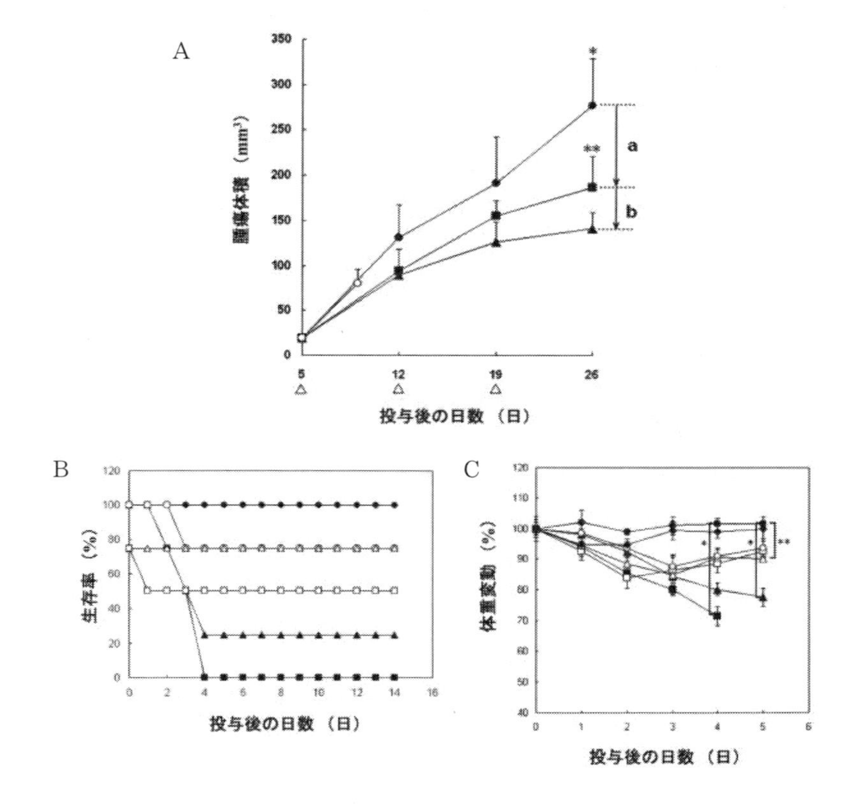

図3

A：抗腫瘍試験

扁平上皮肺癌（A549）細胞をヌードマウス（Balb/c Slc-nu/nu，雌，6週齢）に移植し，5，12および19日後にCDDP-SLX-LipあるいはCDDP-Lipを25mg CDDP/kg体重になるように尾静脈投与した。▲：CDDP-SLX-Lip（25mg CDDP/kg体重），■：CDDP-Lip（25mg CDDP/kg体重），○：CDDP（25mg CDDP/kg体重），●：生理食塩水。*P < 0.01生理食塩水，**P < 0.05 CDDP-Lip.

矢印は，EPR（a）および標的指向性（b）を示す。

BおよびC：急性毒性試験　B：致死率（%），C：体重変化（%）

正常マウス（雌，8週齢）にCDDPあるいはCDDP-SLX-Lipを，各々18，25および50mg CDDP/kg体重になるように尾静脈投与した。▲：CDDP（18 mg CDDP/kg体重），■：CDDP（25mg CDDP/kg体重），○：CDDP-SLX-Lip（18mg CDDP/体重），△：CDDP-SLX-Lip（25mg CDDP/kg体重），□：CDDP-SLX-Lip（50mg CDDP/kg体重），◆：空リポソーム，●：生理食塩水。*P < 0.005，**not significant（P > 0.05）.

リポソームおよびGLYCOLIPO™（35：40：5：15：5）を改良コール酸透析法により調製した。Cy3-HSA（M. W. 約6.5万）および4',6-Diamidino-2-phenylindole（DAPI:M. W. 350）はリポソーム形成時に内包した。これらの改変リポソームの平均粒子径は100～200nm，またゼータ電位は-60～-80mVであった。

1.4.2 リポソームの温度感受性の検討

終濃度5%になるようスクロースを加えて凍結乾燥した上記3種類のリポソームを，100mMカルセイン溶液で再水和した後，限外濾過により未内包カルセインを除き，カルセイン内包リポ

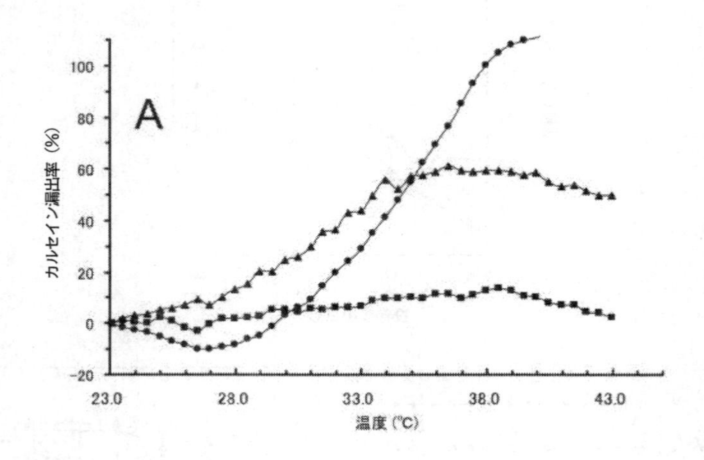

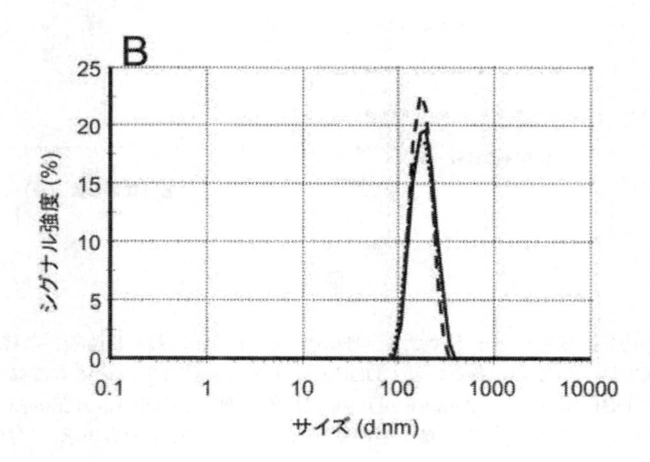

図4 リポソームの温度感受性試験

A：処理前および界面活性剤（1% TritonX-100（v/v））によりリポソームを破壊した時の蛍光量を各々0%および100%として，各温度でリポソームを処理した時のカルセイン漏出率を示した。●：DPPC 55%リポソーム，▲：DPPC 45%リポソーム，■：GLYCOLIPO™（DPPC 35%）。

B：DPPC 55%リポソーム（TSL）の各温度における粒子径分布。実線：25℃，点線，37℃，破線：42℃.

ソームを調製した。リポソームに内包された高濃度のカルセイン（100 mM）は自己消光により蛍光が抑えられるが，リポソームから漏出すると外液で希釈され，蛍光を発する。図4Aに示されたように，DPPC 35%のGLYCOLIPO™では加温によるカルセインの放出は殆ど見られなかった（非温度感受性リポソーム：Non-Temperature Sensitive Liposome（NTSL））。一方，DPPC 55%のリポソームでは約30℃からカルセインの放出が始まり，37℃では80%以上のカルセインが放出されることが判明した。また37℃では加温後1分以内にカルセイン放出が起こることが分かった。しかし，低温（4℃）では1週間後でも殆ど漏出が検出されなかった。DPPC 45%のリポソームは37℃で約50%の漏出しか示さなかった。以上の結果からDPPC 55%のリポソームは体温37℃に感受性を示す温度感受性リポソーム（Temperature Sensitive Liposome：TSL）であることが明らかになった。また，このTSLの粒子径分布は42℃においても変化しなかった（図4B）。これは熱処理がリポソーム脂質膜の相転移を起こし，膜の流動性が上がることによりリポソーム内外の物質移動が容易になる，即ち内包物の流出が生じるが，リポソーム粒子自体は破壊されない事を示すと考えられた。

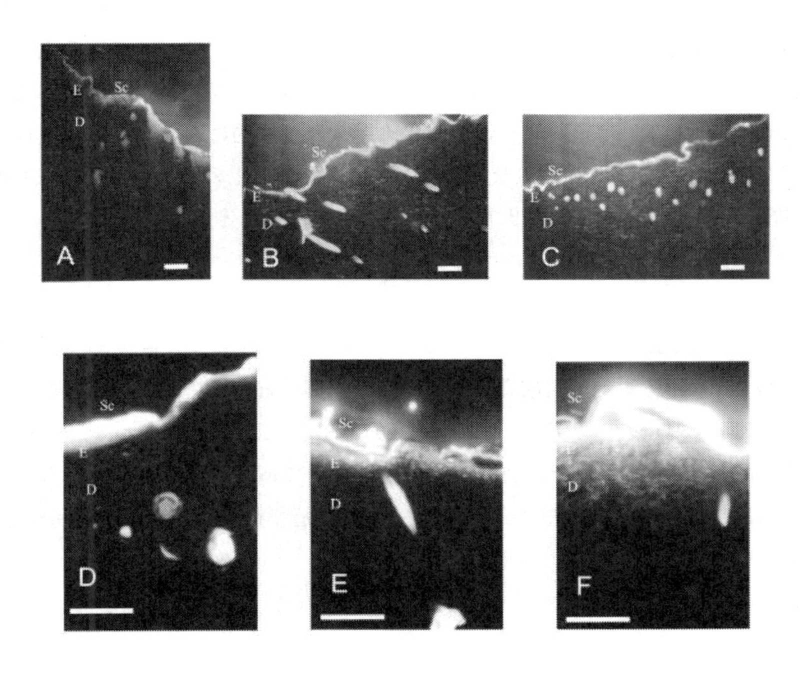

図5　皮膚透過性試験

ヘアレスラット（HWY/Slc，雌，5週齢）の背部約1cm²に50μLのCy3-HSAあるいはDAPIを内包した各々2種類のリポソーム（TSLおよびNTSL）を0分および15分に2度塗布した。塗布4時間（D，E，F）および24時間（A，B，C）後にエーテル投与によりラットを安楽死させ，皮膚を採取して凍結切片を作製し，蛍光観察した。A：Cy3-HSA，B：Cy3-HSA内包NTSL，C：Cy3-HSA内包TSL，D：DAPI，E：DAPI内包NTSL，F：DAPI内包TSL，Sc：角質層，　E：表皮，D：真皮，スケールバー：1mm.

1.4.3 皮膚透過性の検討

図5A，B，Cに示されたようにCy3-HSA内包TSL，NTSLのいずれも毛根への局在に加え，表皮に強い蛍光が観察され，リポソームは角質内に多く存在すると同時に，真皮へも移行していることが分かった。一方，フリーのCy3-HSAも表皮，毛根部への移行が認められたが全体に蛍光が薄く，真皮への透過は殆ど観察されなかった。毛根部に見られた強い蛍光は毛穴を経由して移行したCy3-HSAであると思われる。これらの結果からHSAのような比較的分子量の大きい物質も，リポソームに内包することにより角質透過できることが判明した。次に，DAPI内包リポソームを用いてTSLおよびNTSLの真皮への透過性および内包物の放出をより詳細に検討した。DAPIは核酸に結合すると自身の蛍光が20倍程度高くなる。即ち，表皮から真皮へ移行，拡散し，真皮細胞の核酸に結合したDAPIを高感度に検出することができる。図5E，Fに示されたようにリポソームに内包されたDAPIは表皮から浸透し，真皮へ到達していることが確認された。さらに，TSLではNTSLに比べ明らかに真皮の深部において強い蛍光が観察された。しかし，フリーのDAPIは塗布4時間後では角質層，表皮に留まっており，真皮までの浸透は見られなかった（図5D）。また，ローダミン標識されたDPPEを用いて調製されたNTSLおよびTSLの皮膚透過経路を調べたところ，TSLでは皮膚附属機関経路（汗腺，毛穴等）を介した移行に加え，角層細胞を介した経路も存在し，これらを経由して浸透速度が向上していることが分かった。このようにTSLは角質層を透過し易く，より効率的に表皮，真皮に浸透でき，さらに真皮到達後に内包物を放出，拡散させることが判明した。以上のことから，相転移温度が体温付近にあるTSLは経皮局所投与キャリアーとして有用であることが示された。

1.5 おわりに

以上述べたGLYCOLIPO™の分子イメージング試薬，DDSおよび温度感受性リポソームへの応用の他，現在MRI造影剤，核酸導入試薬／核酸医薬などへの応用が試みられている。さらに，分子イメージング試薬Cy5.5-SLX-LipとCDDP-SLX-Lipを組み合わせ，診断と治療を同時に行える“Theragnosis”が可能な技術の開発も進行中であり，様々な機能を有するナノ粒子としてGLYCOLIPO™の応用範囲は広い。なお，MRI造影剤の一部は既に商品化されており，入手可能である[注)]。

文献

1) M. Hirai *et al., Biochem. Biophys. Res. Commun.*, **353**, 553 (2007)
2) M. Hirai *et al., Contrast Media Mol. Imaging*, **5**, 70 (2010)
3) H. Minematsu *et al., J. Electron Microscopy*, **60**, 95 (2011)

4) N. Yamazaki *et al., Curr. Appl. Phys.*, **5**, 112 (2005)
5) M. P. Bevilacqua, *Science*, **243**, 1160 (1989)
6) N. Yamazaki *et al., Methods Enzymol.*, **242**, 56 (1994)
7) Cdt. Ehrhar *et al., Adv.Drug.Delv.Rev.*, **56**, 527 (2004)
8) M. Hirai *et al., Int. J. Pham.*, **391**, 274 (2010)
9) J. D. Bos *et al., Exp. Dermatol.*, **9**, 165 (2000)
10) A. S. Michaels *et al., AIChE J.*, **21**, 985 (1975)
11) H. Schreier *et al., J. Controlled Release*, **30**, 1 (1994)
12) M. Mezei *et al., Life Sci.*, **26**, 1473 (1980)
13) M. Mezei *et al., J. Pharm. Pharmacol.*, **34**, 473 (1982)
14) M. B. Yatvin *et al., Science*, **202**, 1290 (1978)
15) J. N. Weinstein *et al., Cancer Res.*, **40**, 1388 (1980)

注）イメージング試薬（商品名：GLYCOLIPO™K シリーズ）は，住商ファーマインターナショナル㈱およびGEヘルスケアバイオサイエンス㈱から，発売されている。また，GLYCOLIPO™を用いたDDS製品は，片山化学工業㈱にて受注製造が行われている（http://www.katayamakagaku.co.jp/）。

2 レシチン化SOD吸入製剤

水島 徹*

2.1 はじめに

炎症組織だけでなく，正常な組織でも産生されている活性酸素は細胞傷害性・組織傷害性が大変強く，様々な疾患の原因になっている。特に呼吸を行う肺では多量の活性酸素が常に産生されており，特発性肺線維症（IPF），閉塞性肺疾患（COPD），急性呼吸促拍症候群（ARDS）など，多くの肺疾患の原因になっている。そこで活性酸素を消去する物質（ラジカルスカベンジャー），特に生体由来タンパク質は医薬品として注目されてきた。これは，生物が活性酸素から自らを守るために持っているタンパク質なので，その不足分を補うこと（その生体タンパク質を投与すること）は，副作用を起こしにくいと考えられるためである。特に，最も傷害性の強い活性酸素であるスーパーオキシドアニオンを消去するSODは古くから注目され，多くの大手製薬企業でその医薬品開発が試みられた。しかしSODの血中安定性（血中半減期は数分程度である），及び組織親和性は低く，臨床試験は全て失敗に終わった。そこでSODの臨床応用のためには，血中半減期を延長し，組織親和性を高めるドラッグデリバリーシステム（DDS）技術の応用が必須であった。

2.2 IPF治療薬としてのPC–SODの開発

我々は，SODに生体膜成分であるリン脂質を結合させることにより，組織親和性が向上するのではないかと考えた。またSODの低い血中安定性の原因が腎臓からの排泄であることから，リン脂質を結合させ分子量を増加させることにより，腎排泄が抑制され血中安定性が向上することも期待した。我々は様々な分子比でリン脂質（ファオスファチジルコリン，PC）と ヒトSODを共有結合させ，SOD2分子に対してPCを4分子結合させたもの（PC–SOD（図1））が，SOD活性を維持したまま，血中安定性が80倍（血中半減期ラットで8時間），組織親和性が50–100倍上昇していることを見出した[1)]。タンパク質の修飾によるDDS製剤としては，PEG修飾がよく知られているが，我々はPC化も他のタンパク質に適用可能な重要なDDS技術になると予想している。

そこで我々はPC–SOD静注製剤の前臨床試験，第一相臨床試験を行い，高い安全性を確認した。そして，活動期の潰瘍性大腸炎患者を用いた第二相臨床試験（オープンラベル試験）を行い，PC–SODの静注（2週間の毎日点滴静注）により症状が有意に改善することを見いだした[2)]。さらに我々はIPF患者を用いた第二相臨床試験（無作為二重盲検試験）を行い，PC–SODの静注（4週間の毎日点滴静注）により，プラセボ群に比べPC–SOD投与群でFVCの改善した患者数が有意に多いこと，及びSP–AやLDHなどの血液マーカーが有意に改善することを見いだした（吾妻ら投稿準備中）。このようにSODが臨床で治療効果を示したのはこれが初めてであり，PC–

* Tohru Mizushima 慶應義塾大学 薬学部 分析科学講座 教授

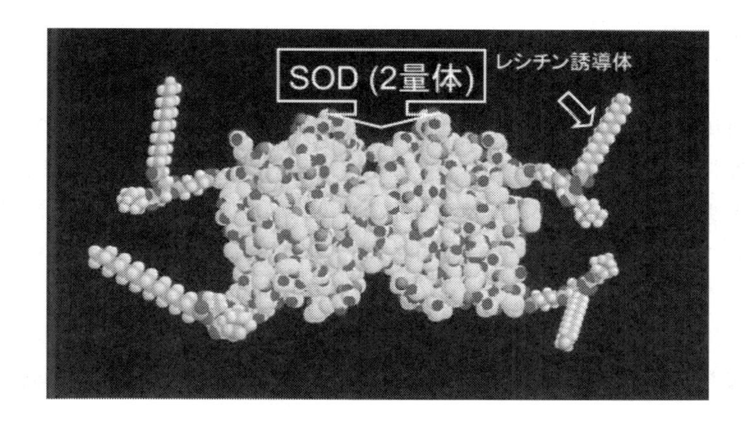

図1　SOD（2量体）にレシチン（phosphatidylcholine）を4分子共有結合させたDDS製剤

SODは世界的に注目されている“Made in Japan”の医薬品である。特にIPFに関しては，我が国で承認されているピルフェニドンがFDAから承認されなかったこともあり，この薬剤に世界的な期待が寄せられている。

IPFは慢性疾患であり，その治療は長期に亘る。またこの臨床試験では一ヶ月の投与後，マーカー値が元に戻る傾向があった。そこで今後の臨床試験では長期間のPC–SOD投与が要求されるが，患者QOLを著しく低下させる毎日の点滴静注という投与法では，それは難しい。そこで我々は，患者QOLを維持しながら毎日の投与が可能な吸入投与に着目し，PC–SODの吸入製剤を考案した。そしてIPFのマウスモデルとして汎用されているブレオマイシン依存の肺線維症モデルで検討し，PC–SODの吸入投与により，静注投与に比べてより顕著な肺線維化抑制効果を見いだした[3)]。一方，SODを吸入投与してもこのような効果が全く見られず，PC化の有用性が確認された。

そこで我々はラット，及びサルでGLP準拠の毒性試験を行い，元々安全性が高いことが特徴であったPC–SOD静注製剤に比べても，PC–SOD吸入製剤がより高い安全性を持つことを見いだした（吸入投与したPC–SODはほとんど血中移行しないためであると考えている）。そして最近，健常人を用いた第一相臨床試験を完了し，高い安全性を確認した。

現在，我が国を中心としたアジア地域での国際臨床試験（IPFに関する有効性を確認するための大規模臨床試験）の準備を進めており，2012年度の初めには開始する予定である。

2.3　COPD治療薬としてのPC–SODの開発

COPDの原因は，炎症部位で産生される活性酸素，及びそれにより産生されるプロテアーゼによる慢性的な肺傷害である。気管支上皮の傷害により気管支炎・気道収縮（気流障害）が起こり，また肺胞壁の破壊により肺気腫が起こり，結果として呼吸によるガス交換効率が低下する。そこで炎症を抑えると同時に，気管支を拡張させ気流障害を改善することが必要である。そのためCOPDの治療には，気管支拡張薬（抗コリン薬やβアゴニスト）と抗炎症薬（ステロイド薬など）が併用されるケースが多い。しかし，生命予後を改善することが示された医薬品，及び医薬品の組み合わせはなく，新しいタイプの医薬品の開発が社会的に強く求められている。

例えば現在最もよく使われているチオトロピウム（気管支拡張薬，抗コリン薬）は，一秒率を一時的には改善するが，年単位で起こる一秒率の低下（病気の進行），及び生命予後は改善しない。ステロイドに関しても，一秒率の経年的な低下，及び生命予後，いずれも改善しないことが報告されている。

ロフルミラストは最近登場した新しいタイプのCOPD治療薬である（フォスフォジエステラーゼ-4阻害による抗炎症作用を持つ）。この医薬品は，一秒率の経年的な低下を抑制することで注目され，現在その使用が増加している。しかしながら，生命予後を改善しないことが報告されている。また胃腸障害，頭痛，下痢，吐き気，体重減少など，重篤な副作用が起こることが知られており，投与を中止しなくてはいけないケースが多い。

また現在，プロテアーゼ阻害薬，炎症性サイトカイン拮抗薬（抗体など）など新しいターゲットを持つCOPD治療薬の臨床試験も行われているが，有効性が示されず，開発中止が相次いでいる。一方PC-SODは，COPDの根本的な原因である活性酸素を消去する特性（既存薬，開発中の医薬品にこのような性質を持つものはない）により，根本的な（強力な）治療効果が期待される。

そこで我々は，代表的なCOPDマウスモデルである，エラスターゼ誘導肺傷害モデルにおいて，PC-SOD吸入投与の効果を検討した。その結果，エラスターゼ依存の炎症反応（肺胞洗浄液中の炎症性細胞数），肺胞壁の破壊，肺メカニクスの変化（肺エランスタンスの低下）のいずれの指標においても，PC-SODの吸入投与は顕著な抑制効果を示すことを見いだした。また発症後投与しても，これらの抑制効果（治療効果）は見られた。さらに我々はCOPDに伴う呼吸機能低下の指標になっている一秒率に相当する値をマウスで測るシステムを確立し，この数値においても，エラスターゼ依存の呼吸機能低下をPC-SODの吸入投与が抑制することを見いだした。さらにこのようなPC-SODの効果に関するメカニズムを解析し，PC-SODの吸入投与により，エラスターゼ依存の活性酸素上昇，肺上皮細胞死，プロテアーゼの活性化が抑制されることを見いだし，PC-SODの吸入投与はこのような効果を介して，エラスターゼ依存の肺傷害，及び呼吸機能低下を抑制していることを示唆した[4]。

また我々はより病態に近いCOPDのマウスモデルである，タバコ依存の肺傷害モデルにおいても検討し，タバコ依存の炎症反応，肺胞壁の破壊，肺機能低下，及び呼吸機能低下に対しても，PC-SODの吸入投与が顕著な抑制効果，及び治療効果を発揮することを示した[4]。また最近，気管支拡張薬，ステロイド，及びロフルミラストとの比較試験を行った。その結果，PC-SODの吸入投与は，エラスターゼ，及びタバコ依存の炎症反応，及び活性酸素の増加を抑える効果で他の薬剤に対して顕著な効果を示し，その結果，エラスターゼ，及びタバコ依存の肺胞壁の破壊，肺メカニクスの変化，及び呼吸機能低下に対して，より高い抑制効果，及び治療効果を示した

（田中ら投稿中）。以上の結果は，PC–SODの吸入投与はCOPD治療薬として有望であることを示している。我々は，PC–SOD，及び気管支拡張薬の併用がCOPD治療に有効であると考えている。

2.4　おわりに

発見以来40年間，その臨床応用が失敗してきたSODの臨床応用の可能性を示されたことは大変重要である。また最近，我が国で行われる臨床試験のほとんどは，欧米で開発が先行している医薬品に関する国内承認用の試験である。PC–SODは純国産の医薬品であり，我が国で先行して臨床試験を行うことが重要であると考えている。また，活性酸素が様々な疾患の根本的な原因になっていることから本研究の成功は，他の呼吸器疾患（喘息，ARDSなど），消化器疾患，腎疾患，皮膚疾患（アトピー性皮膚炎）などに対するPC–SODの開発に道を開くことが期待される。

文　　献

1)　Igarashi R, Hoshino J, Ochiai A, Morizawa Y, Mizushima Y. Lecithinized superoxide dismutase enhances its pharmacologic potency by increasing its cell membrane affinity. *J Pharmacol Exp Ther* 1994; **271**: 1672–7.
2)　Suzuki Y, Matsumoto T, Okamoto S, Hibi T. A lecithinized superoxide dismutase (PC–SOD) improves ulcerative colitis. *Colorectal Dis* 2008: in press.
3)　Tanaka K, Ishihara T, Azuma A, Kudoh S, Ebina M, Nukiwa T, et al. Therapeutic effect of lecithinized superoxide dismutase on bleomycin–induced pulmonary fibrosis. *Am J Physiol Lung Cell Mol Physiol* 2010; **298**: L348–60.
4)　Tanaka K, Tanaka Y, Miyazaki Y, Sato K, Aoshiba K, Azuma A, et al. Therapeutic effect of lecithinized superoxide dismutase on pulmonary emphysema. *J Pharmacol Exp Ther* 2011; in press.

3　高分子ミセル

加藤泰己*

3.1　高分子ミセルの構造

ポリエチレングリコール（PEG）とポリアミノ酸からなるブロック共重合体は水の中で安定なコアシェル型の高分子ミセルを形成する。この高分子ミセルの医薬への応用は片岡，岡野らによって提唱され研究されてきた。高分子ミセルの粒子径は20nmから100nm程度であり，粒子の外側がPEGに覆われていることから血管内に投与した後の血中滞留性に優れている。また，PEGとポリアミノ酸から構成されているため生体適合性も確保されている。ポリアミノ酸がポリアスパラギン酸のような場合は側鎖のカルボキシル基を利用して疎水性分子を導入することもできるため，親水性／疎水性のバランスを任意に調節することが可能である。疎水性分子をポリアミノ酸に導入したPEG-ポリアミノ酸の高分子ミセルは100nm未満の小さな粒子を形成する。ポリアスパラギン酸の側鎖にベンジル基を導入したポリマーで構成された高分子ミセルをフリーズフラクチャー法により電子顕微鏡観察を行うと粒子径の良く揃ったナノ粒子であることが確認できる（図1）。

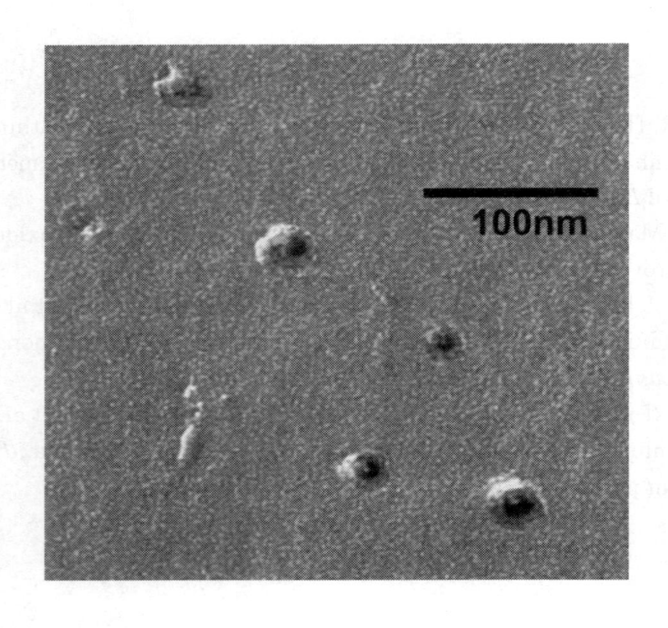

図1　高分子ミセルの電子顕微鏡観察（フリーズフラクチャー法）

＊　Yasuki Kato　ナノキャリア㈱　取締役CSO

3.2　NC-6004（シスプラチン内包ミセル）

片岡らによりシスプラチンミセル，NC-6004が考案された[1]。NC-6004はシスプラチンに配位している塩素の代わりにポリグルタミン酸のカルボン酸が配位した構造をしている。動的光散乱法で求めた粒子径はおよそ30nmである。食塩水中では徐々にシスプラチンを放出する。血液には塩素イオンが存在することから，静脈内投与後にミセル内から徐々にシスプラチンが放出され，以後シスプラチン同様に活性体へ変換されることにより抗がん活性が発現する。シスプラチンがミセル内に閉じ込められた状態では活性や毒性は現れず，ミセル内部からシスプラチンとして放出されることで活性を発現する。NC-6004は大きさが30nmと小さいため肝臓や脾臓などによる物理的な捕捉を受けず，かつPEGで覆われているために生体防御機能の1つであるオプソニン作用を受けない。このために静脈内投与後の血中滞留性に優れている。この血中滞留性は基礎研究の段階でマウスやラットで確認された。NC-6004の血中滞留時間が長いことでミセルから遊離したシスプラチンの腫瘍に対しての作用時間を長く保つことが期待される。一方，シスプラチンの副作用の1つは腎障害であり，現在の臨床現場ではHydration（輸液の長時間点滴）を行いながらシスプラチンを投与するため，患者さんの入院が必要になる。NC-6004では静脈内投与後の腎臓への急激な白金の移行が抑制された（図2）。臨床における腎毒性の軽減が期待される動物実験結果が松村らにより報告されている[2]。ラットにおける急性毒性LD10はシスプラチンの7mg/kgに対してNC-6004は18mg/kgと毒性が弱くなった。急激な組織へのシスプラチンの移行を抑制することが毒性軽減につながったものと考えられる。

これらの基礎研究および前臨床試験を行った後，腎障害などの毒性軽減とファーマコエコノミックの改善（腎障害防止のハイドレーション処置のための入院をなくして外来治療とする）などを目的とした医薬品を目指し，臨床第一相試験を英国で実施した[3,4]。投与量は10mg/m^{2}から

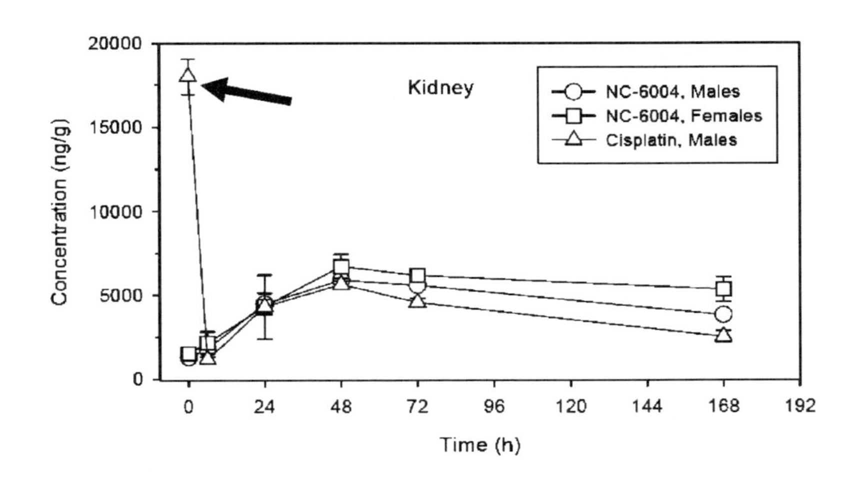

図2　ラット静脈内投与後の腎臓内プラチナ濃度推移

120mg/m^{2}の6レベルで，肺がんなど17例を対象に行われた。安全性の観点からは期待していた腎毒性の軽減が確認され，さらに嘔気などの消化管毒性が顕著に軽減された。効果の観点では奏功例は認められなかったが，Stable Disease（SD，安定）7例が認められた。SDは90，120mg/m^{2}の高用量投与群に多く認められ，用量が高くなるに従いSDの比率は高くなった。SDの内訳は肺がんと膵がんの症例に2例ずつ認められ，肝がん，メラノーマ及び腎がんの症例に1例ずつ認められた。膵がんの症例では登録2例中2例ともSDであった。血中における薬物の動きを確認するため，ミセル画分に含まれるPtと低分子Ptおよび血漿中に含まれるTotalのPtを測定した。シスプラチン本体と考えられる低分子Ptの投与直後の濃度が抑制されていることから，腎障害の発生や消化管毒性が軽減されたものと考えられる。また，薬効を発現するシスプラチン本体は1週間以上にわたり十分に検出された。NC–6004はEPR効果により腫瘍周辺に集積した後にミセル内からシスプラチンを徐々に放出することに加えて，血中においても徐々にシスプラチンを放出して薬効を発現するものと推測している。膵がんのように血管が少ない腫瘍などにおいても，シスプラチン水溶液を投与した場合に比べてNC–6004を投与した場合では長時間にわたり少しずつシスプラチンが腫瘍細胞に浸透するものと考えられる。現在，台湾およびシンガポールにおいて膵がん患者を対象としたゲムシタビンとの併用の臨床試験（PhaseⅠ/Ⅱ）を行っている。投与前後のHydrationを行わないプロトコールを採用し通院による治療を実施している。腎毒性および嘔吐などの消化管毒性がないQOLに優れた長期間治療可能な薬剤であることが確認されつつある。PhaseⅠの部分でNC–6004の推奨容量は90mg/m^{2}と決定され，現在はPhaseⅡの部分を実施している。

3.3 pH応答性ミセル

DDSを考える上で標的部位への集積性の向上とともに，細胞内で薬理作用を発現する薬物の場合はできる限り多くの薬物を短い時間で標的細胞内に入れることが重要と考えられる。抗がん剤を内包したミセルが腫瘍の周りに集積して腫瘍細胞に取り込まれ一気に爆発するような機能が望まれる。このような観点で片岡らはpH応答性のドキソルビシンミセルを考案した[5)]。ポリアミノ酸部分とドキソルビシンをヒドラゾン結合で結合すると，pH6以下でヒドラゾン結合が切れ，ドキソルビシンが遊離する。微粒子などが細胞と接触するとエンドサートーシスにより細胞内に取り込まれることが知られている。この過程で生まれる後期エンドソーム内は酸性である。後期エンドソーム内でpH応答性ドキソルビシンミセルからドキソルビシンが遊離して細胞質内，続いて核内に移行することが可能となる。ドキソルビシンが効率よく核内に届けられDNAと相互作用する“切れ味の良い薬剤”を目指した技術といえる。

我々は基本技術を導入後，工業化などに最適なポリマー構造に変換し，ドキソルビシンから心毒性を軽減した誘導体であるエピルビシンに変更してpH応答性エピルビシンミセル（NC–6300）の実用化を目指した[6)]。担がんマウスにおける組織分布を検討したところ，エピルビシン水溶液投与に比べNC–6300は心臓への移行性が低下して腫瘍への移行性が増大した。心毒性を

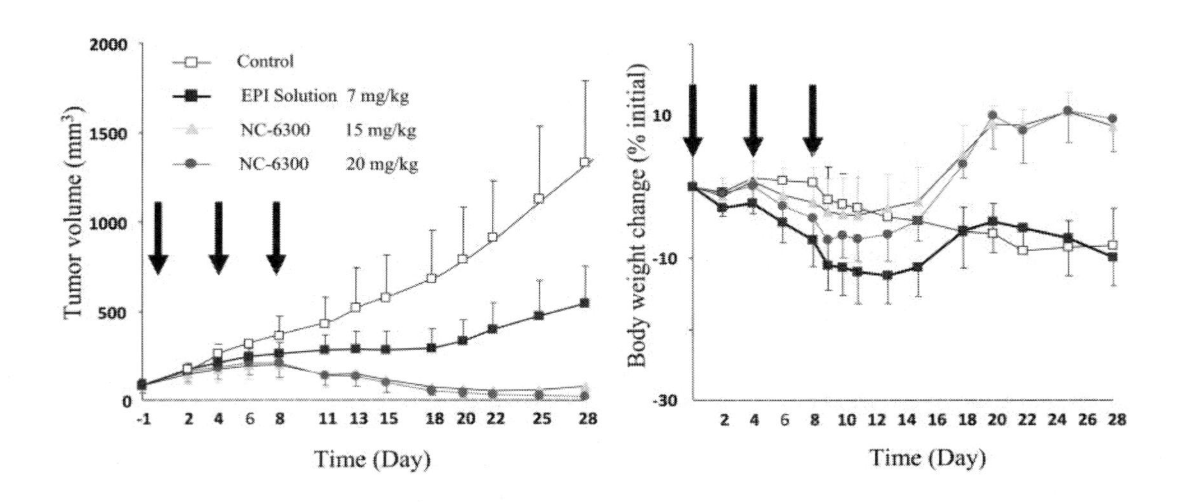

図3　ヒト肝がん（Hep3B）モデルマウスにおける抗腫瘍効果

大幅に軽減できることが期待される。さらに，ヒト肝がんを植え付けたマウスモデルで効果を確認した（図3)。同時に体重も毒性の指標として測定した。エピルビシン水溶液は7mg/kg投与では体重が10%以上低下したが，NC-6300はエピルビシンとして20mg/kg投与しても体重減少は10%に達しなかった。腫瘍増殖抑制効果はエピルビシン水溶液に比べNC-6300で顕著であった。腫瘍増殖阻害率としてみると，NC-6300の20mg/kg投与では99.3%とほぼ完治していることが分かった。このようにNC-6300は毒性を軽減し，かつ薬効を高める優れたDDSであることが確認された。最近，国立がん研究センター・松村らとの共同研究においてエピルビシンによるマウス心毒性がミセル化により大幅に軽減されることが確認された。

3.4　タンパク質への応用

分子量が数万のサイトカインなどのタンパク質は腎臓から排泄されやすく，血中滞留性が悪い。また，皮下投与では皮下組織中のタンパク分解酵素などにより分解を受ける。これらの課題を克服するためPEGでタンパク質を修飾する技術がある（PEGylation)[7]。我々はタンパク質を高分子ミセルに内包することでPEGylationと同様の効果が得られるものと考えた。ペプチド，タンパク質の分子量が3000以上60万程度以下であれば水溶液中でpHを調整するだけでポリマーに対して1〜10重量%程度を内包することが可能である。タンパク質の内包はタンパク質のアミノ基とミセルを形成するポリマー中のカルボキシル基の静電的相互作用により起こり，血中においてはミセルを構成するポリマーが血中成分により部分的な引き抜きによりできた小孔から内包されたタンパク質が徐々に放出されるものと考えている[8]。

顆粒球コロニー刺激因子（G-CSF）は抗がん剤投与などによる好中球減少に対する薬剤で分子量は約2万である。G-CSFを内包したミセルおよびG-CSF水溶液をラット静脈内に投与し，

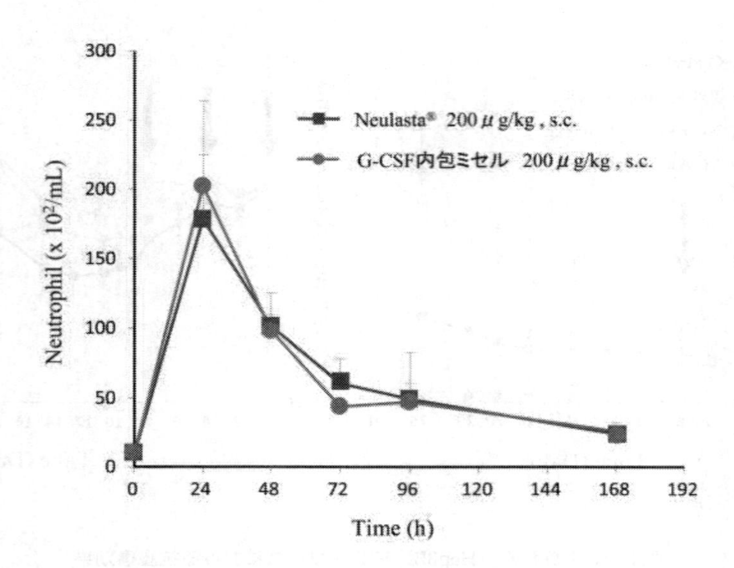

図4 ラット皮下投与後の好中球数の推移

血漿中濃度および好中球数の推移を比較した。投与直後のミセルから遊離したG-CSF濃度はG-CSF水溶液投与に比べ低いものの，6時間以降は逆転して長時間持続した。さらにPEG化G-CSFと皮下投与で比較したところ，好中球数の推移は両者同様であった（図4)。ミセル化はPEG化に匹敵する血中持続性を付与する技術であることが確認された。タンパク質内包ミセルはミセル内からタンパク質を徐々に血中に放出しながら循環する。多くの生理活性を有するタンパク質は細胞表面の受容体などに結合して作用を発現するため，キャリア内からタンパク質が放出されることが必須である。血中半減期が短いために医薬品にならなかった生理活性ペプチドやタンパク質も本技術を利用することで医薬品として復活することが可能になると考えられる。また，バイオシミラー医薬品の剤形改良の手段としても有用と考えられる。

文　献

1) N. Nishiyama, S. Okazaki, H. Cabral, M. Miyamoto, Y. Kato, Y. Sugiyama, K. Nishio, Y. Matsumura and K. Kataoka, *Cancer Res*, **63**, 8977–8983 (2003)

2) H. Uchino, Y. Matsumura, T. Negishi, F. Koizumi, T. Hayashi, T. Honda, N. Nishiyama, K. Kataoka, S. Naito and T. Kakizoe, *Br J Cancer*, **93**, 678–687 (2005)

3) 清水隆，加藤泰己, *Drug Delivery System*, **24**(1), 45–53 (2009)

4) R. Plummer, RH. Wilson, H. Calvert, AV. Boddy, M. Griffin, J. Sludden, MJ. Tiby, M. Eatock, DG. Pearson, CJ. Ottley, Y. Matsmura, K. Kataoka and T. Nishiya, *Br J*

Cancer, **104**, 593–598 (2011)
5) Y. Bae, N. Nishiyama and K. Kataoka, *Bioconjugate*, **18**, 1131–1139 (2007)
6) M. Harada, I. Bobe, H. Saito, N. Shibata, R. Tanaka, T. Hayashi and Y. Kato, *Cancer Sci*, **102**, 192–199 (2011)
7) J. Harris and R. Chess, *Nat. Rev. Drug Discov.*, **2**(3), 214–214 (2003)
8) M. Harada, M. Ohuchi, T. Hayashi and Y. Kato, *J Controlled Release*, **156**, 105–112 (2011)

4 マイクロバブル超音波造影剤

松村 学*

4.1 マイクロバブル超音波造影剤について

画像診断には，X線／CT，MRI及び超音波，また放射性医薬品を用いた核医学等があり，目的に応じて使い分けられる。前者3つのモダリティーは，造影剤を用いない非造影検査に加え，モダリティーの原理に合致した造影剤を使用する造影検査により病変のコントラストが増強され，存在・鑑別診断能が向上する。造影剤としては水溶性トリヨードベンゼン化合物，硫酸バリウム（X線／CT），水溶性ガドリニウムキレート化合物，磁性酸化鉄微粒子（MRI）が古くより用いられてきた。超音波造影剤は，微小気泡（マイクロバブル）からなる製剤であり，超音波が気体-液体界面で強く反射される性質を利用している。

超音波造影剤は血管内投与して診断部位を造影するが，①超音波反射能に優れる，②毛細血管での塞栓が生じない，③生体に対して薬理作用がない，この3点を満たす必要がある。超音波は密度の高い媒質の中を伝わりやすく，音響インピーダンス（媒質が持つ音速と密度の積）の異なる媒質の境界で反射され，その差が大きいほど効率よく反射されることから，造影剤としては気体が最も適した素材である。以前は空気や二酸化炭素を用時用手法で泡立て，カテーテル検査（動脈撮影）の際にX線造影剤と同様に注入し，診断部位の血流を超音波診断機で造影した。心臓では，冠動脈カテーテル検査で閉塞や狭窄を診断した後，マイクロバブルによる超音波検査を追加することで心筋の微小循環の状態を評価した。腹部では，肝動脈に留置したカテーテルを通じて，肝腫瘤性病変の血管構築を描出することで質的診断能が高まった[1]。

動脈内投与での造影超音波の有用性が高まるにつれ，経静脈投与で臓器が造影できるマイクロバブル製剤が望まれたが，空気のマイクロバブルは容易に血液に溶解し安定性に乏しい。理論上，粒子径1μmの空気のマイクロバブルの寿命は1秒以下であり，粒子径が小さくなるほど寿命は短く，造影効果も弱い[2]。安定性確保のために膜（シェル）で包むことが試みられたが，硬い素材あるいは膜が厚いと，気体–液体界面の超音波の反射ではなく固体–液体界面の反射になり，著しく超音波反射能が低下する。末梢静脈から目的臓器を造影するためには，マイクロバブルは肺毛細血管床を通過し，左心室圧に曝されても崩壊しない必要がある。第一世代の超音波造影剤は内包気体に空気が用いられ，変性アルブミン（Albunex®）あるいはパルミチン酸（Levovist®）で安定化され，粒子径は赤血球程度に小さかった（表1）。Albunex®は左心までは届いたが全身には分布せず左心室しか造影できなかった。一方，Levovist®は全身に分布はするものの照射超音波により容易に破壊され，造影効果も弱く，ドプラの増強作用に留まった。

そこで，製剤及び超音波撮像技術の両面から改良が加えられた。前者は，第二世代と呼ばれる，難溶性ガスとマイクロバブルを覆うシェルの組み合わせにより，体内での安定性及び対超音波耐

＊ Manabu Matsumura 第一三共㈱ 研究開発本部 トランスレーショナルメディシン部 グループ長

表1　第一世代・第二世代の代表的超音波造影剤

製品名	内包気体	シェル材質
Albunex	空気	変成アルブミン
Levovist	空気	パルミチン酸
Optison	C_3F_8	変成アルブミン
Definity	C_3F_8	リン脂質（DPPA, DPPC, PEG5000DPPE）
SonoVue	SF_6	リン脂質（DPPC 等）
Sonazoid	C_4F_{10}	リン脂質（HEPS-Na）

性に優れるマイクロバブル製剤の開発であり，後者は，ハーモニックイメージングに代表される，造影剤からの信号を特異的に捉え映像化する技術であった。

第二世代は，難溶性かつ生体に不活性であるフッ素化合物を内包ガスに用いており，シェルの材質との組み合わせ及び製造方法を工夫して，造影効果の改善と安定供給を達成した。Optison®（perflutren protein-type A microspheres）は分散液で供給され，使用時に浮遊したマイクロバブルを緩やかに撹拌して均一分散した後，投与する。ソナゾイド®（perflubutane microbubble）とSonoVue®（Stabilized sulfur hexafluoride microbubbles）は，撹拌装置でマイクロバブルの分散液を製造した後，凍結乾燥により溶質にマイクロバブルを閉じ込め，凍結乾燥製剤として供給される。使用時には，注射用水／生理食塩液を加え再懸濁すると溶質が溶け，マイクロバブル分散液が生成される。Definity®（perflutren lipid microsphere）はリン脂質を含む溶液で供給され，バイアルヘッドスペースにperflutren（C_3F_8）が充填されている。使用時には，VIALMIX®という専用の撹拌装置にバイアルをセットし，激しい撹拌によりperflutrenの気体を巻き込みマイクロバブルが生成される。一方，これらの超音波造影剤は注射剤として無菌性の保証が必要だが，マイクロバブルはオートクレーブ滅菌に耐えられるほどの熱安定性はなく，粒子径（数μm）の観点からろ過滅菌もできない。また，Definity以外はすべて無菌操作で製造しなくてはならず，これらは高度な製造技術・品質管理が要求されるだけでなく，製造コストの増大にも繋がる。

一方，超音波撮像技術の進歩も著しい。超音波診断装置は，組織あるいはマイクロバブルからの超音波の反射を画像化するが，生体組織からの信号にマイクロバブルからの信号がマスクされるため十分な造影効果が得られにくい。マイクロバブルは単に超音波を反射するだけではなく共振／共鳴するため，生体組織からの信号に比べ非線形で多くのハーモニック成分（高調波）を含む。このハーモニック成分をデジタルフィルタなどで抽出すればマイクロバブルからの信号のみを選択して造影することができる（ハーモニックイメージング，図1）。また，第二世代は照射超音波の耐音圧性に優れるものの，検査のために高い送信音圧で同じ部位を連続的に撮像すれば壊れるため，低送信音圧でもS/N比の良い画質を得る必要がある。これはエレクトロニクス（デジタル化，信号処理技術）の進歩によって克服され，今やハーモニックイメージングを搭載

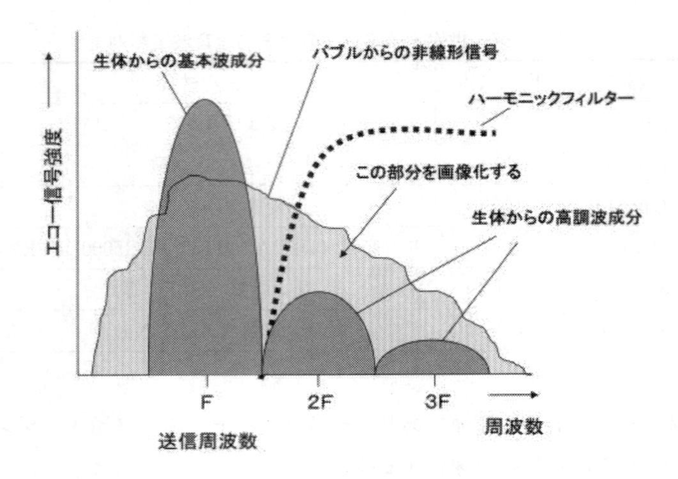

図1　ハーモニックイメージングの概念図

した装置は広く普及している。

4.2　超音波造影剤ソナゾイド

ソナゾイド®は，ノルウェーの Nycomed 社（現 GE Healthcare AS）により創製された第二世代の超音波造影剤であり，本邦では第一製薬株式会社（現第一三共株式会社）が1998年に臨床開発に着手し，2006年10月に「超音波検査における肝腫瘤性病変の造影」を効能・効果として承認取得，2007年1月に上市された。

4.2.1　製剤の特徴

ソナゾイド®は，ペルフルブタン（PFB，C_4F_{10}）ガスを水素添加卵黄ホスファチジルセリンナトリウム（HEPS-Na）で安定化した PFB マイクロバブルを有効成分とする（図2）。PFB は化学的に安定で，水に対し難溶性のため生体内で血液中に溶解しにくい。シェルの柔軟性に劣るマイクロバブルは超音波を照射されると破裂しやすいが，ソナゾイド®ではシェルに単層の

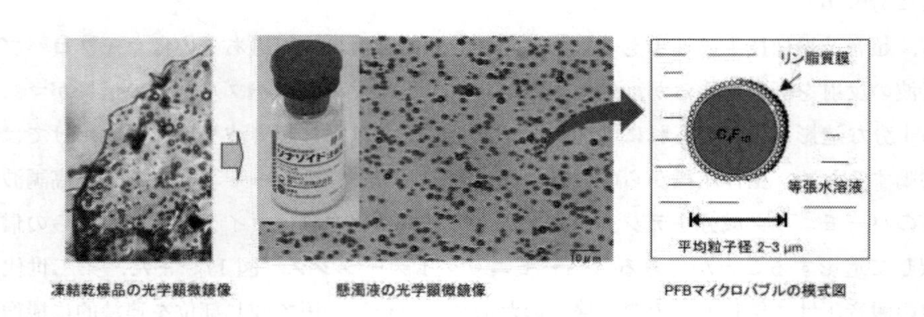

図2　ソナゾイドの PFB マイクロバブル
（文献3より著者改変）

HEPS-Na膜を使うことで，超音波耐性に優れるとともに，収縮・拡張による強い超音波信号を発するよう設計された[3]。

製剤は凍結乾燥注として供給され，その製造方法は，無菌操作でリン脂質を含んだ溶液とPFBガスをホモゲナイズすることでPFBマイクロバブルを調製し，浮遊法で粒子径分布を整え，ショ糖溶液を媒質として凍結乾燥する。PFBマイクロバブルはアモルファスのショ糖に埋まっており，添付の注射用水2mLで用時懸濁すると，ショ糖は溶解しPFBマイクロバブルからなる懸濁液が得られる[3]。PFBマイクロバブルの平均粒子径は約2～3μmと赤血球より小さいため，静脈内投与後，肺の毛細血管を容易に通過し，全身を循環する。本剤の粒度分布を図3に示すが，7μm以上の分画が限りなく低くなるよう制御されている。耐圧性については，300mmHgまで加圧しても圧を戻せば本来の粒度分布を示し，左心室圧に暴露されても破壊されにくいことがわかる[3]。超音波の反射（造影効果）は，マイクロバブル径の二乗（断面積）に比例するといわれるが，径・シェルの弾性・超音波周波数等によってはマイクロバブルが共振し，その場合は径の6乗に比例する[2]。本剤では，造影効果がマイクロバブルの総体積とよく相関したことから，含量の単位はマイクロバブルの個数濃度ではなく，体積濃度（μL microbubbles/mL suspension）を用いている。懸濁液は1 mLあたり8μLのPFB microbubbleを含み，投与量は0.015mL/kgである。懸濁後の安定性は良好で，懸濁後2時間経過しても物理化学的パラメータに有意な変化はみられていない。

4.2.2　ソナゾイド®の造影効果と体内動態

肝臓造影において，本剤は静脈内投与直後の血管造影（血管イメージング）と投与後約10分以降の肝実質造影（クッパーイメージング）の2種の造影パターンを示す。本剤をウサギ移植肝腫瘍モデルに投与すると，血管イメージングから腫瘍の血流情報が，クッパーイメージングから腫瘍と肝実質とのコントラストに基づく腫瘍の存在情報がそれぞれ得られる（図3）[4]。本剤のマイクロバブルは血管内で塞栓を起すことなく，血球と同様に肝微小循環を流れるが（図4），血管イメージングでは血管あるいは組織灌流が造影されるので，臨床では腫瘍血流のパターンから病変の鑑別診断に用いられる。一方クッパーイメージングは，正常肝の類洞に存在するクッパー細胞に貪食され，細胞内でマイクロバブルとして存在するために造影効果を生じるものである（図5）[5]。悪性腫瘍はクッパー細胞を有しないことから，造影欠損として描出され病変検出に威力を発揮する。国内臨床試験では，本剤の診断能は造影CT検査と同程度以上であるという結果が得られており[6]，肝腫瘤性病変の精査・確定診断において，本剤の造影超音波が新たな選択肢になっている。

組織分布については，生体内のマイクロバブル体積を測定することは困難なことから，内包ガスであるPFBの重量濃度をガスクロマトグラフ質量分析計で測定した（ラット）[7]。投与2分後のPFBの組織内濃度は，脾臓，肝臓，肺で高く，肝臓には投与量の5割程度が分布した。また，投与20分後，血液中のPFB濃度は測定限界以下まで減衰したが，肝臓にはまだ投与量の3割程度が残存し，クッパーイメージングを支持するものであった（表2）。PFBは投与後30分以

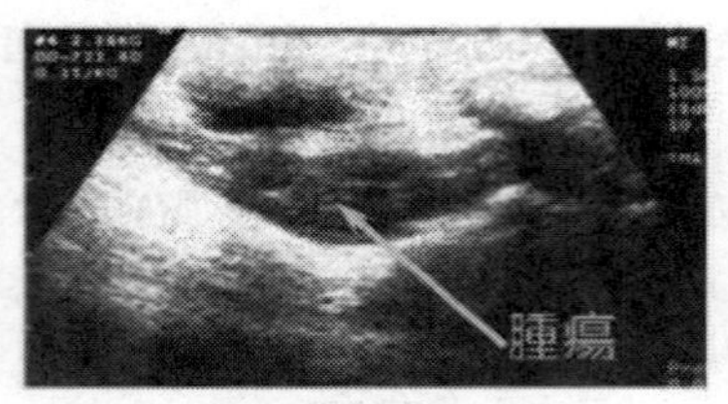

投与前

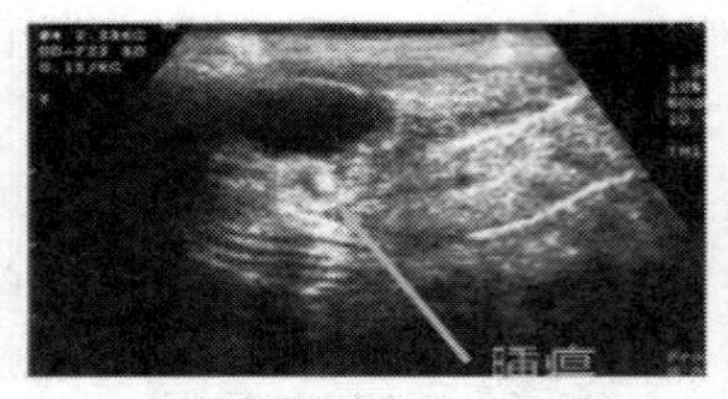

投与直後（血管イメージング）

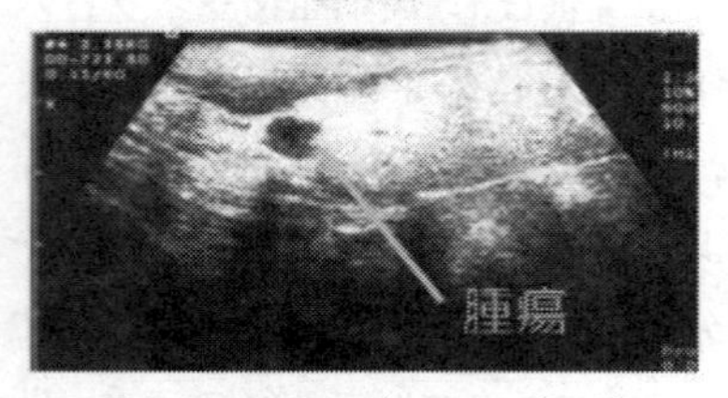

投与10分後（クッパーイメージング）

図3　ウサギ移植肝腫瘍モデルでの造影効果
VX-2（ウサギ扁平上皮癌）を移植した肝臓を，ハーモニックイメージングにて撮像した（ソナゾイド投与量　0.015ml/kg, i.v.)。（文献4より著者改変）

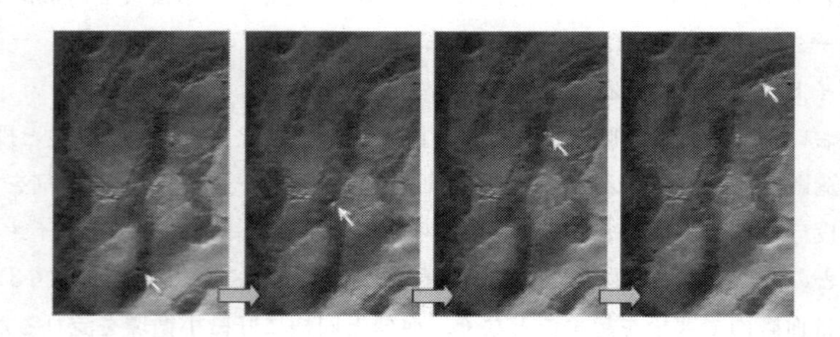

図4　ラット肝微小循環のリアルタイム生体顕微鏡観察
ソナゾイド（臨床用量の100倍）を尾静脈より投与したところ，類洞内を流れるマイクロバブル（白矢印）が観察された。

内に投与量の50%以上が，そして24時間までに投与量の96%以上が呼気から回収されたことから，排泄の主経路は呼気であった。X線やMRI造影剤は尿中排泄型で腎疾患患者での副作用が懸念されるのに対して，本剤は呼気中排泄型であり腎への影響は少ないと考えられる。

4.3　マイクロバブル製剤の今後の展開

新たな機能を付加したマイクロバブル製剤の研究が盛んであり，マイクロバブル表面にリガンドを結合させることで分子イメージングを志向する。Streptavidinを結合させたリン脂質をシェルに用いたマイクロバブルに，標的を認識するbiotin化抗体を結合させるキットが試薬として

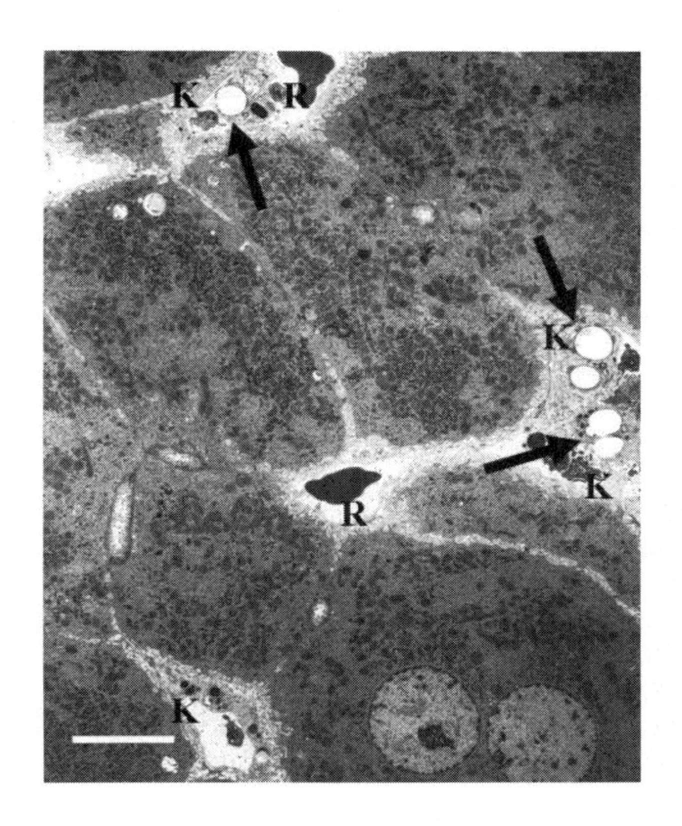

図5　ウサギ肝臓の透過型電子顕微鏡像

ソナゾイド（臨床用量の約100倍）投与10分後の肝クッパー細胞（K）内に，マイクロバブル（矢印）が認められた。R：赤血球。スケールバー＝5μm。
（文献5より著者改変）

表2　ソナゾイド：PFBの組織分布および組織中濃度（ラット）

組織	PFB分布量（対投与量%）				PFB濃度投与後2分 (ngPFB/g tissue)
	5min	20min	3h	24h	
血液	3.0	0	0	0	16
脳	0.1	0	0	0	NA
脂肪	6.3	2.6	2.6	1.8	3
心臓	0.2	0	0	0	5
腎臓	1.2	0.2	0.1	0	29
肝臓	54.2	28.7	14.4	0.1	136
肺	7.4	1.2	0.7	0	117
筋肉	2.8	0	0	0	2
脾臓	2.9	1.6	1.2	0.1	157
合計	78.0	34.3	19.0	2.0	

雄性SDラット，ソナゾイド投与量　0.1 mL/kg
測定:ガスクロマトグラフ質量分析計
NA: Not applicable　　　（文献6より著者改変）

市販されており（MicroMarker® Contrast Agents，VisualSonics，Canada），様々な研究に用いられている。またマイクロバブルが超音波で容易に破壊される性質を利用し，マイクロバブルをDDSのキャリアに用い，標的部位にて超音波で破壊することで薬物のdeliveryや遺伝子導入を図る試みがある[8]。これは破壊の際の機械的作用により，細胞表面に一過的に形成される小孔を通じて遺伝子が導入されるというもので（sonoporation），非ウィルスベクターを利用した遺伝子導入法の一つとして研究されている。

文　献

1）別府慎太郎，コントラストエコー法，p8，最新医学社（1994）
2）Nico de Jong, Acoustic Properties of Ultrasound Contrast Agent, Thesis（1993）
3）Sontum PC, *Ultrasound Med Biol.* **34**, 824（2008）
4）Watanabe R, *et al. Invest Radiol.* **42**, 643（2007）
5）Watanabe R, *et al. Biol Pharm Bull.* **28**, 972（2005）
6）Moriyasu F, *et al. AJR Am. J. Roentgenol.* **193**, 86（2009）
7）Toft KG, *et al. Ultrasound Med Biol.* **32**, 107（2006）
8）Suzuki R, *et al. J. Controlled Release.* **149**, 36（2010）

第6章　DDSの新たな可能性

1　腫瘍貫通性ペプチドを用いたDDSの開発

菅原一樹*

1.1　はじめに

固型腫瘍に対する化学療法の問題点は，①腫瘍特異性の欠如と，②腫瘍内への不十分な薬剤浸透性にある。全身投与された薬剤は，その10%すら腫瘍に集積せず，大半は副作用に寄与する。それればかりか，腫瘍に到達した薬剤は，高い腫瘍内圧と線維性間質に阻まれ，腫瘍実質に浸透しない[1~3]。組織や細胞を効果的に貫通するCendRペプチドを用いたDDSは，これらの問題点を解決しうる新技術である[4]。腫瘍特異的なCendRペプチドであるiRGDは，血中に投与されると腫瘍血管に特異的に集積し，効果的に血管外に移行して腫瘍実質内に分布する[5]。iRGDの最大の特性は，自身に直接結合された薬剤のみならず，単に同時投与された薬剤をも腫瘍特異的に送達する点である[6]。本節では，iRGDの作用に焦点を当て，組織・細胞貫通性DDSを紹介する。

1.2　Synaphic targeting

薬剤の腫瘍特異性を改善するには，①腫瘍細胞特異的な分子活性を抑制する方法と，②薬剤を物理的に腫瘍に送達する方法，がある。前者には，チロシンキナーゼ阻害薬など，特定のシグナリング分子や成長因子などを標的とする薬剤が挙げられる。腫瘍細胞の盛んな細胞分裂を利用する従来の化学療法薬も前者の範疇に入る。一方，後者はDDSである。その多くは“synaphic targeting”（ギリシャ語でsyn＝together，aphic＝affinity），つまり，分子間の特異的親和性を利用した標的法，に基づく[7,8]。腫瘍に高発現する分子に結合するペプチドなどを用いることで，腫瘍特異的に薬剤を送達するのである。最も有名なシステムは，腫瘍血管に高発現するαv integrinを標的するRGDペプチドであろう。

RGD配列は，fibronectin分子中のintegrinへの結合部位として同定された[9]。蛋白質同士の結合が，わずか3アミノ酸で再現されるという発見は，分子間結合がランダムな親和性ではなく，特定の部位を介した特異的結合によることを証明し，synaphic targetingによるDDSの基礎を築いた。

しかし，synaphic targetingにも問題が残る。その一つは，薬剤送達の効率が標的分子数に規定される点である。標的組織における標的分子の発現量には限りがあり，血管から実際にアクセスできる分子数はさらに限定されるため，stoichiometryの観点から，標的分子に結合できる

*　Kazuki N. Sugahara　Cancer Research Center, Sanford-Burnham Medical Research Center, Research Assistant Professor

担体の数も極めて限定される。故に，synaphic targeting で腫瘍特異的に送達できる薬剤量は少なく，有効薬量には遠く及ばない。投与量の増加は標的分子を飽和させ，腫瘍特異性を相殺する。二つ目の問題点は，薬剤が効果的に腫瘍実質内に浸透できない点である。腫瘍血管は漏出性が高く，enhanced permeability and retention（EPR）効果により薬剤が腫瘍組織内に浸透するとされている[10]。しかし実際には，腫瘍の豊富な線維性間質と高い腫瘍内圧のため，薬剤は血管から数層外の腫瘍細胞にまでしか到達しない[1~3]。そのため，実用的な DDS の開発には，synaphic targeting を増幅するシステムや，薬剤を腫瘍組織中に効果的に浸透させるシステムなど，より斬新な手法が必要となる。CendR ペプチドは，そのような新しい DDS を実現する。

1.3　C-end Rule（CendR）ペプチド

CendR（“sender” と発音）ペプチドは，R/KXXR/K アミノ酸配列（CendR 配列）を介して neuropilin（NRP）に結合し，効果的に組織を貫通して個々の細胞に内在化するペプチドの総称である[4]。NRP は全身の血管や臓器に広く発現しているが，腫瘍組織，炎症巣，新生血管では特に発現量が高い[11]。そのため，CendR ペプチドを用いた DDS は，腫瘍を始めとして，様々な臓器や疾患に応用できる。CendR ペプチドの最大の特徴は，CendR 配列の C 末端依存性にある（図 1）。CendR 配列は，C 末端に露出されたときにのみ NRP と結合し，組織・細胞貫通作用を誘導する（故に “C-end Rule”）。そのため，CendR ペプチドは，プロテアーゼ感受性の “組織・細胞貫通スイッチ” として利用できる。つまり，ペプチドに内包された CendR 配列が（スイッチ off），標的組織内で特定のプロテアーゼにより露出されることで（スイッチ on），標的組織特異的な貫通作用を発揮する。NRP は多くの正常血管や組織に発現しているため，CendR 配列の活性化スイッチ機構は，標的特異的な薬剤送達の実現に重要である。この機構は，CendR ペプチドを cell-penetrating peptide（CPP）から明確に区別する。CPP は，非特異的な細胞貫通現象が特徴とされており，組織貫通作用も認められていないため，CPP を用いた生体内での標的組織特異的な薬剤送達には複雑な工夫が必要である[12, 13]。

1.4　Internalizing RGD（iRGD）ペプチド

iRGD は，腫瘍特異的な CendR ペプチドであり，効果的に薬剤を腫瘍実質にまで送達する[5]。送達できる担体は幅広く，小さな化合物から直径 100 nm 以上のナノ粒子にまで及ぶ。iRGD（C**RGDK**/**R**GPD/EC）は，RGD 配列と CendR 配列とを併せ持ち，両端のシステインを介した環状構造をとる（直鎖にすると RGD 配列が失活する）。血管内に投与された iRGD は，RGD 配列を介して αv integrin を高発現する腫瘍血管に集積する（synaphic targeting）。続いてプロテアーゼにより切断され，C 末端に CendR 配列を露出する活性型 CendR ペプチドとなる（C**RGDK/R**）。その C**RGDK/R** は αv integrin から離れ，次に NRP に結合し，腫瘍組織を貫通して個々の腫瘍細胞に内在化する（図 2）。これらの貫通作用は，iRGD が腫瘍血管で CendR 配列を露出して初めて発現するため，腫瘍特異性が極めて高い。造影剤や薬剤に iRGD を結合させ

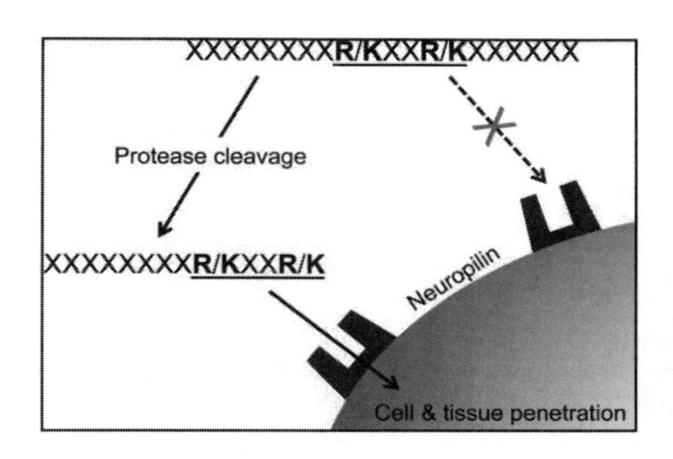

図1　The C-end Rule
C末端にR/KXXR/K配列（CendR配列）を露出するペプチドは，細胞表面に発現するneuropilinに結合し，組織貫通や細胞内在化を誘導する。CendR配列がペプチドに内包されている場合は，NRPを介した貫通作用は発現しない。しかし，プロテアーゼが配列をC末端に露出すると，貫通作用の"スイッチ"が入る。

ることで，それらの腫瘍実質内への集積性を高め，腫瘍描出や抗腫瘍効果を著しく改善できる。

iRGDのαv integrin発現細胞への集積（synaphic targeting）は，プロテアーゼによるCendR配列の活性化に極めて重要である。細胞表面では，血清中のプロテアーゼ阻害蛋白の影響が低く，また膜型プロテアーゼも存在するため，プロテアーゼ活性が高い。つまりiRGDは，細胞表面に集積することにより，効果的に切断を受けてCendR配列を活性化できる。RGD配列を持たない変異型iRGD（CRG**E**KGPDC）はαv integrinに結合せず，組織・細胞貫通作用を示さない[5]。このiRGDのαv integrin発現細胞への初期の集積は，CendR配列の活性化を腫瘍に限局させ，iRGDの貫通作用を腫瘍特異的にする。iRGDの切断には，urokinaseやpro-protein convertaseなど，塩基性アミノ酸を認識する複数のプロテアーゼの関与が予想されている。

iRGDのsynaphic targetingは，従来のシステムとは異なり，標的分子数への依存性が低い。環状iRGDのαv integrinへの親和性は20–60 nMと比較的高い。しかし，一旦プロテアーゼにより切断を受け，直鎖の活性型CendRペプチド（CRGDK/R）になると，αv integrinへの親和性は50–150倍も低下する。故に，CRGDK/Rは，αv integrinと親和性のより高い環状の未切断iRGDに置換され，次にNRPと結合し，組織・細胞貫通作用を惹起する。この連鎖反応により，次々とiRGDがαv integrinに結合でき，連続的なsynaphic targetingが可能となる。興味深いことに，RGD配列発見当時，直鎖型RGDK配列がその他のRGDX配列よりもintegrinへの親和性が低いことが既に示されていた[9]。このようにiRGDは，分子間親和性の変化を巧みに利用したsynaphic targeting増幅機構を持ち，効果的な薬剤送達を可能にする。

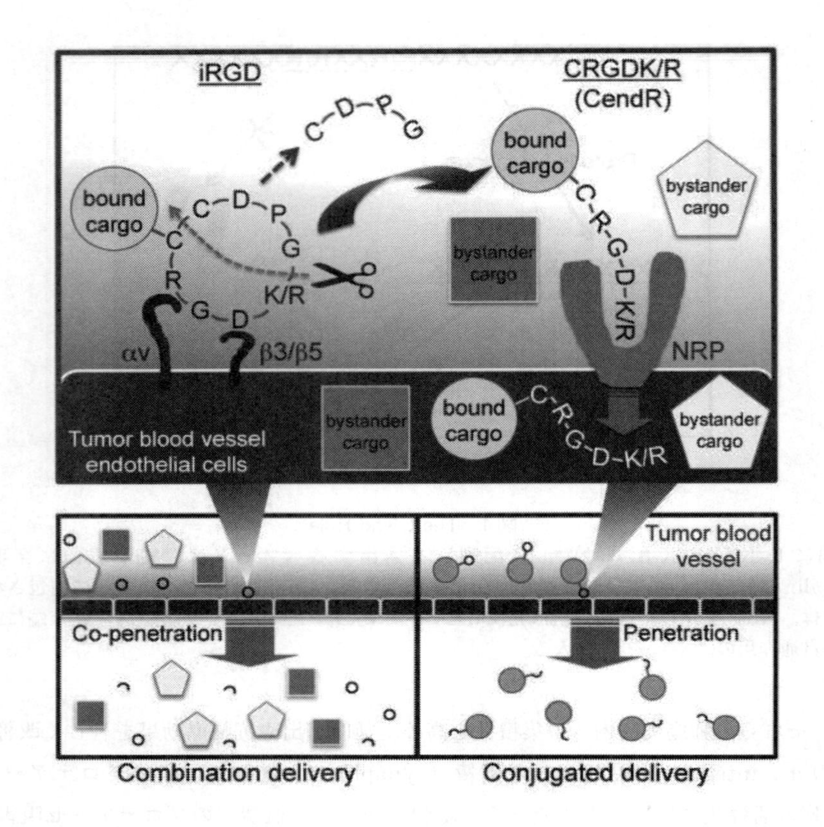

図2　iRGDを用いた腫瘍特異的薬剤送達
iRGDは，RGD配列と，内包化されたCendR配列とを持ち，αv integrin，プロテアーゼ切断，NRPを介した三段階の腫瘍特異的な組織・細胞貫通機序を示す。そのためiRGDは，そのN末端に結合した薬剤（bound cargo）を効率よく標的組織内に送達する。iRGDの貫通機序は，NRP依存性の，macropinocytosisに類似した能動輸送による。故に，iRGDに化学結合された薬剤だけでなく，iRGDと単に同時投与された薬剤（bystander cargo）までもが組織を貫通する。iRGD同時投与法による腫瘍への薬剤送達は，臨床薬剤の効果を簡便且つ腫瘍特異的に増強する。

1.5　iRGD combination therapy

iRGDの最大の特徴は，単に同時投与した薬剤をも腫瘍特異的に送達できる点である[6]（図2）。つまり，薬剤をペプチドに結合させるための化学修飾が不要となり，既存の臨床薬剤の抗腫瘍効果を簡便に増強できるため，臨床応用性が極めて高い。iRGD同時投与法は，低分子量化合物，抗体医薬，ナノ製剤など，様々な薬剤に有効である。iRGDは腫瘍に到達して初めてCendR配列を露出するため，iRGD同時投与による薬剤集積も腫瘍特異的であり，他臓器への影響は認められない。

iRGD同時投与による物質の腫瘍組織内への共貫通作用（bystander penetration effect）は，iRGDのCendR配列に依存する[6]。CendR配列を持たない変異型iRGDや従来のRGDペプチドは bystander effect を示さない。この CendR 依存性 bystander effect は，①能動輸送により媒介され，②レセプター（NRP）依存性であり，③血管非依存性にも誘導される（例えば，切除した腫瘍塊を iRGD とナノ粒子を含む溶液に浸すだけで，iRGD とナノ粒子が腫瘍組織を貫通する）。故に，腫瘍血管からの受動的拡散に依存する EPR effect とは大きく異なる。この能動輸送メカニズムにより，iRGD は，自身に結合された薬剤はもとより，単に同時投与された薬剤までをも，高い腫瘍内圧に逆行して腫瘍実質内にまで送達できるのである。

1.6　おわりに

iRGD を用いた DDS は，癌化学療法改善の重要な一歩である。αv integrin への親和性変化に基づく連続的な synaphic targeting や，能動輸送を用いた腫瘍実質への薬剤送達は，従来の DDS ではなし得なかった斬新な薬剤送達法である。薬剤同時投与のシンプルさや，iRGD の二つの標的分子（αv integrin と NRP）が多くの腫瘍に発現している点から，幅広い臨床応用が見込まれる。これまでに，多形性神経膠芽腫や膵癌など 20 種以上の腫瘍モデルにおいて iRGD の作用が確認されている[5,6,14]。iRGD に，それと異なった標的分子特異性をもつ CendR ペプチドを組み合わせることで，さらに効果的な腫瘍標的も可能となるに違いない[15]。また，経静脈的な化学療法に加え，iRGD の血管非依存性の腫瘍貫通作用を利用した腹腔内化学療法への応用や，腫瘍以外に特異性を持つ CendR ペプチドの開発も始まっている。iRGD を始めとしたこれらの CendR 技術は，臨床応用に向け，現在米国で臨床治験の準備が進められている。

自然界には，CendR 配列を持ち，血管透過性亢進や組織貫通を媒介する分子が数多く存在する。活性型 vascular endothelial growth factor（VEGF－A_{165}）や semaphorin 3A は C 末端に CendR 配列を持ち，NRP 依存性に血管透過性を亢進する[11,16]。多くのウイルスや毒素も CendR 配列を持ち，ヒト T 細胞白血病ウイルス 1 型では，CendR 配列を用いたリンパ球への NRP 依存性内在化現象も報告されている[4,17〜19]。つまり，CendR 配列は DDS への応用だけでなく，血管生理，細胞動態，ウイルス感染，毒素の拡散など，組織貫通に関わる様々な生命現象や病態を解明する鍵となるかもしれない。

文　　献

1)　A. I. Minchinton and I. F. Tannock, *Nat. Rev. Cancer*, **6**, 583 (2006)
2)　C. H. Heldin *et al., Nat. Rev. Cancer*, **4**, 806 (2004)
3)　T. M. Hambley and W. N. Hait, *Cancer Res.*, **69**, 1259 (2009)
4)　T. Teesalu *et al., Proc. Natl. Acad. Sci. U. S. A.*, **106**, 16157 (2009)
5)　K. N. Sugahara *et al., Cancer Cell*, **16**, 510 (2009)
6)　K. N. Sugahara *et al., Science*, **328**, 1031 (2010)

7) E. Ruoslahti *et al., J. Cell Biol.*, **188**, 759 (2010)
8) E. Ruoslahti, *Nat. Rev. Cancer*, 2, 83 (2002)
9) M. D. Pierschbacher and E. Ruoslahti, *Nature*, **309**, 30 (1984)
10) Y. Matsumura and H. Maeda, *Cancer Res.*, **46**, 6387 (1986)
11) C. Pellet-Many *et al., Biochem. J.*, **411**, 211 (2008)
12) Ü. Langel, "Handbook of Cell-Penetrating Peptides" , *CRC/Taylor & Francis* (2007)
13) T. Jiang *et al., Proc. Natl. Acad. Sci. U. S. A.*, **101**, 17867 (2004)
14) L. Agemy *et al., Proc. Natl. Acad. Sci. U. S. A.*, **108**, 17450 (2011)
15) L. Roth *et al., Oncogene*, in press
16) L. M. Acevedo *et al., Blood*, **111**, 2674 (2008)
17) G. Thomas, *Nat. Rev. Cancer*, 3, 753 (2002)
18) J. W. Fox and S. M. Serrano, *FEBS J.*, **275**, 3016 (2008)
19) S. Lambert *et al., Blood*, **113**, 5176 (2009)

2 ウイルス由来ペプチドの自己集合ナノカプセル

松浦和則*

天然のウイルスは，細胞に感染することで増殖能を有する約20〜100nmの大きさの生体超分子複合体である。その形態は，球状や棒状のような単純なものだけでなく，スパイク状や，月着陸船のような複雑な形態を有するものもある。これらは，ゲノム核酸を取り囲んだタンパク質の殻（キャプシド）を共通構造として持っており，キャプシドを覆うエンベロープ（脂質二分子膜）を有しているものも存在する。こうした天然ウイルスの特徴（①細胞への感染性，②核酸を内包できること）を利用して，これまで，ウイルスを遺伝子治療のベクターとして用いる方法が開発されている[1,2]。また，核酸以外にもタンパク質や医薬品をウイルスキャプシドに内包し，ドラッグデリバリーシステム（DDS）材料として利用する研究も盛んに行われている[3〜5]。また近年，天然ウイルスキャプシドを無機ナノ材料合成のテンプレートとして利用する研究も注目を集めている[4〜7]。しかし，天然ウイルスそのものをDDS材料として利用する場合には，ウイルスの毒性や過剰な免疫応答が問題となると思われる。もし，人工のタンパク質や合成ペプチドの自己集合によりウイルス様ナノカプセルが構築できれば，様々な分子設計が可能となり，上記の問題を克服することも可能になると思われる。本稿では，我々がこれまで開拓してきた，合成ペプチドの自己集合により構築されるウイルス様ナノカプセルについて概説する。

比較的単純な球状ウイルスの多くは，X線結晶構造解析により，その立体構造が明らかとなっている[8]。これらのウイルスキャプシドは，正20面体対称性を持っており，60の倍数個のタンパク質サブユニットが規則的に自己集合して形成されている。キャプシドの構成タンパク質ユニットは，一つ一つは非対称な構造であるが，それらが集合して5量体および6量体を形成し，さらに自己集合することで正20面体対称構造（つまり，三回，五回，六回の回転対称軸を有している）となる。例えば，現在知られている最小のウイルスであるサテライトタバコネクローシスウイルス（直径18nm）は，60個のタンパク質の自己集合によりキャプシドを形成しており，トマトブッシースタントウイルス（TBSV，直径33nm）は，180個のタンパク質によりキャプシドを形成している。

ウイルス様のタンパク質／ペプチドナノカプセルを人工的に分子設計する際には，いかにして対称性を制御するかが鍵となる。しかし，上記の球状ウイルスのように三回・五回・六回対称軸を同時に有するタンパク質／ペプチドを人工的に設計するのは困難であろう。2001年にYeatesらは，融合タンパク質作成技術を用いて，三回対称軸と二回対称軸を有する四面体タンパク質ケージを構築することに成功した[9]。つまり，三量体形成タンパク質ユニット（ブロモペルオキシダーゼ）と二量体形成タンパク質ユニット（インフルエンザウイルスのM1マトリックスタンパク）を9残基ヘリックスペプチドで連結した融合タンパクを作成し，これらの水中での自己集合によ

---

* Kazunori Matsuura　九州大学　大学院工学研究院　応用化学部門　准教授

り約 15nm の四面体タンパク質ケージとなることを示した。一方，筆者らは，完全に化学合成だけで創られるペプチドの自己集合により，ウイルス様のナノカプセルを構築するための方法論を開拓している[10~17]。トマトブッシースタントウイルス（TBSV）のキャプシドは，β-Annulus 構造と呼ばれる三回対称ユニットが正 12 面体の「内部骨格」を形成していることが知られている[8]。筆者らはこれを模倣して，三回対称性の β-シート形成ペプチドコンジュゲート Trigonal $(FKFE)_2$ を設計・合成し，それらが水中で自己集合することで直径約 19nm の球状構造体を形成することを見出した（図 1）[10]。これは，Trigonal $(FKFE)_2$ が正 12 面体構造を形成した時に予想される直径（16nm）に匹敵している。また筆者らは，トリプトファンジッパー形成ペプチド[11] やグルタチオン[12~14] を有する三回対称ペプチドコンジュゲートを設計・合成し，それぞれ，水中で特徴的なナノ集合体を形成することも明らかにしている。Gazit らも，ジペプチド Trp-Trp を三回対称性に配置したコンジュゲートとすることで，メタノール水溶液中で数百 nm サイズのベシクル様集合体を形成することを報告している[18]。三回対称性の自己集合性ペプチドとすることで，球状集合体を形成することは，ある程度一般性のある現象であると思われる。しかし，ペプチド配列によっては，三回対称性としても繊維状の会合体を形成することもあり[15]，分子設計とナノ構造の相関については，今後のより詳細な検討が必要である。

三回対称ペプチドコンジュゲートの水中での自己集合により，ウイルス様のナノ集合体を構築できるようにはなったものの，天然のウイルスキャプシドのような一義的なサイズ，明確な中空構造，表面や内部への選択的化学修飾は，依然困難である。そこで，筆者らは分子設計を原点回帰させ，トマトブッシースタントウイルス（TBSV）キャプシドの内部骨格の形成に関与していると考えられている 24 残基 β-Annulus ペプチドを合成し，その自己集合を検討した（図 2）[16,17]。これまで，TBSV のキャプシドを構成するタンパク質（388 残基）の一部（RNA 結合サイトなど）を欠損させても，キャプシド構造にあまり影響がないことは報告されているが，わずか 24 残基のペプチドフラグメントからウイルス様構造体の構築は報告されていない。

24 残基 β-Annulus ペプチドを Fmoc 固相法により合成し，水に溶解させたところ，平均粒径約 48nm の構造体が自発的に形成することが，動的光散乱（DLS）測定により確認された。

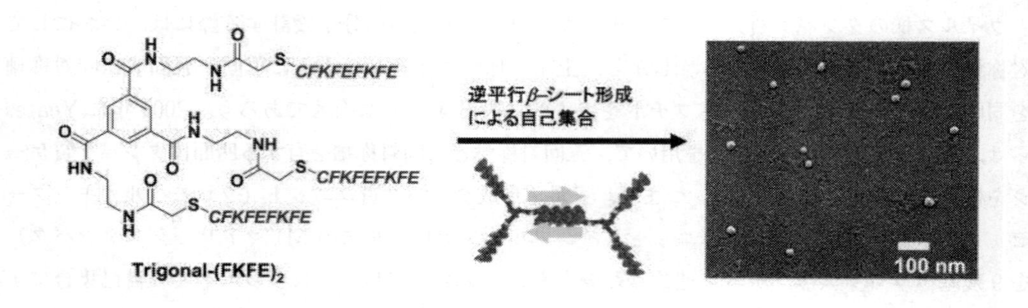

図 1　三回対称ペプチドコンジュゲート Trigonal-$(FKFE)_2$ の自己集合による球状構造体の形成

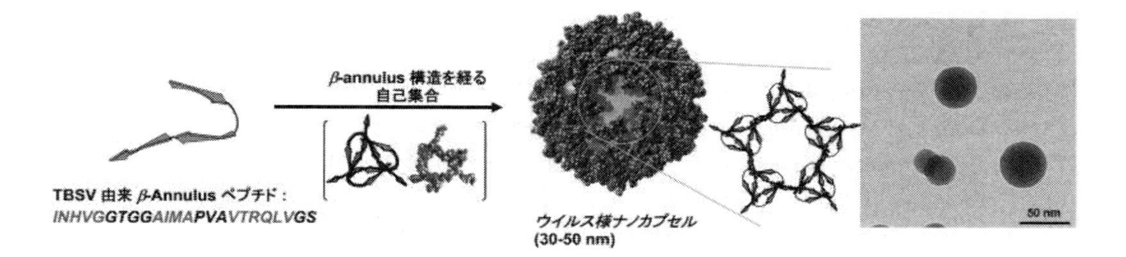

図2　トマトブッシースタントウイルス（TBSV）由来 β-Annulus ペプチドの自己集合によるウイルス様ナノカプセルの形成および透過型電子顕微鏡（TEM）像（酢酸ウラニルにより染色）

また，透過型電子顕微鏡（TEM）により，30–50nm の球状集合体が多数観察された。さらに，β-Annulus ペプチド水溶液の小角 X 線散乱（SAXS）測定から，内径 36nm・外径 50nm の中空ナノカプセル構造であることが明確に示された。わずか 24 残基 β-Annulus ペプチドが，一分子折り畳み構造や繊維構造を形成することなく，球状構造体のみを形成したことは大変興味深いと思われる。また，このナノカプセルは臨界会合濃度（CAC＝25 μM）が存在し，その濃度以上では，粒径は濃度にあまり依存しないことがわかった。つまり，このカプセル構造が熱力学的に安定構造であると言える。さらに，β-Annulus ペプチド水溶液の ζ 電位の pH 依存性から，N 末端側が内部を，C 末端側が表面側に配向していることが示唆されている。これは，N 末端側・C 末端側の選択的化学修飾により，内部もしくは表面が選択的に修飾されたナノカプセルの構築を可能にすると思われる。

本小論では，球状ウイルスキャプシドの構築原理を模倣した三回対称性ペプチドコンジュゲートや β-Annulus ペプチドの設計と，それらの自己集合挙動について概説した。化学合成でウイルスの殻構造を作ることのメリットは，その分子設計の多様さにあると言えよう。筆者らの研究により，ウイルスの殻構造を簡単なペプチドで構築できたことから，様々な機能性ウイルスキャプシドを人工的に創成する道が拓けたと言える。今後，ナノカプセル形成ペプチドに適切な化学修飾を施すことにより，ナノ物質のリアクターや，医薬品や遺伝子のデリバリー材料だけでなく，人工ワクチン[19,20]を創成するための足場材料としての応用が期待できる。また，天然のウイルスキャプシドの自己集合メカニズムや遺伝子内包メカニズムを解明するための化学的モデルとして，大変有用であろうと思われる。

文　献

1） N. Somia, I. M. Verma, *Nature Reviews Genetics*, **1**, 91 (2000)
2） V. A. Chailertvanitkul, C. W. Pouton, *Curr. Opin. Biotech.*, **21**, 627 (2010)

3) R. L. Garcea1, L. Gissmann, *Curr. Opin. Biotech.*, **15**, 513 (2004)
4) M. G. Mateu, *Protein Engineering, Design and Selection*, **24**, 53 (2010)
5) M. Uchida *et al., Adv. Mater.*, **19**, 1025 (2007)
6) T. Douglas, M. Young, *Science*, **312**, 873 (2006)
7) N. F. Steinmetz, D. J. Evans, *Org. Biomol. Chem.*, **5**, 2891 (2007)
8) C. Branden, J. Tooze, タンパク質の構造入門第二版，Newton Press (2000)
9) J. E. Padilla *et al., Proc. Natl. Acad. Sci., USA*, **98**, 2001, 2217 (2001)
10) K. Matsuura *et al., J. Am. Chem. Soc.*, **127**, 10148 (2005)
11) K. Matsuura *et al., Chem. Commun.*, **47**, 265 (2011)
12) K. Matsuura *et al., Soft Matter*, **5**, 2463 (2009)
13) K. Matsuura *et al., Bull. Chem. Soc. Jpn.*, **83**, 880 (2010)
14) K. Matsuura *et al., Chem. Lett.*, **40**, 711 (2011)
15) K. Murasato *et al., Biomacromolecules*, **9**, 913 (2008)
16) K. Matsuura *et al., Angew. Chem. Int. Ed.*, **49**, 9662 (2010)
17) 松浦和則，現代化学，3月号, 21 (2011)
18) S. Ghosh *et al., Angew. Chem. Int. Ed.*, **46**, 2002 (2007)
19) E. M. Plummer, M. Manchester, *WIREs Nanomedicine and Nanobiotechnology*, **3**, 174 (2011)
20) A. Ghasparian *et al., ChemBioChem*, **12**, 100 (2011)

3　金ナノロッドのDDSテクノロジー

新留琢郎*

3.1　はじめに

金属ナノ粒子は表面プラズモンという特徴的な分光特性をもち，光吸収や光散乱，そして，光照射による発熱効果（フォトサーマル効果）を示す。このような有機材料では得られない特徴を医療の分野に応用しようという試みが盛んに行われている。本節では金ナノ粒子，中でも棒状の金ナノ粒子：金ナノロッドに注目し，DDSに関わるトピックスを紹介したい。

球状の一般的な金ナノ粒子は可視光域（500 nm付近）に吸収をもち，赤い色素として古くから知られている[1)]。教会の鮮やかな赤色のステンドガラスや薬局で見かける妊娠検査キットの赤いバンドが金ナノ粒子であることはあまり知られていない。また，金は“高価なもの”というイメージがあるが，市場相場で1グラム4千円程度であり，ドキソルビシンといった複雑な有機分子の価格と比べると破格の安さである。さらに，いろいろな文献で紹介されているように，金ナノ粒子自体の生物への安全性は高いとされている[2)]。

さて，一言で金ナノ粒子といっても，実は多くの種類がある。今回紹介する棒状の金ナノロッド，シリカナノ粒子の表面に金をコートした金ナノシェル，また，立方体の形で中空構造をもつ金ナノケージ，平板状で三角形あるいは六角形の金ナノプレートなど多様であり，それぞれ特徴的なプラズモンバンドをもち，吸収波長が異なる[2)]。中でも金ナノロッドや金ナノシェル，金ナノケージは近赤外域に吸収バンドをもち，特に金ナノロッドはシャープな吸収バンドを示す（図1）。また，調製も安価かつ簡便に行え，アスペクト比を変えることで吸収バンドもチューニングできるという利点を持つ[3)]。

筆者らはこの近赤外域の吸収バンドに注目している。というのも，700nmから900nmの近赤

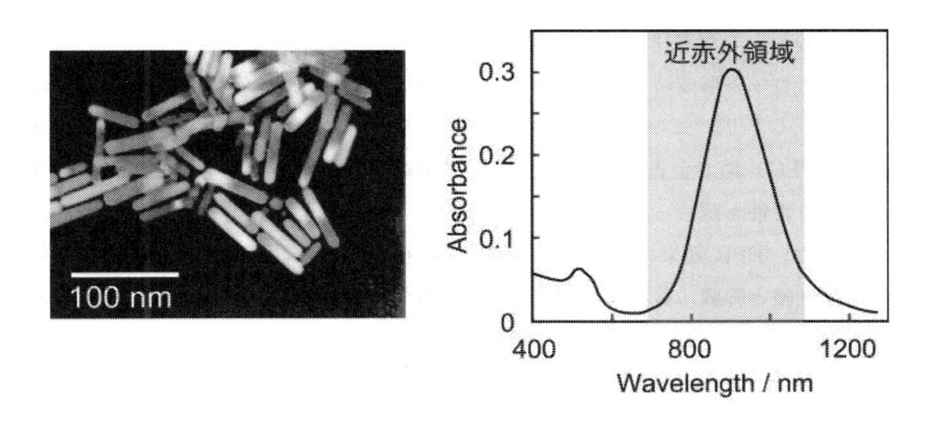

図1　金ナノロッドの電子顕微鏡写真と吸収スペクトル

* Takuro Niidome　九州大学　大学院工学研究院　応用化学部門　准教授

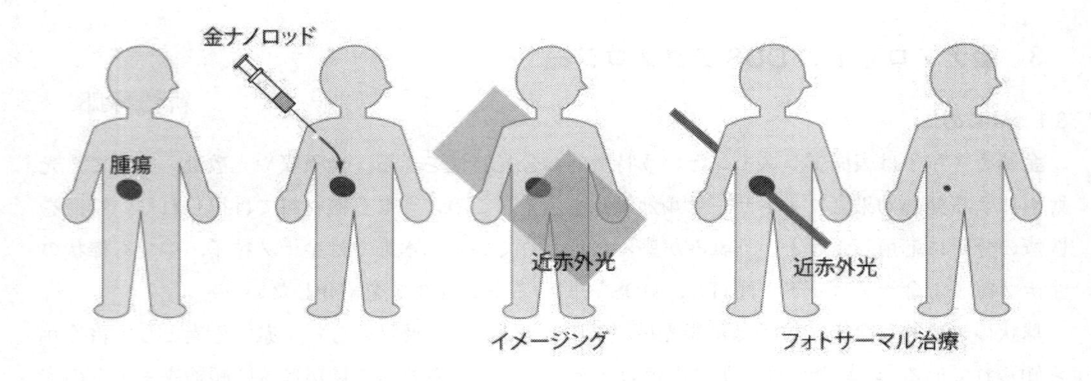

図2　金ナノロッドを用いた腫瘍組織のイメージングとフォトサーマル治療の概念図

外域はヘモグロビンと水の吸収バンドに挟まれた領域で，この光は比較的組織透過性が高い[4]。したがって，もし，金ナノロッドを腫瘍などの特定の部位に集積させれば，近赤外光を使ってその部位をイメージングできるだろうし，また，そこへ体外からさらに強い近赤外光を照射することで，金ナノロッドを加熱させ，周辺組織を傷害することも可能だろう（図2）。さらに，温度上昇に伴って応答するしくみを組み合わせれば，近赤外光照射でコントロールされるDDSも開発できると期待される。次項から，金ナノロッドの標的組織へ集積させる工夫，そして，近赤外光照射によりトリガーされる金ナノロッドからの薬物放出に関する研究を紹介したい。

3.2　金ナノロッドのDDS

3.2.1　EPR効果による腫瘍組織へのデリバリー

金ナノロッドはYuらによってカチオン性界面活性剤：hexadecyltrimethylammonium bromide（CTAB）のミセル存在下で簡便に作製できることが1997年に報告された[3]。CTABは，そのミセル構造がロッド形成時の結晶成長を制御することに加え，作製後の分散安定性に重要な働きをしている。しかし，このCTABは強い細胞毒性をもつ。そこで，まず我々はポリエチレングリコール（PEG）鎖で金表面を修飾した[5]。その結果，粒子のゼータ電位はほぼ中性となり，培養細胞に対する毒性も認められなくなった。また，マウスへ静脈投与後の血中半減期は数時間程度であり，また，EPR効果により腫瘍組織への明確な集積が認められた[6]。それでも多くの金ナノロッドは肝臓と脾臓に蓄積するが，短期的な肝毒性，腎毒性，サイトカイン応答といった副作用は見られなかった。さらに，このPEG修飾した金ナノロッドを担がんマウスへ静脈投与し，腫瘍に近赤外レーザー光を照射した結果，有意な腫瘍の増殖抑制が確認された。EPR効果により腫瘍に蓄積した金ナノロッドが近赤外光により加熱され，腫瘍組織を傷害したことが示された[7]。

3.2.2　リガンド修飾によるデリバリー

一般にアクティブターゲティングといえば，リガンド修飾によるものである。リガンドとして，

anti-EGFレセプター抗体やEGFレセプターに結合するペプチド，ウロキナーゼ様プラスミノーゲンアクチベーターに結合するペプチド，インテグリンαvβ3に結合する環状RGDペプチドが利用されている[8, 9]。核局在化シグナルペプチドを修飾し，細胞内において核に金ナノロッドを集積させることに成功した例も報告されている[10]。

3.2.3　ペプチドが切断されることによるデリバリー

ペプチドをリガンドとしてではなく，プロテアーゼ基質として利用することによっても特定の部位に金ナノロッドをデリバリーすることは可能である。つまり，このペプチド鎖が特定の組織内で発現しているプロテアーゼにより切断されることにより，金ナノロッド表面の物性が変化し，そこに集積するシステムである。筆者らは腫瘍組織に高発現しているプロテアーゼ：ウロキナーゼ様プラスミノーゲンアクチベーターの基質ペプチドを介して，金ナノロッド表面にPEG鎖を修飾した（図3）。この金ナノロッドに精製したプロテアーゼを作用させると分散安定剤として機能しているPEGが遊離し，表面が疎水性となり，金ナノロッドは凝集した。そして，実際に担がんマウスに投与した結果，金ナノロッドの有意な腫瘍組織への集積が認められた。しかし，PEGの修飾密度が高すぎるとプロテアーゼが基質ペプチドまでアクセスしにくくなり，レスポンスが悪くなり，低すぎると金ナノロッド自体の分散安定性が悪くなるということもわかり，最適な修飾量を見出す必要が指摘された[11]。

3.2.4　温度感受性ポリマーによるデリバリー

筆者らは金ナノロッドのフォトサーマル効果を活かしたデリバリーシステムをどうにかして構築できないかと考え，温度感受性ポリマーを組み合わせることを発案した[12, 13]。親水性ポリマーであるポリ*N*-イソプロピルアクリルアミドは加熱すると，相転移を起こし，疎水性に変わる。この温度感受性ポリマーを金ナノロッド表面に修飾すれば，フォトサーマル効果により光照射した場合にのみ相転移が起こるだろう。そして，生体組織中でこの現象を起こせば，光照射部位のみで相転移が起こるため，金ナノロッド表面は疎水性となり，細胞表面や細胞間マトリクスに吸着するだろう（図4）。しかし，ポリ*N*-イソプロピルアクリルアミドの相転移温度は34℃付近で，体温より低い。したがって，この温度感受性ポリマー修飾金ナノロッドをマウスに尾静脈投

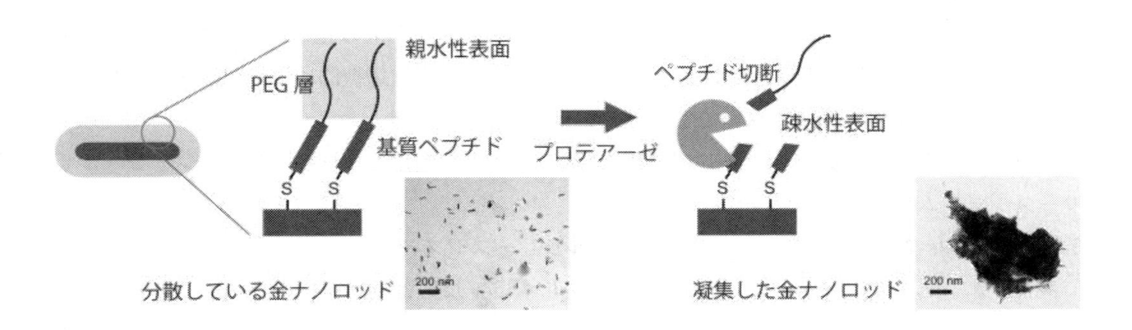

図3　PEGペプチドで修飾した金ナノロッドとプロテアーゼの作用によるPEG鎖の遊離と凝集応答

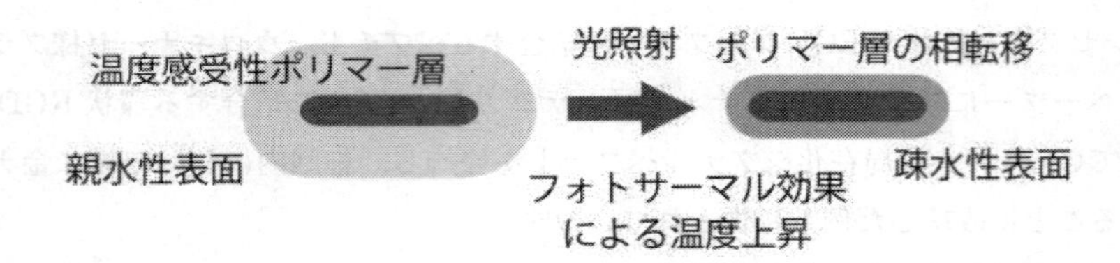

図4　温度感受性ポリマー修飾金ナノロッドと光照射による表面特性変化

与した結果，すぐに相転移が起こってしまい，肝臓や脾臓に蓄積してしまった[12]。そこで，親水性モノマーであるアクリルアミドを*N*-イソプロピルアクリルアミドと共重合させ，ポリマーの相転移を40℃付近まで上げることに成功した。これを担がんマウスに静脈投与し，腫瘍に近赤外光を照射すると，光照射した部位において，金ナノロッドの集積が認められた[13]。この結果はレーザー照射可能な任意の部位に金ナノロッドを集積させることができることを示しており，腫瘍のみならず，様々な疾患に適用が期待される。

3.3　金ナノロッドのフォトサーマル効果によりトリガーされるコントロールリリースシステム

3.3.1　二本鎖DNAの解離を使ったコントロールリリースシステム

これまで，金ナノロッド自体をデリバリーする技術について述べてきたが，ここからは，金ナノロッドを発熱素子として利用し，それを使った薬物のリリースシステムについて解説したい。

二本鎖DNAは加熱すると一本鎖に解離する。そこで，金ナノロッド表面に二本鎖DNAを修飾すれば，近赤外光照射により一本鎖DNAを遊離させることが可能になり，それをアンチセンスやsiRNAとして機能させることができる[14]。その解離するDNA鎖に薬物を修飾しておけば，その薬物のコントロールリリースシステムも構築できる。筆者らは解離する方の鎖にモデル薬物として，蛍光基を修飾し，フォトサーマル効果による二本鎖DNAの解離を蛍光変化で評価した(図5)。その結果，金ナノロッド表面で消光していた蛍光が，近赤外光を照射することにより回復する様子が観察できた。また，実際の光照射時の溶液温度を測定した結果，二本鎖DNAの融点より低い温度で解離が認められたことから，金ナノロッドの周辺の局所的な温度はバルクの溶液温度より高くなっていることが示された。さらに，担がんマウスの腫瘍部位にこのDNA修飾金ナノロッドを局所投与し，近赤外光を照射した結果，照射部位選択的に蛍光が観察された[15]。このことから，マウス体内においても，金ナノロッドのフォトサーマル効果による一本鎖DNAの遊離をトリガーできることを証明できた。このシステムを利用した抗がん剤のコントロールリリースシステムの構築が期待される。

3.3.2　逆Diels-Alder反応を使ったコントロールリリースシステム

共役ジエンとアルケンが環化付加反応するDiels-Alder反応は反応温度をさらに上げることにより逆反応を起こすことができる。そこで，マレイミド基とフラン誘導体の環化付加物（逆Diels-Alder反応基）を解離基として利用することを試みた。そのモデル実験として，PEG鎖を

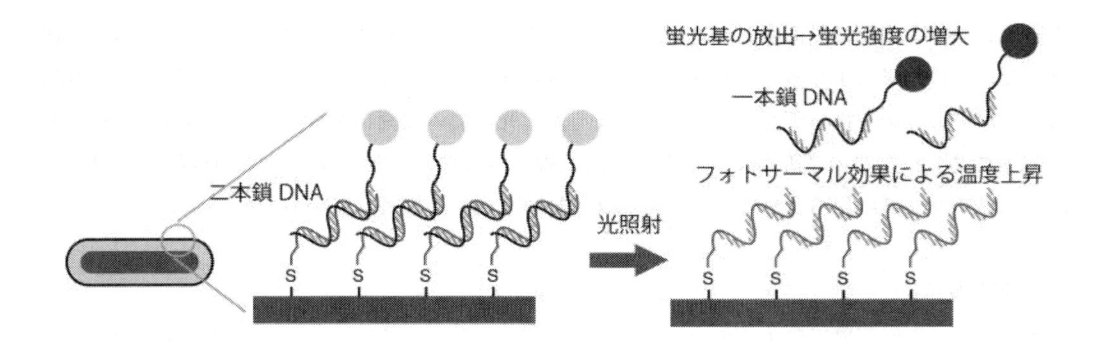

図5　二本鎖 DNA 修飾金ナノロッドと光照射による一本鎖 DNA の解離

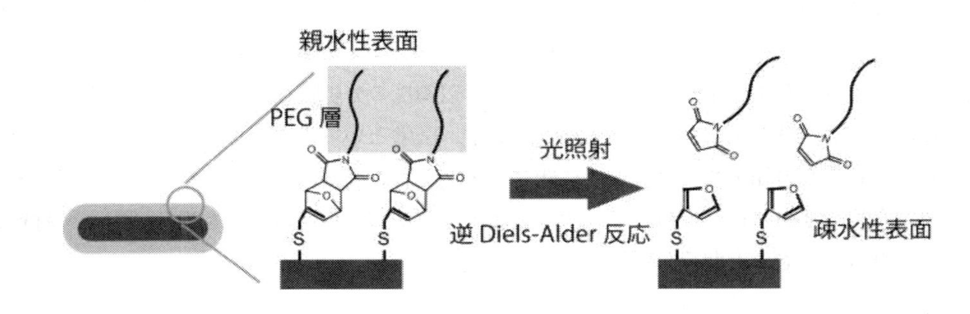

図6　Diels-Alder 環化付加物修飾金ナノロッドと光照射による PEG 鎖の遊離

連結した逆 Diels-Alder 反応基を金ナノロッドに修飾した（図6）。その結果，近赤外光照射することにより金ナノロッドの近赤外吸収スペクトルが大きく変化し，金ナノロッドが凝集することがわかった。これは，PEG 鎖が金表面から離れ，水溶液中に金ナノロッドが安定に分散できなくなったためである。現状では応答速度が数分かかり，レスポンスが決してよいとは言えないが，このような熱で進行する化学反応も金ナノロッドの表面構造の変換や薬物放出に利用可能であることが示された。

3.3.3　角質層の透過性亢進による経皮デリバリーシステム

フォトサーマル効果で発生する熱を皮膚の物質透過性の亢進に利用する試みも行った。もともと皮膚透過性の悪いタンパク質や核酸を経皮で投与できれば，高分子薬物の投与ルートのみならず，注射を必要としない安全で簡便なワクチン接種が実現できる。そこで筆者らは，経皮ワクチンの開発を目的として，オブアルブミンの経皮吸収を金ナノロッドのフォトサーマル効果によって促進できるかを評価した。まず，金ナノロッドと抗原タンパク質との複合体をつくらせるのであるが，ここでは内部に金ナノロッドとタンパク質を固体コアとしてもつ solid-in-oil（S/O）エマルジョンを作製した。S/O エマルジョンはタンパク質の経皮吸収を可能にするが，その吸収（角質層透過）は十数時間かかり，より迅速な経皮吸収システムが求められていた[16]。そこで，金ナノロッドを内部の固体相に混合し，そのフォトサーマル効果による経皮吸収効率の向上を評価した。その結果，より多くのタンパク質が皮内に移行することが明らかになり，抗体産生も認められた[17]。今後，投与デバイスの開発や投与量，光照射の最適化を行う必要はあるが，ヒートショックタンパク質の誘導もできるこの手法は細胞傷害性T細胞の活性化も積極的に誘導し，がんワクチンへの応用も含めて，その可能性は極めて高いと期待している。

3.4 おわりに

金ナノロッドの治療デバイスあるいはドラッグデリバリーシステムのツールとして用いる研究は始まったばかりである。金ナノロッドのフォトサーマル効果は周辺組織を傷害するだけではなく，表面を様々な機能性材料で修飾すれば，金ナノロッド自体のターゲティングに加え，薬物のコントロールリリースも可能にすることを本節では紹介してきた。他にもパルスレーザーを照射することにより超音波を発生する性質を利用したイメージング技術や，金ナノロッド表面で起こる表面増強ラマン散乱を利用した金ナノロッドの周辺環境の分析技術に関する研究も進められている。このように，分光学から化学，生物学，薬学，医学といった様々な分野から多くの研究者が集まり，それぞれの知恵を出し合って，新しいテクノロジーが次々と生まれるこの領域はとても活発で，今後，金ナノロッドのみならず，金属ナノ粒子が次世代の医療を担う新規ナノ材料として大きく発展するものと期待している。

文　　献

1） Hayat M. A., Colloidal Gold, Principles, Methods, and Applications. Academic Press (1989)
2） A. S. Thakor *et al., Nano Lett.*,**11**, 4029 (2011)
3） Yu Y.-Y. *et al., J. Phys. Chem. B.*, **101**, 6661 (1997)
4） R. Weissleder, *Nat. Biotechnol.*, **19**, 316 (2001)
5） T. Niidome *et al., J. Control., Release*, **114**, 343 (2006)
6） Y. Akiyama *et al., J. Control., Release*, **139**, 81 (2009)
7） T. Niidome *et al., J. Biomater., Sci.-Polym. Ed.*, **20**, 1203 (2009)
8） Huang X, *et al., J. Am. Chem. Soc.*, **128**, 2115 (2006)
9） Huang X. *et al., ACS Nano*, **4**, 5887 (2010)
10） A. K. Oyelere *et al., Bioconjugate Chem.*, **18**, 1490 (2007)
11） T. Niidome *et al., Bioorg. Med. Chem.*, **18**, 4453 (2010)
12） T. Kawano *et al., Bioconjugate Chem.*, **20**, 209 (2009)
13） A. Shiotani *et al., Bioconjugate Chem.*, **21**, 2049 (2010)
14） E. Lee *et al., Nano Lett.*, **9**, 562 (2009)

15）S. Yamashita *et al., Chem. Lett.*, **38**, 226 (2009)
16）Y. Tahara *et al., J. Contol. Release*, **131**, 14 (2008)
17）D. Pissuwan *et al., Small*, **7**, 215 (2011)

4　ナノカーボンDDSの現状とその安全性確保に向けて

平井敏郎[*1]，吉岡靖雄[*2]，鍋師裕美[*3]，吉川友章[*4]，堤　康央[*5]

4.1　はじめに

少なくとも1次元が100nm以下の大きさであるナノマテリアル（NM）は，サブミクロンサイズ以上（100nm以上）の従来素材とは異なる画期的機能を発揮することから，様々な分野で夢の新素材として期待されている。特に医療分野では，高い組織浸透性や，薬物保持・徐放化能を利用して，低分子化合物やタンパク質単独では期待できなかった薬効を示す画期的新薬（ナノメディシン）の開発が世界中で進められている。これらNMの画期的機能は，ナノ医薬としての主薬あるいはナノ添加剤としてだけでなく，“薬物を必要なときに，必要な量，必要な所へ到達させることで，副作用を最小限に抑え，最大の効果を発揮させる”という理想の投薬形態，薬物治療の最適化を目指したドラッグデリバリーシステム（DDS）そのものであり，まさに，ナノメディシン＝ナノDDSと言えよう。周知のように，DDS研究領域へのナノテクノロジー・ナノマテリアルの導入はファミリアとなりつつあり，例えば，100nm以下のサイズに厳密制御したリポソームやナノスフェア，デンドリマーの開発が果敢に試みられている。一方で，これらナノメディシンの開発はまだ緒に就いたばかりであり，多くは未だブラックボックスと言え，その魅惑的で秘められた可能性が逆に，予想外の部位で未知の副作用を発現させる潜在的な脅威にもなっている。しかし，現行のNMの安全性研究の大部分はハザード同定（副作用の有無の評価）のみに偏重しており，NMの物性と体内吸収性や体内/細胞内動態，生体影響の連関といった，NMの安全性担保に資する具体的な情報が圧倒的に不足している。このままでは，全てのNMの安全性に対する懸念が広がり，ナノメディシン開発の足枷になりかねない。従って，NMを用いたナノメディシンの開発を実現・推進するためには，副作用を含めた生体影響を詳細に解析したうえで，それらの情報を基盤として有効かつ安全なNMの開発を推進するほか無い。即ち，単にナノマテリアルのハザード（毒性）やリスク（危険性），そのメカニズム（毒性発現機

＊1　Toshiro Hirai　大阪大学　大学院薬学研究科　毒性学分野；㈱医薬基盤研究所　バイオ創薬プロジェクト

＊2　Yasuo Yoshioka　大阪大学　臨床医工学融合研究教育センター　特任准教授（常勤）；㈱医薬基盤研究所　バイオ創薬プロジェクト

＊3　Hiromi Nabeshi　大阪大学　大学院薬学研究科　附属実践薬学教育研究センター　特任助教（常勤）；㈱医薬基盤研究所　バイオ創薬プロジェクト

＊4　Tomoaki Yoshikawa　大阪大学　大学院薬学研究科　毒性学分野　助教；㈱医薬基盤研究所　バイオ創薬プロジェクト

＊5　Yasuo Tsutsumi　大阪大学　大学院薬学研究科　毒性学分野　教授；㈱医薬基盤研究所　バイオ創薬プロジェクト；大阪大学　臨床医工学融合研究教育センター

構）を解明しようとするナノ毒性学（Nano-Toxicology）では，現状を打破できないであろう。むしろ，ヒトと生態系（環境）にとって安全で，ヒトと社会（産業界など）がナノテクノロジーの恩恵を最大限に享受でき，しかも安心して豊かな生活を営めるよう，安全なナノメディシン（ナノDDS）の開発とその支援に叶うナノ安全科学研究（Nano-Safety Science）とも言うべき学問が今後の鍵となっている（図1）。NMとヒト，生態系との共存，社会受容，これらがまさにキーポイントであろう。そこで本総説では，特にDDS医薬に適した特徴的な物性を有するナノカーボン素材を例に，ナノメディシン開発の現状とともに，ナノメディシンの開発に必須であるNMの安全性確保に向けて我々が推進しているナノ安全科学研究を含めて紹介させていただきたい[1~4]。

4.2　ナノカーボンDDSの可能性

近年，フラーレン，カーボンナノチューブ（CNT）やカーボンナノホーン（CNH）など，ナノカーボン素材を用いたDDS医薬の開発が注目を浴びている。これらは，炭素間結合を介す長い電子共役系を持つなど特殊な物性を有し，高い薬物保持能や生体内安定性，柔軟な構造（表面修飾の容易さ）といった，DDS素材として極めて有望な性質を発揮する。この特性を活かし，低分子医薬，タンパク質医薬，核酸医薬の送達キャリアとしての開発が前臨床段階ではあるものの，世界中で進められている。近年では，腫瘍組織，炎症組織や細胞内リソソームなど低pH環境において薬剤が放出されるといったDDS機能を有するナノカーボン素材の開発も進められている。また，ナノカーボン素材は内腔を持つ特殊な構造を有するため，表面だけではなくその内

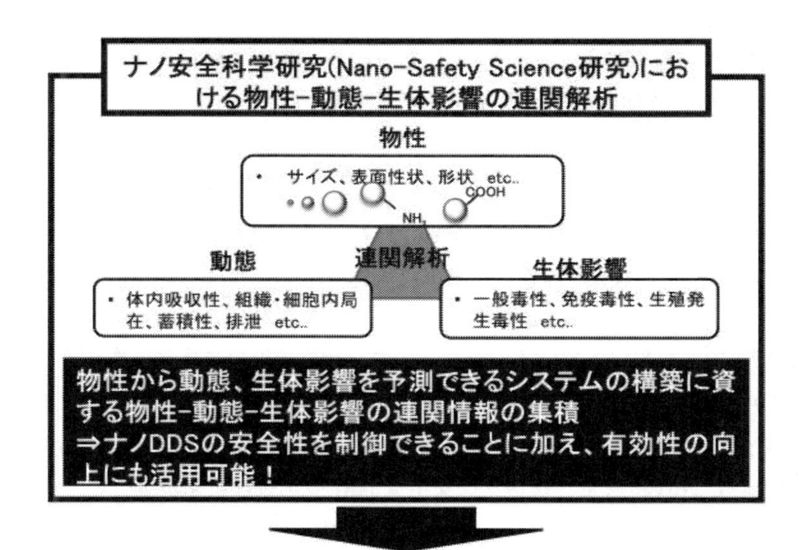

図1　ナノDDS医薬の実現に向けたナノ安全科学研究

腔に薬物を保持させ，徐放化を試みる検討もある。湯田坂らは，CNH に内包されたシスプラチンが数十時間をかけて徐放され，顕著な抗がん作用を示すことを報告している[5]。さらに，薬物キャリアとしてのみならず，ナノカーボン素材自身が有する薬理活性を利用した医薬品応用にも期待が寄せられている。例えば，ナノカーボン素材特有の長い電子共役系によって誘導される光増感物質としての性質は，がんの光線力学的治療法，フォトダイナミックセラピー（PDT）に応用することが可能である。田畑らは，フラーレンへの光照射により一重項酸素などの活性酸素が非常に高い効率で発生する性質を利用し，*in vivo* において顕著な腫瘍退縮効果が得られることを報告している[6]。一方でこれら電子共役系により，フラーレンはラジカルスポンジとも呼ばれるほど強い抗酸化作用を有し，活性酸素が原因となり発症・悪化する各種炎症性疾患への適用も進められている。さらに近年，神経幹細胞を用いた脳卒中の治療において，CNT を幹細胞の足場として用いることで組織修復が劇的に向上し，神経保護作用を発揮することで虚血性傷害を軽減させ得ることが明らかとなった[7]。このように，ナノカーボン素材の有用機能について，続々と予期せぬ新規作用が見出されつつあり，今後も新たな治療戦略の開発に期待が寄せられている。また，ナノカーボン素材は表面修飾が容易であることから，各種リガンド・抗体を用いたターゲティング能の付加による治療効果増大・副作用低減を目指した試みも精力的になされている。さらに，現在，解析技術がボトルネックとなり不足している体内動態に関する情報の蓄積が進展すれば，ナノカーボン素材の医薬品応用に，より一層の飛躍が見込まれる。

4.3 安全なナノ DDS 医薬の開発に向けて

ナノカーボン素材のナノメディシンへの応用研究は多数なされている一方で，体内・組織内・細胞内動態や副作用情報（NanoTox）は未だ乏しいのが現状である。さらに，ナノカーボン素材を含めた NM の物性と体内動態，生体影響との関連性については，全く体系的に理解されておらず，有効かつ安全なナノメディシンの開発に資する基盤情報の収集が急務となっている。例えばナノカーボン素材に関して，CNT がアスベストと同様に悪性中皮腫や肺がんを誘発する可能性が報告される一方で[8]，血中投与後，長期にわたって一切の毒性が観察されないとする報告が存在するなど[9]，一見矛盾する報告が飛び交っている。しかし，これら検討に用いられている CNT は，多層，単層と構造的な差異があるとともに，太さや長さといった形状，さらには混入している不純物までもが異なっている。また，これら物性の違いに応じて変化すると考えられる動態に関しての情報も皆無であり，一部のハザード情報のみが一人歩きすることで，むやみに危険性を煽り，ひいてはその風評被害により，有益なナノカーボン素材までをも闇に葬りかねない。本観点から我々は，NM の安全性確保及び安全な NM の創製に資する基盤情報の収集を目的としたナノ安全科学研究を推進しており，NM の物性と体内動態，生体影響の連関評価を試みてきた。ここでは，我々のナノ安全科学研究の中から，遺伝子送達キャリアなどの DDS 素材として期待されるナノシリカ（nSP）を用いた先行研究について紹介させていただきたい。我々はこれまでの検討から，粒子径 100nm 以下の nSP が，経皮・経口・経鼻等の非侵襲的な経路からの投与においても体内吸収され，脳や胎盤といった特にバリア機能の発達した部位や，細胞の核内にまで到達し得ることを明らかとしてきた[3]。本結果は，nSPがこれまで送達不可能であった部位への薬物送達をも可能とする新規キャリアになり得ることを示すものであり，我々も核酸送達キャリアやワクチンキャリアとしての適用を試み，興味深い知見を得つつある。そこで，粒子径70nmのnSP（nSP70）と，対照群として300，1000nmの従来型シリカ（nSP300，mSP1000）を用い，粒子径と体内局在，ハザードとの関係を精査した。まず，体内吸収後の安全性評価の観点から，静脈内投与後の各粒子の局在を，*in vivo*イメージングにより解析した。その結果，6時間後にはnSP300，mSP1000が胆のうにのみ集積していたのに対し，nSP70は肝臓全体に広がって分布していることが示された。さらに，透過型電子顕微鏡観察の結果，nSP70のみが肝実質細胞内にまで侵入しており，この結果と相関して，過剰量の投与では，nSP70投与群でのみ肝実質細胞の強い傷害に起因した重篤な肝障害や，血液凝固系異常などを伴う急性致死毒性が観察された。また，これら劇的なハザードが観察されない投与量においても，nSP70の妊娠母体への投与によって，nSP70のみが胎盤に移行し，さらには血液胎盤関門を突破して胎仔にまで侵入することから，胎仔発育不全の誘発に注意する必要があることを明らかとした[4]。以上の結果から，粒子径の違いにより，シリカの体内・細胞内動態，さらにはその生体影響までもが変化することが示された。次に，安全なnSPの創製に向け，nSP70の表面がアミノ基，カルボキシル基で修飾されたnSP70–N，nSP70–Cを用いて，表面性状と生体影響の関係を精査した。その結果，表面修飾体ではnSP70で認められた急性致死毒性や胎仔毒性等が一切観察されず，安全性が飛躍的に向上することが明らかとなった[2,4]。すなわち，本研究の最も重要な点は，nSPの表面修飾が，その有効性を保持しつつ，安全性を担保できる極めて有望なアプローチになり得る可能性が示されたことである。以上のnSPでの先行研究を受け，現在，ナノカーボン素材に関しても，物性と動態，生体影響の連関情報を収集している。一例をあげると，これまでに我々は，様々な物性のCNTを用い，CNTによるDNA傷害性や起炎性といったハザードが，長さ，太さといったCNTの形状（物性）により規定され，長さと太さを各々1–2μm以下，10nm以下程度に制御することで，安全性が向上する可能性を明らかとしている[1]（図2）。また，フラーレンは適切な表面修飾により，高度に安全性を確保しつつ，圧倒的な抗炎症作用を発揮させ得ることを我々は認めており，現在，その実用化を目指した研究を推進中である。今後は，ナノカーボン素材に関しても，表面修飾による表面性状の変化と，生体影響との連関解明を図ることで，より安全性に優れた素材の創製が可能になると期待される。

4.4　おわりに

本総説では，ナノカーボン素材によるナノメディシンの実現に向け，ナノDDSへの適用の現状とともに，最も急がれる安全性確保に関する検討を中心に紹介させていただいた。これまでのナノDDS医薬開発において，その安全性が懸念されていたことの根底には，従来の化審法と同様，物質名のみに基づいた安全性の議論が中核であったことも一因にある。裏を返せばこれは，

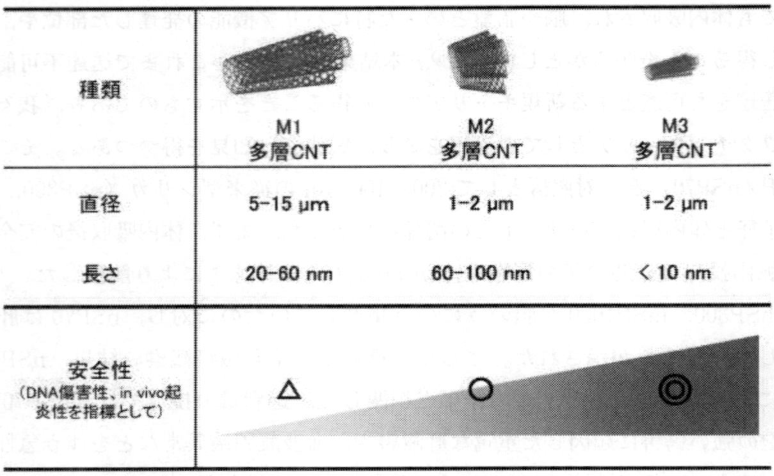

種類	M1 多層CNT	M2 多層CNT	M3 多層CNT
直径	5-15 μm	1-2 μm	1-2 μm
長さ	20-60 nm	60-100 nm	< 10 nm
安全性 (DNA傷害性、in vivo起炎性を指標として)	△	○	◎

Ref. Yamashita, K. *et al., Inflammation,* 33 (4): 276-80 (2010)

図2　カーボンナノチューブの物性と安全性の連関情報

NMの物性と，動態やハザードとの連関情報などの，NMの安全性確保に資する具体的情報が圧倒的に不足していたことを意味している。今回，表面性状や形状など物性の適切な制御により，安全性を高めうることを紹介したが，未だ基礎情報は不足しており，引き続きナノ安全科学研究を推進していくこと，そして何よりDDS研究との高度な有機的融合が必要不可欠である。また，物性制御により，NMの安全性が高度に担保されるメカニズムの解明が今後の課題であると考えられ，メカニズムに関する議論を深めることで，他のNMにも適用可能なより普遍性を持った安全性情報を蓄積することが可能になると期待される。末筆ではあるが，最も重要なことは，最適条件でのNM創出により，安全なNMを創出できること，安全なNMは圧倒的な知財であり，ヒトの健康確保と，責任ある先進国・技術立国として，健康立国として我が国の発展に大いに貢献し得ることである。言い換えれば，『新たに産み出されるDDS医薬（ナノメディシンを含む）が有効なのは当たり前で，さらに高度な安全性を保障していく』ことの重要度は，ますます加速していこう。今後，ナノメディシンやナノDDSの開発と実用化に向け，ナノ開発研究とナノ安全科学研究が強固に連携し，両輪となって共に歩むことで，ナノDDS開発が飛躍的に進歩することを祈念してやまない。

文　献

1）Yamashita, K. *et al., Inflammation,* 33 (4), 276-80 (2010)

2) Nabeshi H. *et al., Nanoscale Research Letters*, **6** (1), 93 (2011)
3) Nabeshi, H. *et al., Biomaterials*, **32** (11), 2713–24 (2011)
4) Yamashita, K. *et al., Nat. Nanotechnol.*, **6** (5), 321–8 (2011)
5) Ajima, K. *et al., Mol. Pharm.*, **2**, 475–80 (2005)
6) Tabata, Y. *et al., Fullerrene Sci. Technol.*, **5**, 989–1007 (1987)
7) Lee, HJ. *et al., Nat. Nanotech.*, **6**, 121–5 (2011)
8) Poland, CA. *et al., Nat. Nanotech.*, **3**, 423–28 (2008)
9) Schipper, ML. *et al., Nat. Nanotech.*, **3**, 216–21 (2008)

5　iPS細胞による心筋再生治療

澤　芳樹*

我々は，温度感応性培養皿を用い，骨格筋筋芽細胞シート移植による心筋再生治療の臨床研究を開始した。一方，2007年11月，日本の山中らのグループがヒトiPS細胞の樹立に成功し，再生医療実現化に対する期待は大いに高まっている。iPS細胞を用いた心血管再生治療の実現には，超えなくてはならないハードルがたくさん存在するが，iPS細胞の樹立をきっかけとして，世界中で幹細胞研究が活性化されることで，近い将来，iPS細胞を用いた心血管再生医療が現実的なものとなることを確信している。

5.1　はじめに

近年，重症心不全患者に対する心機能回復戦略として，細胞移植法が有用であることが報告されており，すでに自己骨格筋筋芽細胞による臨床応用が欧米で開始されている。我々も，温度感応性培養皿を用いた細胞シート工学の技術により，細胞間接合を保持した細胞シート作製技術を開発し，従来法であるneedle injection法と比較して，組織，心機能改善効果が高いことを証明し，骨格筋筋芽細胞シート移植による心筋再生治療の臨床研究も大阪大学医学部附属病院未来医療センターにて開始した。

一方，2007年11月，日本の山中らとアメリカのThomsonらのグループがヒトiPS細胞の樹立に成功したニュースは世界中を駆け巡り，再生医療実現化に対する期待は大いに高まっている。実際に，ヒトiPS細胞の樹立が報道され，山中らが報告した雑誌「Cell」のオンラインサイトで閲覧できる，iPS細胞から作製された心筋細胞が拍動している動画を見たときの衝撃は記憶に新しく，再生医療の新たなブレイクスルーを目の当たりにした瞬間でもあった。

本稿では，今，注目を集めているiPS細胞について概説するとともに，iPS細胞を用いた心筋再生治療の現状と課題について，私見を交えて概説する。

5.2　iPS細胞の開発（図1）

ES細胞の潜在的問題点を解決する目的で，山中らのグループは，ES細胞の分化万能性維持に重要な働きを持つ24因子に注目し，その中からOct3/4，Sox2，Klf4，c-Mycの4因子を細胞に導入することで，ES細胞様の人工多能性幹細胞（induced pluripotent stem cells：iPS細胞）を樹立することに成功した。

iPS細胞の樹立によって，倫理的問題を排除した万能細胞を獲得する手段を得たことの意義は非常に大きく，再生医療の実現に向けた大きな進歩である。さらに，iPS細胞は，再生医療への応用のみならず，患者自身の細胞からiPS細胞を作製し，そのiPS細胞を特定の細胞へ分化誘

*　Yoshiki Sawa　大阪大学大学院　医学系研究科　外科学講座　心臓血管外科学　教授

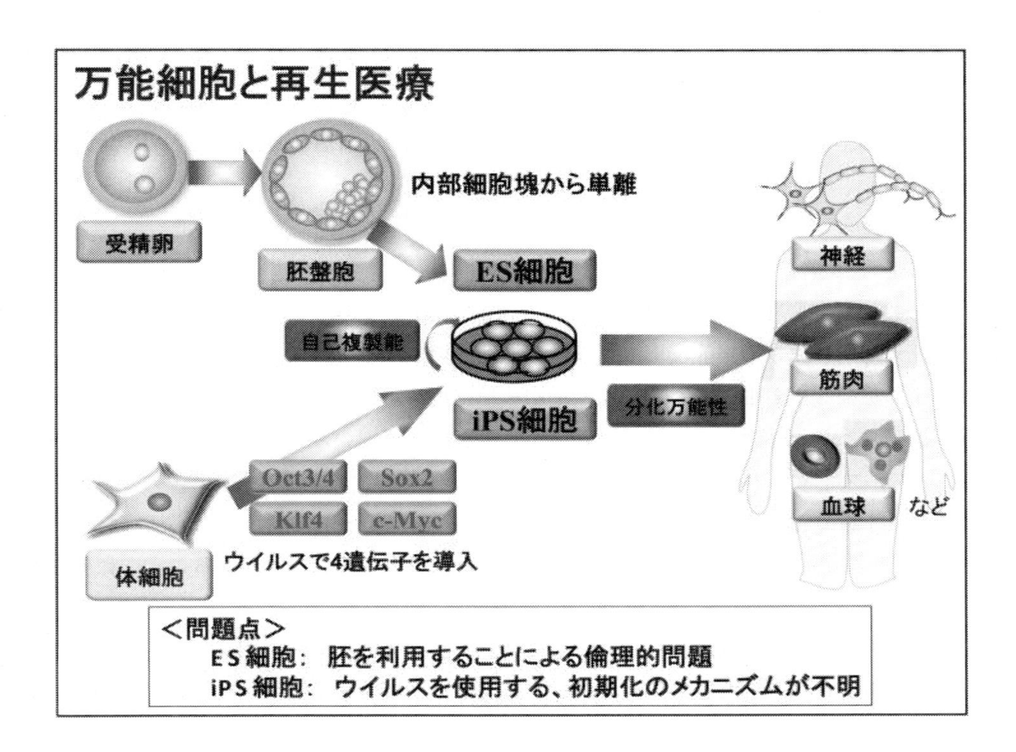

図1

導することで，従来は採取や培養が困難であった組織の細胞を得ることが可能となる。そして，治療法が確立していない疾患に対して，その病因や発症のメカニズムを解明するために，患者自身の細胞を用いて研究を行うことができるため，全く新しい手法で医学研究を進めることができる可能性を持っている。

元来，ES細胞の作製と利用にあたっては，2つの問題点が存在していた。1つは上述のように作製にあたって初期胚を破壊することによる倫理的な問題である。さらにもう一つは，HLAの不一致による移植後の免疫拒絶の問題である。iPS細胞は生殖系細胞を用いず線維芽細胞，上皮細胞などの体細胞を初期化するので，自己細胞からiPS細胞を作製すれば倫理的，免疫的問題を解決することができる。しかし，体細胞が初期化されiPS細胞になるメカニズムの詳細は不明な点も多く，また，現時点ではiPS細胞を作製するにあたってレトロウイルスを用いている点など，解決すべき問題も残っている。

免疫拒絶の問題に対して，中辻らは170個のヒトES細胞株を作製すれば，日本人の80%はHLAタイプがミスマッチ1個以内で済むと報告しており，iPS細胞に関しても「バンキング」という概念が成り立つ。

しかし，iPS細胞もES細胞と同様，目的の細胞へ分化・誘導する技術の確立は必須であり，iPS細胞とES細胞の研究は表裏一体である。また，ES細胞よりも実用化が近い，骨髄や脂肪等に含まれる体性幹細胞は，iPS細胞やES細胞ほど増殖・分化能力は高くないので，移植後の安全性も高いと考えられる。幹細胞を用いた再生医療については，iPS細胞研究に偏らず，ES細胞や体性幹細胞に関する研究も継続して進めていくことが，iPS細胞の臨床応用の近道となるであろう。

5.3 細胞シート工学

従来の一般的な細胞移植方法はdirect needle injection法であるが，それには移植作業中の細胞損失，注入局所における炎症反応の惹起，移植範囲の限局などの問題点があり，心筋細胞を心臓へ効率よく移植し生着させるためには，細胞移植技術も重要となる。

清水，岡野らは，上述の温度感受性培養皿から温度降下処理のみで回収した細胞シートを積層化することで，スキャホールドを用いないで3次元組織を構築することを可能にした。ヌードラットの皮下に，3層の心筋細胞シートを積層し10回移植を行うと，積層化した心筋細胞シートは*in vitro*で一年以上拍動を維持し，心筋梗塞部に移植すると心機能を改善することも報告されている。

さらに，心筋細胞と血管内皮細胞を混合して細胞シート化すると，細胞シート内で血管内皮細胞が管腔様構造をとり，それを生体内に移植するとホストの血管と速やかに接合することも明らかとなっている。

以上のように，細胞シートによる移植は，直接心筋内に細胞を注入する移植方法の問題を解決し，細胞を組織化して移植することが可能な技術として非常に有効である。

5.4 iPS細胞シートによる心筋再生への期待（図2）

しかしシート化する細胞源として筋芽細胞では，Responderは限られてくる。この治療効果のメカニズムは，あくまでも筋芽細胞から分泌される成長因子等の影響が大きく，自己の組織修復能を賦活化し，心機能が改善したと推測される。失われた心筋組織を修復・再生するためには，やはり心筋細胞を補充することが必要で，これこそ“真”の心筋再生治療と呼べるのではないかと考える。

その点からも，より効果の高い細胞源の開発が必要で，特に，細胞シート技術により心筋細胞移植の場合Gap-junctionを温存した状態で移植が可能であることより，このGap-junctionを発現する細胞の開発が必要とされてきただけに，iPS細胞への期待は大きく，山中との共同研究においてiPS細胞からの高効率の心筋細胞の分化誘導とTeratomaの発生抑制および，そのシート化と心不全モデルへの移植による成果が期待される。

ヒトiPS細胞は，皮膚などのありふれた体細胞から作製されるため，ヒトES細胞作製と違い受精卵を壊す必要もなければ，卵子の必要もない。しかも，患者自身の体細胞からiPS細胞を作製して移植治療に利用すれば拒絶反応の心配もなくなり，ヒトES細胞で問題となっていた大きな二つの問題が解消される。また，ヒトiPS細胞は細胞の形態や遺伝子発現などヒトES細胞

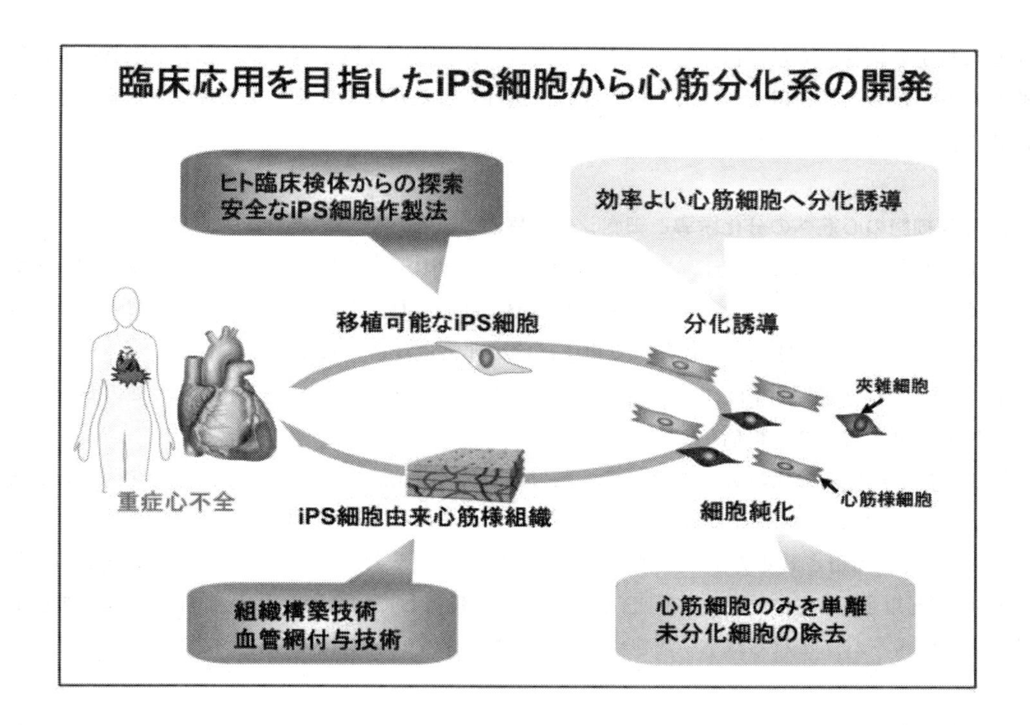

図 2

と酷似しているため，これまで蓄積されてきた ES 細胞での研究成果が iPS 細胞にそのまま適用できる可能性がある。その他にも，iPS 細胞から様々な種類の細胞を作製し，新薬の効果や副作用，毒性などの試験に利用できる可能性や，個々人に合わせて最適な治療をほどこすテーラーメイド医療にも貢献できる可能性がある。

しかし，ヒト iPS 細胞にもいくつかの問題が残されており，その一つが安全性である。ヒト iPS 細胞を作製する際，現在のところレトロウイルスベクターかレンチウイルスベクターを使用する方法しかなく，両ベクターとも遺伝子を細胞の DNA に挿入してしまう。この挿入位置が制御できないため，もとの細胞の正常な遺伝子を失い，最悪の場合がん細胞になってしまう恐れがある。また，iPS 細胞や ES 細胞の特徴としてテラトーマ形成能があるが，移植医療を考える場合，このテラトーマ形成能を完全に排除することは現在の技術では非常に難しい。目的の細胞群へ分化させた後でも，ほんの数%の未分化細胞が存在していればテラトーマを形成する可能性が存在する。その他の問題点として，iPS 細胞は原理的には精子や卵子を作製することが可能であるので，この点に関しては倫理的な問題が残る。また，患者の体細胞から iPS 細胞を作製し，目的の細胞へ分化させた後移植することを考えると，非常に高額な費用と最低でも数か月という期間が必要になってくる。そのため，治療に緊急を要するケースには対応ができない。この問題に関しては，「骨髄バンク」のように様々なヒトに由来する iPS 細胞や，そこから分化させて作製した特定の細胞を大量に保存した「iPS 細胞バンク」という構想がある。患者の細胞に似た細胞をバンクから選び利用できれば，拒絶反応を避けられるだけでなく，緊急時にも対応でき，医療費も抑制できるかもしれない。

5.5 iPS 細胞の心筋への分化誘導と細胞シート移植の試み

ヒト iPS 細胞の作製が可能になり，自己細胞由来の iPS 細胞を利用した移植治療が期待されている。特に慢性心不全においては，根治的治療法は心臓移植しかなく，その移植にも様々な問題があり，iPS 細胞の分化・移植による再生医療は非常に注目されている。

我々は，マウス線維芽細胞由来の iPS 細胞を用いて心筋細胞シートを作製し，そのシートを心筋梗塞モデルマウスへ移植してその効果を評価した。

iPS 細胞から心筋分化の実験において，BIO 以外にも Noggin や BMP2or4，分化因子の添加する日を 1～3 日目にするなど幾つか実験を試みたが，この iPS 細胞（256H18） 株では，BIO を 2～4 日目に作用させる方法が，拍動する EB を最も形成することが確認された。内藤らや湯浅らは 95%以上の割合で拍動する EB が得られたと報告しているが，我々は 88%の確立で拍動する EB が得られ，これらは ES 細胞や iPS 細胞など各クローンにより差がでるものと考えられる。

無糖培地による心筋細胞の精製の実験において，realtime PCR による未分化マーカーの発現量の減少及び心筋マーカーの発現量の上昇，免疫染色により α-actinin 陽性率が 99%以上，Nkx2.5 陽性細胞が 95%以上と，心筋細胞を高度に精製することができた。心筋細胞にはグルコースを利用しなくてもエネルギーを産生できる代謝経路が存在するため，グルコース非存在下にすることで心筋以外の細胞を死滅させ，心筋細胞を生存させることができたと考えられる。また，12，13 日目に無糖培地に変えているが，この理由として，まず 5 日目にゼラチン状へ EB を播種後，6～14 日目まで 1 日だけ無糖培地に変更し，RNA を採取して RT-PCR 及び realtime PCR を行ったところ，10 日目以降に無糖培地へ変更した細胞群のほうが，有意に未分化因子の減少と心筋分化マーカーの増加が確認された。その後，10 日目以降に無糖培地を 2 日もしくは 3 日間無糖培地へ交換したところ，12，13 日目に無糖培地へ変更した群が最も未分化因子の減少と心筋分化マーカーの増加が確認されたので，本研究ではこの条件を採用した。おそらく，10 日目以前に無糖培地へ変えた細胞群は，変える段階において無糖培地に耐えうる心筋細胞数が少なく，心筋細胞へ分化する前に細胞死をおこしてしまうため，心筋マーカーの発現の増加が 10 日目以降の群より少なかったと考えられる。よって，日数が増すほど分化した細胞群が増えてくるので，10 日目以降に無糖培地に変えたものの方が，心筋細胞以外の細胞を細胞死させることができたと思われる。

5 日目に温度感受性培養皿に EB を播種し，12，13 日目に無糖培地へ変えた後，15 日目に移植した実験において，半分の確率でテラトーマの形成が見られた。これより，2 日間無糖培地へ変えても未分化細胞がまだ混在していることがわかる。テラトーマの大きさは，大部分の未分化

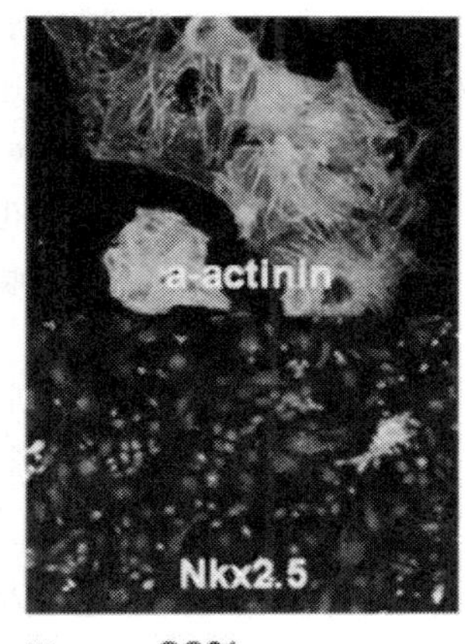

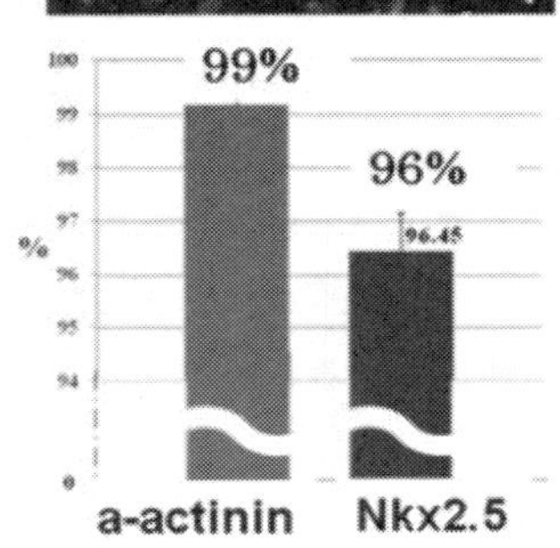

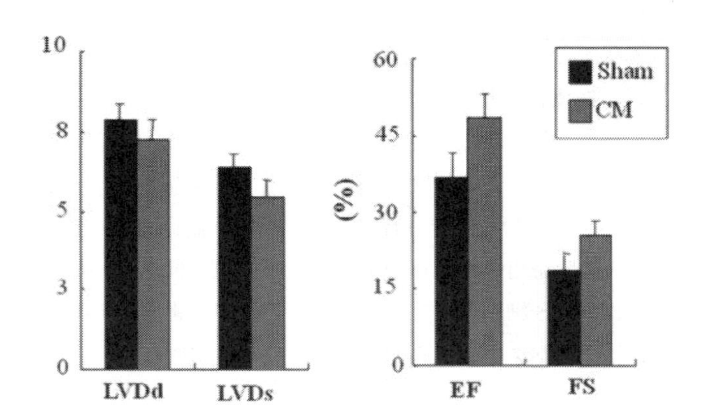

図3

iPS由来心筋細胞シート移植（Control）

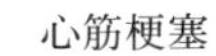

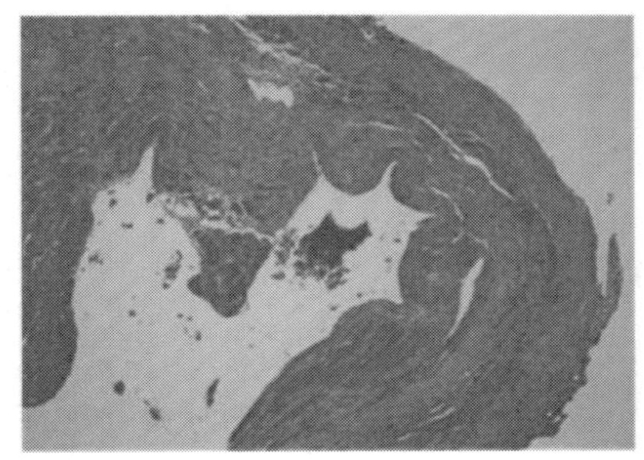

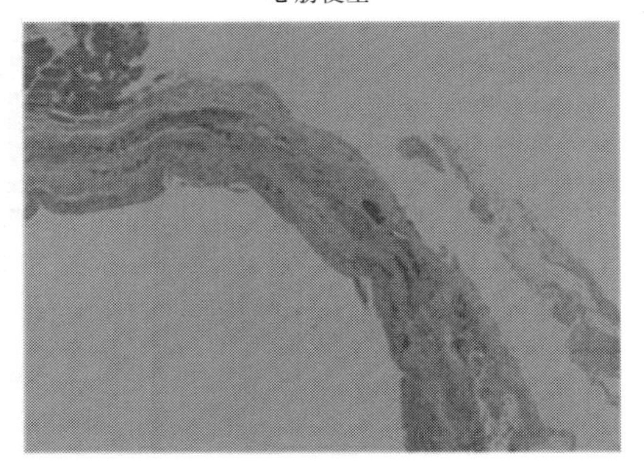

図4

細胞を除去したことよりiPS細胞をそのままシートで移植した群よりも有意に小さいが，心筋細胞の割合が99%以上でも，シート状で移植する以上移植細胞数の多さ及び移植効率良さが逆にテラトーマの原因となっていると考えられる。しかし，テラトーマを形成しなかった群において心機能を測定すると，LVDd及びFS値において改善傾向が見られた。よって，更なる未分化除去法は検討しなければならないが，iPS細胞由来心筋細胞は心機能改善に寄与することが示唆された。（図3，4）

5.6 おわりに

本稿では，心血管分野における万能細胞を用いた再生治療・組織工学の現状を紹介してきた。

再生医療は，組織工学，発生生物学，幹細胞研究，遺伝子治療，DDS，バイオマテリアルなどの最先端技術の知見を取り込むことで，組織・器官の再生を統合的に目指す治療体系へと発展した。そして，これまでの医療と異なり，医学と理学，工学さらに産官学が密接に連携した分野横断的で学際的な研究分野であり，幅広い最先端の知見を癒合していくことが不可欠である。

iPS細胞を用いた心血管再生治療の実現には，超えなくてはならないハードルがたくさん存在するが，iPS細胞の樹立をきっかけとして，世界中で幹細胞研究が活性化されることで，近い将来，iPS細胞を用いた心血管再生医療が現実的なものとなることを確信している。

6 細胞シート工学による食道癌内視鏡治療

大木岳志*

6.1 はじめに

筆者らは，食道癌内視鏡治療後の潰瘍に起因する狭窄（せまくなること）に対し，細胞シートをドラッグデリバリーシステムとして用いた再生医療的治療を開発し[1, 2]，その臨床応用を開始している。本稿ではこの再生医療的治療について概説する。

6.2 消化器内視鏡治療後の狭窄の問題

内視鏡的粘膜切除術（EMR：endoscopic mucosal resection）は低侵襲性でかつ根治的な早期消化器癌の標準治療として普及している[3]。この方法は腫瘍の下の粘膜下層に液体を注入し粘膜をポリープ状にして，スネア（針金でできた輪のようなもの）で絞扼した後，高周波を流し粘膜を切除する方法である。EMR はスネアを用いているため一回で切除する大きさに制限がある。そこで従来の EMR 法に加え，内視鏡の先端に特殊な電気メスで直接粘膜を切開し，粘膜下層剥離を行う内視鏡的粘膜下層剥離術（ESD：endoscopic submucosal dissection）が開発された[4,5]。ESD は，従来の EMR 法では一括切除できなかったような広範な病変でも分割することなく，一括で切除することが可能となった（図 1）。そのため一括切除による正確な病理診断が得られ適切な治療方針を決定できる。また分割切除を回避できるため遺残・再発率の低下にも寄与することとなった[6]。

ところが，ESD 後に生じる大きな潰瘍は，疼痛，出血，発熱などの様々な合併症を引き起こす。特に食道の場合は管腔が狭いため ESD 後に生じる潰瘍瘢痕による狭窄が大きな問題となる。狭窄により食事摂取が困難となり，患者は内視鏡的拡張術を頻回に受けなくてはならず，QOL を損ねてしまう。食道癌治療ガイドラインでも周在性 2/3 を越えるような病変では狭窄を来す可能性が高く，内視鏡的治療の絶対適応に深達度に加え，大きさの制限因子を加えている[7]。

そこで筆者らは，患者の口腔粘膜組織から作製した培養口腔粘膜上皮細胞シートを食道 ESD 後の潰瘍面に移植をすることで狭窄を抑制する新規再生医療的治療法を開発し，研究を進めている[1,2]。

6.3 温度応答性培養皿による細胞シートの作製

東京女子医科大学先端生命医科学研究所の岡野らは，培養皿表面に *poly* (N-isopropylacrylamide)（PIPAAm）という温度応答性高分子を培養皿表面に共有結合的に固定させることに成功した[8]。

この温度応答性培養皿表面は，36℃で疎水性変化を呈し，32℃以下では親水性へと変化する性

＊ Takeshi Ohki 東京女子医科大学 消化器外科 准講師；東京女子医科大学 先端生命医科学研究所

質を持っている。温度応答性高分子を表面に固定した培養皿を用いると，通常の培養条件である36℃の条件では播種した細胞が培養皿表面に接着・増殖することが可能であるが，細胞を培養しコンフルエントになった状態で培養皿を20℃まで低温処理すると，培養皿表面が疎水性から親水性に変化して培養皿表面が水和することにより細胞が培養皿表面から脱着する。通常，細胞回収にはトリプシンなどのタンパク分解酵素を用いるため細胞はばらばらの状態で回収することになり，細胞集団として回収することはできない。ところが温度応答性培養皿を用いることで細胞間の接着因子を損傷することなく，培養して増殖した細胞集団を非侵襲的に細胞シートとして回収することができる（図2）。

細胞シート底面には，培養中に沈着したファブロネクチンやラミニンなどの接着タンパク質を含む細胞外マトリックス（ECM）が存在し[9]，細胞シートをそのまま移植に使用したり[10]，細胞シートを重ね合わせることで組織を構築したりすることが可能となる。

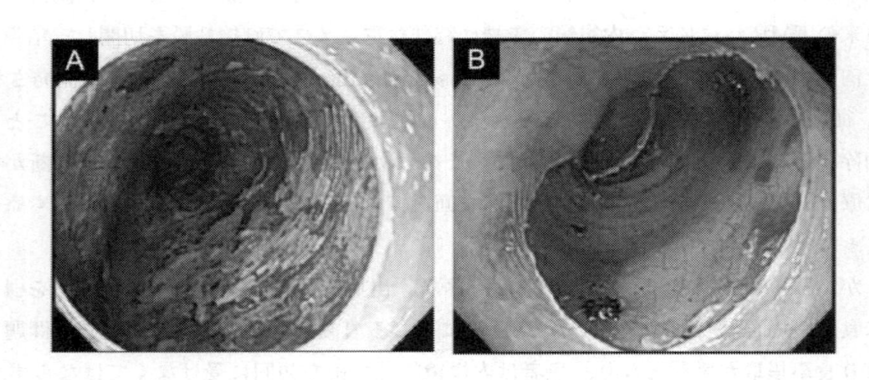

図1　食道内視鏡的治療

A　ヨード染色で不染域を認める。この範囲が食道癌である。

B　ESD後に大きな食道潰瘍ができてしまう。通常，潰瘍に対する治療はプロトンポンプインヒビターを投与する程度の治療のみしかない。

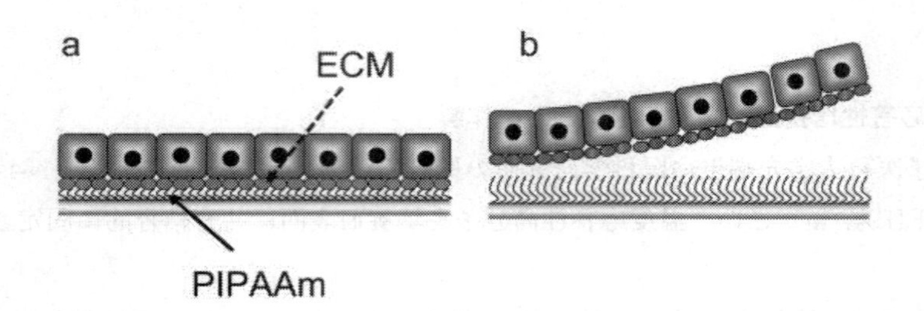

図2　温度応答性培養皿

a　培養中（36℃）に，培養皿底面に接着タンパク質を含む細胞外マトリックス（ECM）が沈着する。

b　温度を下げる（20℃）だけで，接着タンパク質を含む細胞外マトリックス（ECM）を破壊することなく，非侵襲的に細胞シートとして回収することができる。

6.4　培養口腔粘膜上皮細胞シート移植の実際

培養口腔粘膜上皮細胞シート移植は，まず外来から始まる。他院または当院で発見され，ESDにより根治可能と思われる病変で術後狭窄が予想される患者が対象となる。患者に十分説明をして同意を得た上で，細胞シート培養の準備を行う。まず患者より約100ml採血を行い，患者自身の血清を用いて培養する。次に培養細胞シートを移植する16日前に患者自身の口腔粘膜から少量の組織片を採取（図3-1）し，単離した口腔粘膜上皮細胞を温度応答性インサートディッシュで培養する（図3-3）。通常，上皮系培養で使用されるフィーダー細胞に用いるNIH/3T3細胞やウシ胎児血清は使用しない[11,12]。

移植当日，培養を行っている細胞培養センター（Cell Processing Center：CPC）から，実際に内視鏡治療を行う内視鏡室に設置した36℃のインキュベーターに，細胞シートの入った培養皿を搬入する。内視鏡治療中，細胞シート回収スタッフに細胞を回収するタイミングを指示し，培養皿を20℃のインキュベーターへ移動させる。低温処理して約30分後，細胞シートを回収する（図3-4）。内視鏡切除後すぐに培養皿から回収した口腔粘膜上皮細胞シートを食道潰瘍面に内視鏡的に移植を行う（図3-5）。移植に先立ちオーバーチューブ（EMRで使用するEEMR-tube）を挿入し，食道のワーキングスペースを確保する。

経内視鏡的移植方法は，まず支持膜の上に細胞シートを載せ生検鉗子で支持膜のみを把持，EEMRチューブ内を通過して潰瘍面まで移送する。EEMRチューブ挿入部のバルーンを拡張し，送気して食道内腔を確保する。鉗子を回転させ細胞シート底面を潰瘍面に付着させるように移植する（図4）。移植には，縫合や特殊な接着剤を使用しない[13]。

本治療法は，食道上皮の再生医療に口腔粘膜上皮細胞を細胞ソースとして用いている。口腔粘

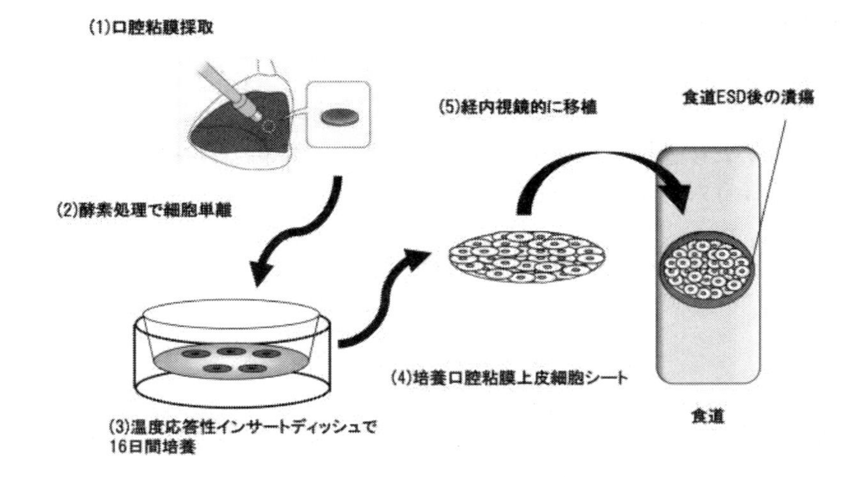

図3　培養口腔粘膜上皮細胞シート移植による再生医療的治療
口腔粘膜組織を採取し，温度応答性インサートディッシュを用いて口腔粘膜上皮細胞シートを作製する。16日間培養後，食道ESD直後に培養口腔粘膜上皮細胞シートを経内視鏡的に移植する。

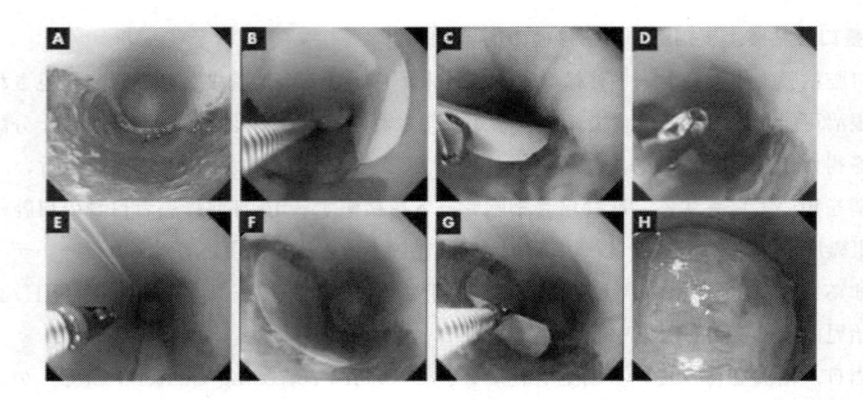

図 4　経内視鏡的培養口腔粘膜上皮細胞シート移植術（文献 1）より転載）
オーバーチューブを挿入し，細胞シートを運搬するワーキングスペースを確保。PVDF 膜を支持膜として内視鏡的に移送し，内視鏡鉗子で移植する。

膜上皮組織は食道と同じ重層扁平上皮であり，食道組織では穿孔のリスクがあるものの，口腔粘膜組織採取は穿孔のリスクはなく安全であり，また表面から見えない部分なので審美性にも優れている。また細胞シートとして移植することで，一般的に移植率が低いとされる細胞懸濁液移植と比べて，培養により増殖した細胞シート内に存在する幹細胞（stem cell）や前駆細胞（progenitor cell）の移植率を向上させる点で有利である。細胞シートの中には，単離細胞による細胞移植と比較しても，幹細胞また前駆細胞が多く含まれていると考えられ，生着した口腔粘膜上皮細胞から炎症を抑制するようなサイトカインが持続的に産生され，有意に炎症が抑えられることで，潰瘍の創傷治癒を促進し，結果的に食道狭窄が抑制されると考えている。

6.5　おわりに

細胞シートを用いた移植術は単離した細胞移植と比較し，効果的に移植が可能であるため細胞を用いたドラッグデリバリーシステムとして有用であると思われる。

文　　献

1） Ohki T, Yamato M, Murakami D, Takagi R, Yang J, Namiki H, et al. Treatment of oesophageal ulcerations using endoscopic transplantation of tissue-engineered autologous oral mucosal epithelial cell sheets in a canine model. Gut.;**55** (12): 1704–10 (2006) Dec

2) New techniqe improves ulcer healing after esophageal ESD. Nat Clin Prac Gastro & Hepatolog.;**4**:122 (2007)
3) Soetikno R, Kaltenbach T, Yeh R, Gotoda T. Endoscopic mucosal resection for early cancers of the upper gastrointestinal tract. J Clin Oncol.;**23** (20): 4490–8 (2005) Jul 10
4) Gotoda T, Kondo H, Ono H, Saito Y, Yamaguchi H, Saito D, et al. A new endoscopic mucosal resection procedure using an insulation-tipped electrosurgical knife for rectal flat lesions: report of two cases. Gastrointest Endosc.; **50** (4): 560–3 (1999) Oct
5) Ono H, Kondo H, Gotoda T, Shirao K, Yamaguchi H, Saito D, et al. Endoscopic mucosal resection for treatment of early gastric cancer. Gut.;**48** (2): 225–9 (2001) Feb
6) Ishihara R, Iishi H, Takeuchi Y, Kato M, Yamamoto S, Masuda E, et al. Local recurrence of large squamous-cell carcinoma of the esophagus after endoscopic resection. Gastrointest Endosc.;**67** (6): 799–804 (2008) May
7) 日本食道学会. 食道癌診断・治療ガイドライン 2007年4月版. 金原出版; 2007. p. 10–3
8) Okano T, Yamada N, Sakai H, Sakurai Y. A novel recovery system for cultured cells using plasma-treated polystyrene dishes grafted with poly (N-isopropylacrylamide). J Biomed Mater Res.;**27** (10): 1243–51 (1993) Oct
9) Kushida A, Yamato M, Konno C, Kikuchi A, Sakurai Y, Okano T. Decrease in culture temperature releases monolayer endothelial cell sheets together with deposited fibronectin matrix from temperature-responsive culture surfaces. J Biomed Mater Res.;**45** (4): 355–62 (1999) Jun 15
10) Nishida K, Yamato M, Hayashida Y, Watanabe K, Yamamoto K, Adachi E, et al. Corneal reconstruction with tissue-engineered cell sheets composed of autologous oral mucosal epithelium. N Engl J Med.;**351** (12): 1187–96 (2004) Sep 16
11) Murakami D, Yamato M, Nishida K, Ohki T, Takagi R, Yang J, et al. Fabrication of transplantable human oral mucosal epithelial cell sheets using temperature-responsive culture inserts without feeder layer cells. J Artif Organs.;**9** (3): 185–91 (2006)
12) Takagi R, Yamato M, Murakami D, Kondo M, Yang J, Ohki T, et al. Preparation of keratinocyte culture medium for the clinical applications of regenerative medicine. J Tissue Eng Regen Med.; **5** (4): e63–73 (2010) Apr
13) Takagi R, Murakami D, Kondo M, Ohki T, Sasaki R, Mizutani M, et al. Fabrication of human oral mucosal epithelial cell sheets for treatment of esophageal ulceration by endoscopic submucosal dissection. Gastrointest Endosc.;**72** (6): 1253–9 (2010) Dec

7　新規DDS素材の開発―CNT，量子ドット研究

橋田泰彦[*1]，樋口ゆり子[*2]，橋田　充[*3]

7.1　はじめに

ドラッグデリバリーシステム（DDS）は，治療効果の増大ならびに副作用の軽減を目指し，薬物の体内動態の精密制御により治療を行う薬物治療システムである。DDSの確立に重要な要素は，投与された薬物の体内動態の評価，および薬物の体内動態制御を可能とするキャリアの開発である。近年開発されたカーボンナノチューブ（CNT）や量子ドットは，これまでの物質・素材にはない特有の性質を有する新規素材であり，その特有の性質を利用した研究は工学にとどまらず，薬学，医学の分野へと広がってきた。本稿では，CNTおよび量子ドットの物質の特性とこれらの新規素材を利用したDDS開発について概説する。

7.2　カーボンナノチューブの構造とDDSキャリアとしての特長

CNTはグラフェンを円筒状に丸めた構造をしたナノ炭素素材である。高い機械的強度や化学的安定性，ユニークな電子物性，光学特性，高い熱伝導性などの優れた性質を兼ね備えており[1)]，主にエレクトロニクス分野やメカトロニクス分野，材料工学分野，エネルギー関連分野において実用化に向けた研究が進められている。しかし近年，医学薬学領域においてもその応用を目指した様々な取り組みがなされており，研究レベルではCNTをキャリアとして薬物[2)]や遺伝子[3)]，ペプチド[4)]やタンパク質[5)]のデリバリーに成功した例が多数報告されている。

DDS研究に用いられるCNTはその太さも長さも様々であるが，大別すると一枚のグラフェンシートを丸めた構造をした単層カーボンナノチューブ（single-walled carbon nanotube，SWNT）と，SWNTが入れ子のように重なった構造を有する多層カーボンナノチューブ（multi-walled carbon nanotube，MWNT）に分類される。SWNTはその直径が1nm程度であり，MWNTは5nm程度から太いものでは数百nmにも及ぶ。チューブの長さは100nm程度から数十μmにも及び，その径に比べて長さ方向が極端に長いことが特徴である。DDSに適したCNTの特性の一つとして，その表面修飾の種類や細胞の種類に拘わらず細胞内へ取り込まれやすいこと[6)]が挙げられるが，これはこの独特の形状に由来すると考えられている。細胞内へのCNTの取り込みメカニズムについては，エンドサイトーシスで取り込まれるという報告[5)]がある一方で，エンドサイトーシス阻害条件下でも取り込みが起こるという報告もなされており[6)]，その詳細は未だ解明されていない。

薬物の担持に関しては，CNT表面で行われ環境に露出している例[2～5)]が多い。CNTは筒状構

＊1　Yasuhiko Hashida　京都大学　物質―細胞統合システム拠点　特定研究員
＊2　Yuriko Higuchi　京都大学大学院　薬学研究科　革新的ナノバイオ創薬研究拠点　特定助教
＊3　Mitsuru Hashida　京都大学大学院　薬学研究科　教授

造であるためにその内部空間を利用することが可能であり，実際に有機分子をSWNT内部に封入した例も報告されている[7]。しかしその内径を考慮するとほとんどの薬剤分子を封入するには小さすぎるため現実的ではない。一方で，CNTよりも太い内径を有するカーボンナノホーン（SWNH）では，その内部空間に薬物を効率的に蓄積できることが報告されており[8]，SWNHと同様に内径の大きなMWNTでは内部に薬物を内封するキャリアが今後開発される可能性も考えられる。

7.3　カーボンナノチューブの水溶液中への分散

CNTを利用したDDSキャリアを設計する上で重要なポイントとなるのが，CNTの水溶液中への分散である。CNTは単に疎水性であるだけではなく，分子間に強力なπ―π相互作用が働くためにバンドルと呼ばれる束状の凝集構造を形成しやすい。このため，CNTは単独では水溶液中にも有機溶媒中にも分散させることが出来ず，このことが長くCNTの医学・薬学領域への応用研究を妨げる要因となっていた。現在，CNTの水溶液中への分散は，化学修飾により親水性官能基を共有結合的に導入する方法か，界面活性剤等の分散剤を用いて非共有的にCNTとの複合体を形成させる方法のいずれかの戦略により実現されている（図1）。DDS研究においては化学修飾法により分散を行っている報告例が多いが，化学修飾法は基本的にCNT表面のグラフェン構造を破壊して反応性官能基を導入するものであり，過度の修飾はCNT特有の優れた特性を失わせることに繋がる。このため，表面構造に影響を及ぼさない分散剤を用いた手法が理想的であるが，CNTと分散剤との複合体が不安定で，化学修飾法と比べると凝集しやすいという問題がある。これまでに報告されているDDS研究ではPEG化リン脂質[9]を分散剤として用いている例が最も多いが，筆者らの研究グループではCNTをペプチドやDNAを用いて分散させ，これを用いた光温熱療法や遺伝子デリバリーの研究に取り組んでいる。

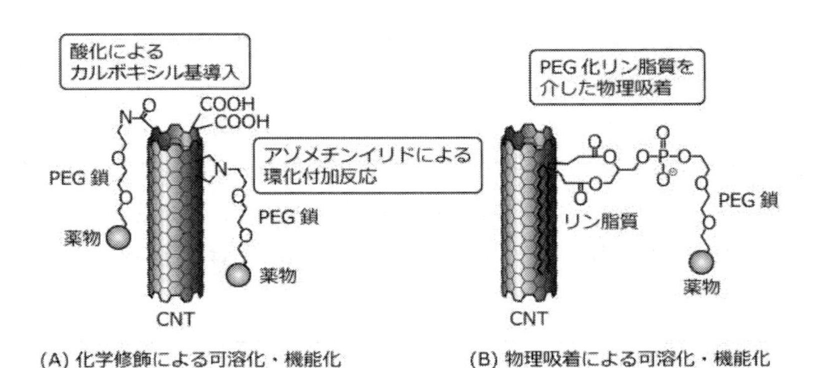

図1　カーボンナノチューブを用いたDDSキャリアの基本構造

7.4 カーボンナノチューブ DDS キャリアの課題と今後の展望

DDS キャリアとしての CNT の高いポテンシャルを示す報告がこれほど多く成されているにも拘わらず，その実用化は未だに目処が立っているとは言い難い。これにはいくつかの理由が挙げられる。まず挙げられるのは CNT の材料としての不均一性である。現在入手可能な CNT は太さや長さの異なる CNT の混合物であり，その分布がロット毎に異なっているうえ，合成過程で必要とされる金属触媒が混入しているなど，医療応用に向けた材料としては純度に問題がある。精製技術も徐々に確立されつつあるが，未だ大規模に物性の揃った CNT を調製し，実験を行った例は報告されていない。

二つ目の要因として，CNT の毒性に関して評価が確立されていないことが挙げられる。CNT の危険性については 2008 年にその可能性が示唆[10, 11] されて以来，多くの研究グループによって検討が重ねられているが，毒性があるという報告が成される一方で全く毒性を示さないという報告も成されており，その意見は統一されていない。CNT の太さや長さ，分散状態（凝集物），金属触媒などの不純物などがその毒性に影響を及ぼすことが示唆されているが，前述のように CNT 自体の物性を揃えることが困難であるため，分子としての CNT にどのような毒性があるのかはっきりしない点も多い。

このように，カーボンナノチューブを利用した DDS キャリアは，物質としての均一性や安全性の面で不安を抱えてはいるものの，技術的には概ね従来の DDS キャリアの置き換えが出来るレベルに達しつつある。今後は，CNT の電気化学的特性や光学的特性など従来のメディカル素材にはなかった特性を活かして，新しい概念に基づいた高機能 DDS キャリアの開発へと進んでいくことが期待される。

7.5 量子ドットの特徴とイメージングへの応用

量子ドットは，幾何学的な直径が 1～20nm の金属や半導体のコロイドであり（図 2A），従来の蛍光色素や蛍光タンパク質と異なる独特な特長を有する。イメージングにおける量子ドットの有効な性質として，強い蛍光強度と励起光に対してほとんど退色しない点がある。蛍光色素の場合は，励起光と蛍光の波長の重なる場合が多く，励起光と重なる部分の蛍光をフィルターにより遮断しなければならないため，蛍光の発光の一部を失うことが多い。一方，量子ドットの場合は，短波長側に向かって吸光係数を増大しながら連続的に分布し，発光スペクトルの半値幅は狭く tailing しない[12] ため，蛍光スペクトルと重ならないように十分短波長側で励起することで，全ての蛍光の発光を失うことなく測定することができる[13]。従って，発光量子効率は，蛍光色素と量子ドットでは，ほぼ同じであっても，結果的には，量子ドットは，高い蛍光強度を得ることができる[14]。

これらの，励起光と蛍光のスペクトルにおける量子ドットの特長は，量子ドットの発光色は，同じ元素組成においては，粒子径により規定される[15] という特徴と併せることで，マルチカラーイメージングにおいても有効な性質となる。すなわち，蛍光スペクトルの半値幅が狭く tailing

(A)

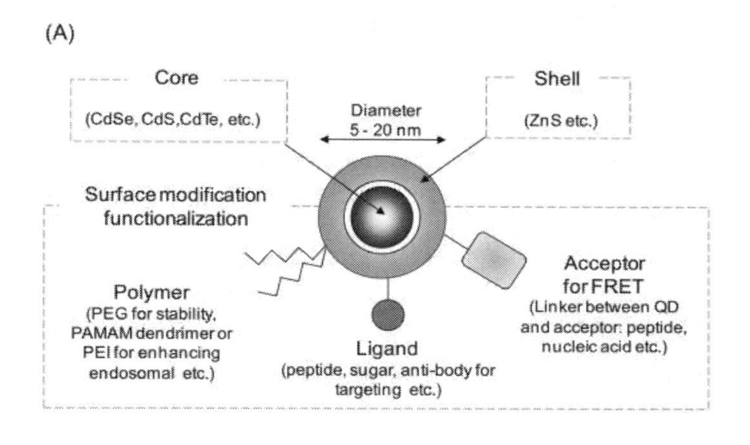

(B)

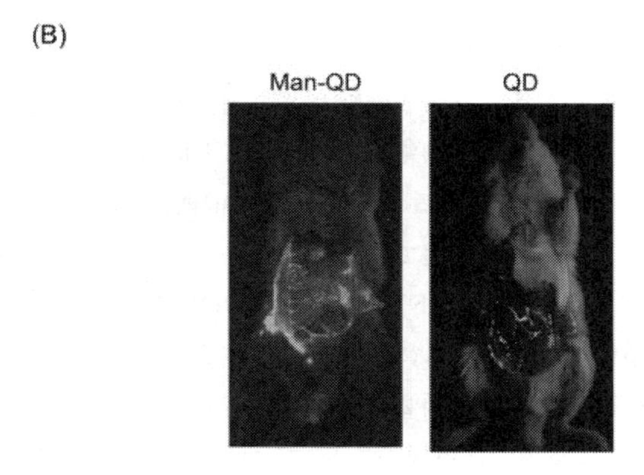

図2　量子ドットの構造と *in vivo* イメージングへの応用

しないため，クロストークを最小限度に抑えることが可能で，かつ，短波長における単一励起光で，サイズの異なる量子ドットを同時に励起させることが可能である。これらの性質を利用して，マウスのリンパ節をサイズの異なる量子ドットで標識し，445～490nmの励起光を照射するだけで同時に各リンパ節を可視化できる[16]。

さらに，生体組織の自家蛍光の発光寿命が2n sec以下であるのに対して，量子ドットの発光寿命は，約10～100n secと長い[13, 14]ことを利用すれば，励起後，20n sec後に測定する時間差測定により，自家蛍光のバックグラウンドの影響を低減させることが可能である。これらの特長を併せ持つ量子ドットは，*in vivo* イメージングにおいて特にその効力を発揮することができると考えられる。しかしながら一方で，量子ドットを用いて標識・イメージングを行う場合，量子ドットのサイズが直径約20nmの微粒子であるため，量子ドット修飾による立体障害，拡散速度の低下を考慮する必要がある。また，量子ドットは，blinking現象と言われる点滅発光をする[17]ため，高速撮影を行う場合にはこの性質を十分考慮しなければならない。

7.6 量子ドットのDDS開発への応用と今後の展望

DDS開発において，抗体と抗原や，リガンドとレセプターのような，厳密な分子—分子間の認識機構の利用が有効である。さらに，その分子認識機構を利用するためには，標的となる分子が体内で特定の細胞に選択的に発現していることが重要である。量子ドットの表面にリガンドとなる分子を修飾し（図2A），小動物へ投与後，量子ドットの集積する部位を評価する事により，標的部位を明らかにすることができる。最初に開発されたのは，癌細胞を標的とした量子ドットである。2002年，Akermanらは，癌組織の血管を構成する細胞に発現する膜タンパク質に認識されるLyP-1ペプチドを修飾した量子ドットを合成し，静脈内など血管内に投与後，組織切片の観察により癌組織の血管にLyP-1ペプチド修飾量子ドットが選択的に結合したのを確認した[18]。その後，前立腺癌に特異的に発現するPSMAを認識する抗体を修飾した量子ドット[19]や癌組織の血管を標的としたRGDペプチドを修飾した量子ドット[20]による*in vivo*での細胞選択的なイメージングが行われた。しかし，静脈内投与された量子ドットは，サイズの影響により，肺の毛細血管の塞栓により一時肺へ滞留した後，肝臓や脾臓などの細網内皮系へ分布するため，表面を抗体やペプチドで修飾した量子ドットも，標的組織へ移行すると同時に一部は細網内皮系へ集積する[21]。polyethylene glycol（PEG）修飾することにより，細網内皮系への分布が部分的に抑制できることが知られている[21]。我々の研究室でも，マクロファージに過剰発現するマンノースレセプターに認識されるマンノース修飾量子ドット（Man-QD）を作成し[22]，腹腔内に癌細胞が異常増殖する癌細胞の腹膜播種モデルマウスに腹腔内投与することにより，癌増殖に伴い遊走するマクロファージの可視化を行っている（図2B）。

DDS研究において，投与された薬物の体内動態が重要であることは言うまでもないが，前述したように，量子ドット自身の大きさや立体障害を考慮すると，低分子化合物やタンパク質，遺伝子の体内動態追跡には限界があると考えられる。一方，細胞のように十分大きなものを標識する場合は，量子ドット自身の大きさを無視することができるため，細胞治療の開発における移植細胞の追跡において量子ドット標識は有効であると考えられる。マウスやラットに移植後の幹細胞の動態追跡を目的に，量子ドットによる標識が利用されている[23]。我々の研究室では，マウス骨髄由来間葉系幹細胞への標識効率の増大および追跡可能時間の延長を目的にPAMAMデンドリマー修飾量子ドットを開発し，幹細胞の蛍光標識期間の延長に成功した[24]。

Förster resonance energy transfer（FRET）を利用した蛍光プローブは，分子間相互作用の評価に有効である。量子ドットをドナーとし，アクセプター分子を修飾する事によるFRETを利用し，ドナー分子とアクセプター分子の結合部に，特定の酵素により認識されるペプチド配列[25,26]やDNA[27]を配したFRETプローブが開発され，分子間相互作用の高感度な評価が可能になった。ドナーである量子ドットの蛍光は多方向に発光し，さらに，量子ドットの蛍光が非常に強いため，量子ドットとアクセプター分子の間に生じるFRETのメカニズムは，蛍光タンパク質や蛍光色素の場合とは異なる。例えば，1つの量子ドットに対し，およそ10個のアクセプター分子の修飾が必要である[28]。また，蛍光タンパク質や蛍光色素のようにFRETおよびその解消がドナーとアクセプターの距離で厳密に規定されず，高濃度のアクセプター存在下では量子ドットから離れて存在するアクセプターも励起される可能性がある。しかしながら，励起光に対して退色しにくい性質は，長期生細胞リアルタイムイメージングに有効であり，また，量子ドットの強い蛍光は，小動物組織内や，細胞内における分子間相互作用や分子挙動の *in vivo* イメージングに繋がることが期待される。

文　　献

1) 飯島澄男ほか，カーボンナノチューブ―期待される材料開発―，シーエムシー出版（2001）
2) H. Ali-Boucetta, *et al., Chem. Commun.,* 459 (2008)
3) D. Pantarotto, *et al., Angew. Chem. Int. Ed. Engl.* **43**, 5242 (2004)
4) D. Pantarotto, *et al., Chem. Commun.,* **16** (2004)
5) Shi KamNW, *et al., J. Am. Chem. Soc.* **126**, 6850 (2004)
6) K. Kostarelos, *et al., Nature Nanotech.* **2**, 108 (2007)
7) K. Yanagi, *et al., Adv. Mater.* **18**, 437, (2006)
8) T. Murakami, *et al., Mol. Pharm.* **1**, 399–405 (2004)
9) N. Kam, *et al., Proc. Natl. Acad. Sci. USA* **102**, 11600 (2005)
10) A. Takagi, *et al., J. Toxicol. Sci.* **33**, 105 (2008)
11) C. A. Poland, *et al., Nature Nanotech.* **3**, 423 (2008)
12) X. Michalet, *et al., Science* **307**, 538 (2005)
13) 山本重夫編，量子ドットの生命科学領域への応用，シーエムシー出版（2007）
14) U. Resch-Genger, *et al., Nat. Methods* **5**, 763 (2008)
15) I. L. Medintz, *et al., Int. J. Nanomedicine* **3**, 151 (2008)
16) H. Kobayashi, *et al., Nano Lett.* **7**, 1711 (2007)
17) M. Kuno, *et al., J. Chem. Phys.* **112**, 3117 (2000)
18) M. E. Akerman, *et al., Proc. Natl. Acad. Sci. USA* **99**, 12617 (2002)
19) X. Gao, *et al., Nat. Biotechnol.* **22**, 969 (2004)
20) W. Cai, *et al., Nano Lett.* **6**, 669 (2006)
21) A.M. Smith, *et al., Adv. Drug Deliv. Rev.* **60**, 1226 (2008)
22) Y. Higuchi, *et al., J. Control Release.* **125**, 131 (2008)
23) L. Ferreira, *et al., Cell Stem Cell.* **3**, 136 (2008)
24) Y. Higuchi, *et al., Biomaterials.* **32**, 6676 (2011)
25) J. E. Ghadiali, *et al., Angew Chem Int Ed Engl.* **50**, 3417 (2011)
26) D. E. Prasuhn, *et al., ACS Nano.* **4**, 5487 (2010)
27) R. Bakalova, *et al., J. Am Chem Soc.* **127**, 11328 (2005)
28) A. M. Dennis, *et al., Nano Lett.* **8**, 1439 (2008)

8 膜透過性タンパク質を用いた低酸素誘導因子 HIF 関連疾患のイメージング

口丸高弘[*1]，門之園哲哉[*2]，近藤科江[*3]

8.1 はじめに

生体内における酸素濃度は，組織細胞ごとに至適濃度が存在する。至適酸素濃度の維持は，生体機能の恒常性を保つ上で非常に重要な役割を担っている。しかし，がんや虚血性疾患においては，至適濃度をかなり下回った病的な低酸素環境が生じる[1,2)]。そのような低酸素環境下の細胞では，低酸素応答を司る低酸素誘導因子（HIF: Hypoxia Inducible Factor）が活性化し，様々な遺伝子の発現制御を行う事で，疾患の予後に多大な影響を及ぼす。がん，心虚血性疾患，脳血管障害は本邦の三大疾患で，死因の 60%以上を占めている。従って，病的低酸素状態を感度良く検出することができれば，三大疾患の治療戦略に大きく貢献できると期待される。我々は，これらの疾患において，共通して活性化される HIF 活性を標的とした薬剤送達手法を構築し，病変部位における HIF 活性を特異的にイメージングすることで上記目的を達成できると考え，HIF 活性を有する疾患部位を非侵襲的に可視化するイメージングプローブの開発を行っている。本稿では，腫瘍内低酸素微小環境や虚血性疾患における HIF を介した低酸素細胞応答の解説に加え，HIF 活性を有する疾患部位を非侵襲的にモニタリングするための POH イメージングプローブの開発について述べる。

8.2 腫瘍内低酸素領域と HIF

固形腫瘍内においては，不規則で不完全な血管新生によって生じた低酸素領域が存在する。腫瘍の切片標本を低酸素マーカーである pimonidazole を用いて染色すると，中央付近の壊死領域を取り囲むように，低酸素領域が存在していることがわかる（図 1）[3)]。この一部をさらに拡大して，蛍光免疫染色して観察すると，血管から 100 μm 程度離れた位置に HIF が活性化したがん細胞が存在し，更に血管から離れると pimonidazole 染色領域，続いて壊死領域となっていることがわかる。このような HIF が活性化したがん細胞は薬剤抵抗性，転移・浸潤能などを獲得しながら悪性化し，がん患者の予後不良に関わる事が知られている。また，近年，がんの発生・亢進の中心的な役割を担うと考えられているがん幹細胞では HIF-1 が活性化しており，有力な治療標的となることが示唆されている[4,5)]。そこで，我々は HIF が活性化したがん細胞に対するイメージングプローブを開発するにあたって，細胞内の HIF の酸素依存的な活性制御機構に注目

＊1　Takahiro Kuchimaru　東京工業大学大学院　生命理工学研究科　生体分子機能工学専攻　生体機能制御工学分野　特別研究員

＊2　Tetsuya Kadonosono　東京工業大学大学院　生命理工学研究科　生体分子機能工学専攻　生体機能制御工学分野　助教

＊3　Shinae Kizaka-Kondoh　東京工業大学大学院　生命理工学研究科　生体分子機能工学専攻　生体機能制御工学分野　教授

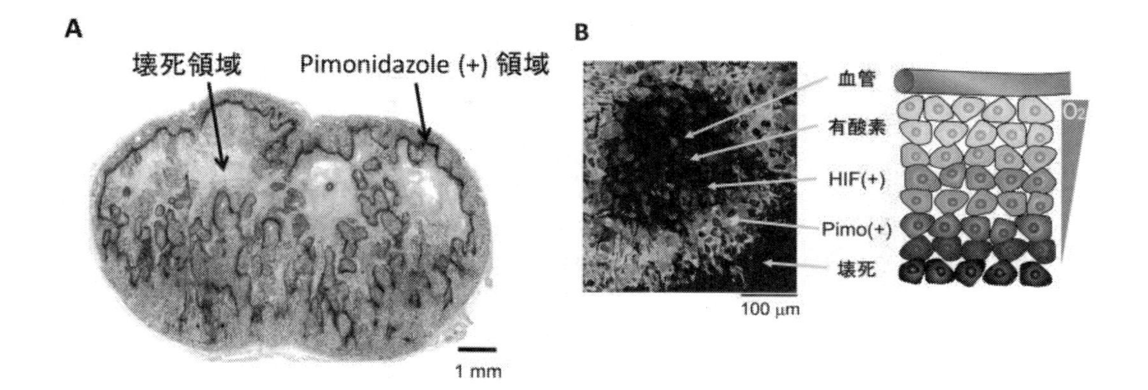

図1　腫瘍内の低酸素微小環境

（A）ヒト肝臓がん皮下腫瘍切片をHE染色（紫色），pimonidazoleで染色（茶色）した。中央付近は壊死領域であり，それを取り囲むようにpimonidazoleで染色されている帯状の領域（酸素分圧 pO_2＜10mmHg）が分布している。（B）腫瘍切片の多重蛍光染色図（紫：血管，赤：HIF-1 α，緑：pimonidazole）（左）と低酸素環境の概略図（右）。血管からの距離が離れるに従って，酸素の供給が不十分となることで，HIF活性化領域に続いて，pimonidazole領域（pO_2＜10mmHg），壊死領域が存在することがわかる。

した。

細胞の低酸素応答研究は，1995年にJohns Hopkins大学のSemenza博士らにより，HIF-1のcDNAが単離されたことで新たな局面を迎えた[6]。HIFは，細胞の低酸素環境への適応を司る転写因子であり，細胞内酸素分圧依存的に制御されている α サブユニットと，恒常的に発現している β サブユニットから構成される。現在，ヒトにおいて知られている3つのアイソフォーム（HIF-1 α，HIF-2 α，HIF-3 α）のうち，HIF-1 α は全身の細胞に普遍的に発現しており，低酸素細胞応答の大部分を担っている。HIF-1 α は有酸素環境下においては，Oxygen-dependent Degradation Domain（ODD）のプロリン残基がprolyl hydroxylase 2（PHD2）によって水酸化されることで，ユビキチン-プロテアソーム経路に運ばれ，分解される[7]。しかし，低酸素環境においてはODDが水酸化修飾されず，HIF-1 α はユビキチン-プロテアソーム分解経路を逃れ，核内で β サブユニットであるHIF-1 β と複合体を形成してHIF-1となる。そして，HIF-1複合体が，DNA上のHypoxia Response Element（HRE）配列に結合し，100を超える遺伝子の発現が誘導された結果，がん細胞は薬剤耐性や転移・浸潤能を獲得し，悪性化する（図2）[8,9]。

8.3　POHイメージングプローブの開発

我々は，HIF-1 α の酸素依存的制御機構に着想を得て，HIFが活性化した細胞内で特異的に安定化するPOH（PTD-ODD-Halotag）融合タンパク質を開発した。融合タンパク質は，膜透過ドメイン（PTD: Protein Transduction Domain），ヒトHIF-1 α から単離したODDドメインと信号物質を結合するためのHalotagドメインで構成されている[10]。PTDは，Dowdy博士

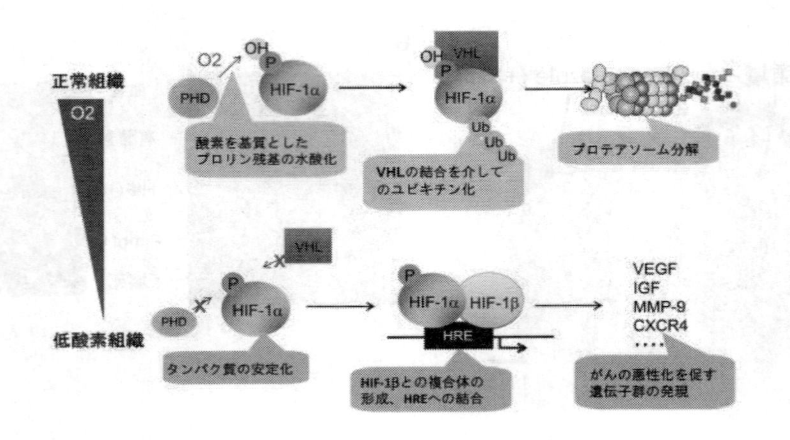

図2　細胞内の酸素分圧依存的なHIF-1転写活性の制御機構

有酸素細胞内（上図）では，PHD（プロリン水酸化酵素）によって，HIF-1αのODDに含まれるプロリン残基が水酸化され，VHL（Von Hippel-Lindau）複合体によってユビキチン化されることで，プロテアソームに運ばれて分解される。低酸素細胞内ではHIF-1を形成し，様々な遺伝子の転写制御を行う。

らによって，HIV由来のTATペプチドを用いることで全身の組織にタンパク質分子を輸送できることが示されて以来，DDSに広く応用されている[11, 12]。我々は独自に決定したアミノ酸配列によるPTDを使用しており，TAT-PTDよりも高効率に細胞内に融合タンパク質を導入できることを確認している[10]。また，ヒトHIF-1αがPHDによって水酸化修飾を受ける564番目のプロリンを含むODDドメイン内の配列を検討した結果，546-603アミノ酸配列を結合した融合タンパク質が，有酸素下において，ユビキチン-プロテアソーム系によって最も効率的に分解制御されることを確認し，POHのODDドメインとして用いた[13, 14]。PTDによって細胞内に輸送されたPOHプローブは，ODDドメインを介する酸素依存的分解制御を受ける。HIFが活性化した細胞内では，POHは分解を逃れ，細胞内で安定化するため，Halotagドメインに結合した信号物質により，HIFが活性化した細胞を特異的に可視化することができる。我々は，このPOHタンパク質を大腸菌で発現・精製した後，Halotagドメインを介して近赤外蛍光色素（NIRF）で標識し，近赤外蛍光イメージングプローブを作成した（図3）。

8.4　POHイメージングプローブによるHIF活性部位の非侵襲的可視化

次に，動物モデルにおいてPOHイメージングプローブの標的特異性を評価するために，標的となるがん細胞を発光イメージングで可視化する系を構築した。HIF-1が結合するHRE配列をプロモーターに組み込むことで，HIF活性依存的にルシフェラーゼ遺伝子が発現する。このHIF依存的ルシフェラーゼレポーター遺伝子（HRE-Fluc）を安定に保持するがん細胞を樹立し[15,16]，マウスに移植することで，腫瘍内HIF活性を*in vivo*発光イメージングで可視化することができる（図4）。ヒトすい臓がん細胞であるSUIT-2/HRE-Fluを皮下移植したヌードマウスに，

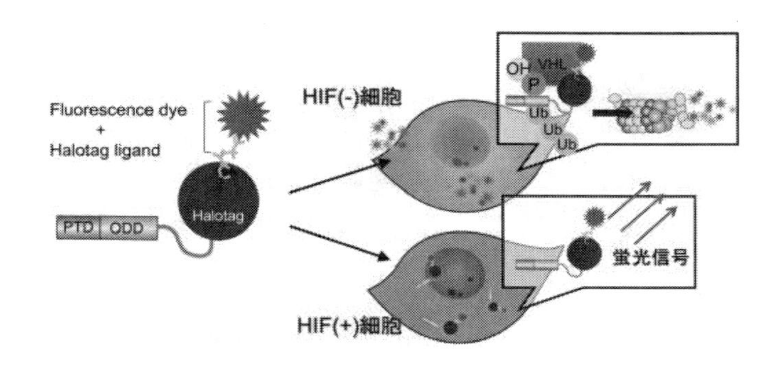

図3　POHイメージングプローブの概略

POH融合タンパク質は約50kDaであり，Halotagを介して近赤外蛍光色素で標識できる。HIFが不活化している細胞内では速やかに分解され，排泄されるが，HIFが活性化している細胞内では安定化するため，特異的な蛍光信号を検出することができる。

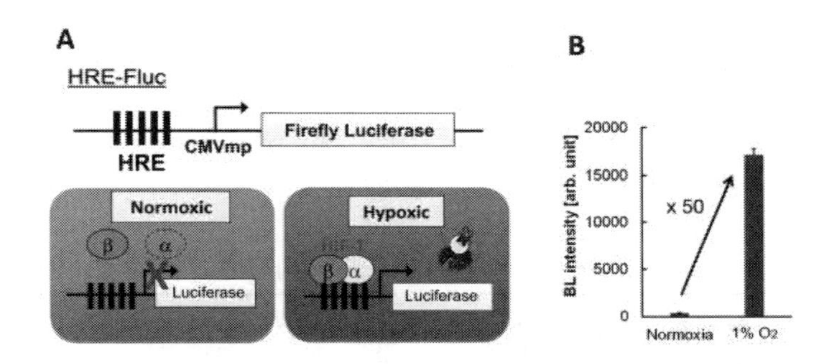

図4　HRE-Flucレポーター遺伝子によるHIF活性の発光イメージング

（A）HRE-Flucレポーター遺伝子の概略図（上図）と有酸素細胞，低酸素細胞内でのレポーターの応答（下図）。（B）HRE-Flucを導入したヒトすい臓がん細胞でのルシフェラーゼ活性。

POHイメージングプローブを尾静脈から投与すると，投与後数時間で腫瘍における蛍光シグナルが確認され，投与後15～24時間程度で腫瘍特異的なイメージが得られた。また，*in vivo*，*ex vivo*どちらにおいてもHIF活性を示す発光イメージングと蛍光イメージの強い相関が得られた(図5)。同様にSUIT2/HRE-Fluc細胞をすい臓に同所移植したモデルに，POHイメージングプローブを腹腔内投与し，POHプローブからの蛍光と標的細胞の発光を比較することで，HIFが活性化したがん細胞特異的なイメージングが可能であることを確認した。この場合も，*ex vivo*イメージングにおいて，腫瘍内のHIF活性部位特異的にPOHからの蛍光シグナルが確認された（図6）[9]。

8.5　HIF活性を有する疾患部位特異的なDDS

また，これまでに我々はPTD-ODDタンパク質を用いて，HIF活性を有するがん細胞特異的にアポトーシスを誘導する薬剤を開発し，マウスすい臓がん同所移植モデルを用いて，がんの浸

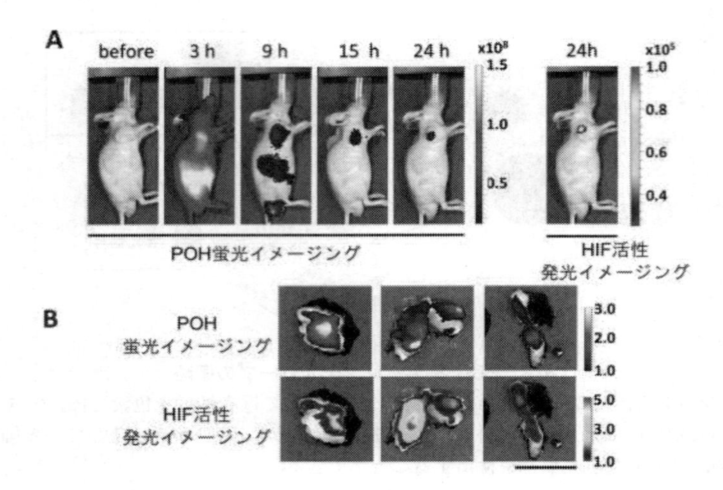

図5　近赤外蛍光標識 POH プローブによる皮下腫瘍内 HIF 活性の蛍光イメージング

（A）イメージングプローブを担がん（図4の HRE–Fluc を導入したがん細胞を前肢に皮下移植）マウスに尾静脈から投与した後，経時的に蛍光イメージングを行なった。右端の図（HRE–Fluc）は，腫瘍内 HIF 活性を発光イメージングで観察した図。（B）皮下腫瘍を切除し，*ex vivo* における蛍光・発光イメージングを行った。スケールバーは 10mm を示している。

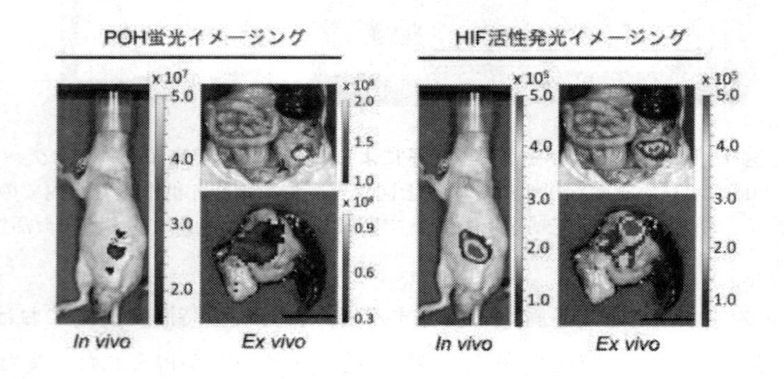

図6　すい臓がん同所移植モデルにおける POH プローブによる HIF 活性を有するがん細胞のイメージング

近赤外蛍光標識した POH プローブを投与後 24 時間の蛍光（左），発光イメージング（右）の様子を示した。スケールバーは 10mm を示している。

潤を効果的に抑制できる事を示した[16)]。今回開発した POH イメージングプローブを用いて HIF が活性化したすい臓がん細胞を特異的にイメージングできたことで，PTD–ODD タンパク質が HIF 活性を有する疾患部位特異的な薬剤送達システムとしても有効であることが示された。

我々は POH プローブが虚血性疾患にも適応可能かについても調べている。血流が乏しくなった組織は極度の低酸素状態に陥り，時間の経過と供に低酸素ストレスによるアポトーシスが誘導され，臓器の機能不全を招く[17,18]。脳梗塞や心筋梗塞といった虚血性疾患は患者の生命を危機的な状況に晒す。特に急性の場合においては，できるだけ早い血流の確保と同時に，虚血組織で進行するアポトーシスを抑制する薬剤投与が患者の予後不良改善のために有効であることが示唆されている[19]。そこで，我々は，アポトーシスを阻害する機能を付加したPTD–ODDタンパク質を作製し，脳虚血モデルマウスに投与する事で，虚血層の細胞死を抑制できることを確認している（論文準備中）。また，POHイメージングプローブを用いた動物実験によって，血流の乏しい虚血組織にPTD–ODDタンパク質を十分送達できることを示す結果を得ている（論文投稿中）。

8.6　おわりに

本稿では，HIF関連疾患として，がんと虚血性疾患を取り上げ，膜透過性タンパク質を用いた *in vivo* イメージングについて最新の知見を紹介した。HIF関連疾患に限らず，細胞内にはこれまでに標的とすることが難しかった多数の疾患関連分子が存在するため，膜透過性タンパク質を用いた分子標的手法は，今後のDDS開発において有望な手法の一つであることは間違いない。また，近年，酵素活性や細胞膜の特定の分子との結合に応答して膜透過性を獲得する機能的なPTDも報告されている[20,21]。PTDの特異性を改良することで，より高精度なDDSの構築が可能になると考えられ，将来の新規薬剤・診断薬開発への貢献が大いに期待されるところである。

文　献

1) Pouyssegur J, Fayan F, Mazure NM：Hypoxia signaling in cancer and approaches to enforce tumor regression. *Nature* **441**：437–443 (2006)
2) Simon MC, Liu L, Barnhart BC, Young RM：Hypoxia–Induced Signaling in the Cardiovascular System. *Annu Rev Physiol* **70**：51–71 (2008)
3) Arteel GE, Thurman RG, Yaste JM, Raleigh JA：Evidence that hypoxia markers detect oxygen gradients in liver：pimonidazole and retrograde perfusion of rat liver. *Br J Cancer* **72**：889–895 (1995)
4) Kizaka–Kondoh S, Tanaka S, Harada H, Hiraoka M：The HIF–1–active microenvironment：An environmental target for cancer therapy. *Adv Drug Delivery Rev* **61**：623–632 (2009)
5) Wang Y, Liu Y, Malek SN, Zheng P, Liu Y：Targeting HIF1α eliminates cancer stem cells in hematological malignancies. *Cell Stem Cell* **8**：8, 399–411 (2011)
6) Wang GL, Jaing BH, Rue EA, Semenza GL：Hypoxia–inducible factor 1 is a basic–helix–loop–helix–PAS heterodimer regulated by cellular O tension. *Proc Nat Acad Sci USA* **92**：5510–5514 (1995)
7) Shcofield CJ, Ratcliffe PJ：Oxygen sensing by HIF hydroxylases. Nat Rev Mol Cell

Biol **5**：343–354 (2004)
8) Semenza GL：Targeting HIF–1 for cancer therapy. *Nat Rev Cancer* **3**：721–732 (2003)
9) Weidemann A, Johnson RS：Biology of HIF–1α. *Cell Death Differ* **15**：621–627 (2008)
10) Kuchimaru T, Kadonosono T, Tanaka S, Ushiki T, Hiraoka M, Kizaka–Kondoh S：In vivo imaging of HIF–active tumors by an oxygen–dependent degradation protein with an interchangeable labeling system. *PLoS ONE* **5**：e15736 (2010)
11) Schwarze SR, Ho A, Vocero–Akbani A, Dowdy SF：In vivo protein transduction delivery of a biological active protein into the mouse. *Science* **285**：1569–1572 (1999)
12) Van den Berg A, Dowdy SF：Protein transduction domain delivery of therapeutic macromolecules. Curr Opin Biotech (in press)
13) Harada H, Hiraoka M, Kizaka–Kondoh S：Antitumor effect of TAT–oxygen–dependent degradation–caspase fusion protein specifically stabilized and activated in hypoxic tumor cells. *Cancer Res* **62**：2013–2018 (2002)
14) Harada H, Kizaka–Kondoh S, Hiraoka M：Mechanism of hypoxia–specific cytotoxicity of procaspase–3 fused with a VHL–mediated protein destruction motif of HIF–1alpha containing Pro564. *FEBS Lett* **580**：5718–5722 (2006)
15) Harada H, Kizaka–Kondoh S, Hiraoka M：Optical imaging of tumor hypoxia and evaluation of efficacy of a hypoxia–targeting drug in living animals. *Mol Imaging* **3**：182–193 (2005)
16) Kizaka–Kondoh S, Itasaka S, Zeng L, Tanaka S, Zhao T, Takahashi Y, Shibuya K, Hirota K, Semenza GL, Hiraoka M：Selective killing of hypoxia–inducible factor–1–active cells improves survival in a mouse model of invasive and metastatic pancreatic cancer, *Clin Cancer Res* **15**：3433–3441 (2009)
17) Althaus J, Bernaudin M, Petit E, Toutatin J, Touzani O, Rami A：Expression of the gene encoding the pro–apoptotic BNIP3 protein and stimulation of hypoxia–inducible factor–1alpha (HIF–1alpha) protein following focal cerebral ischemia in rats. *Neurochem Int* **48**：687–695 (2006)
18) Loor G, Schumacker PT：Role of hypoxia–inducible factor in cell survival during myocardial ischemia–reperfusion **15**：686–690 (2008)
19) Kim HA, Rhim T, Lee M：Regulatory systems for hypoxia–inducible gene expression in ischemic heart disease gene therapy. *Adv Drug Deliv Rev* **63**：678–687 (2011)
20) Oslon ES, Aguilera TA, Jiang T, Ellies LG, Nguyan QT, Wong EH, Gross LA, Tsien RY：In vivo characterization of activatable cell penetrating peptides for targeting protease activity in cancer. *Integr Biol (Camb)* **1**：382–393 (2009)
21) Sugiura KN, Teesalu T, Karmali PP. Kotamrgaju VR, Agemy L, Giard OM, Hanahan D, Mattery RF, Rouslahti E：Tissue–penetrating delivery of compounds and nanoparticles into tumors. *Cancer Cell* **16**：510–520 (2009)

9 磁場により駆動制御を行う自走式カプセル内視鏡のDDSにおける可能性

樋口和秀[*1]，森田英次郎[*2]，進藤康則[*3]，能田貞治[*4]，倉本貴典[*5]，
井上拓也[*6]，時岡　聡[*7]，梅垣英次[*8]，大塚尚武[*9]

9.1 はじめに

カプセル内視鏡（Capsule Endoscopy：以下CE）は全く新しいコンセプトにより作り出され，低侵襲に全小腸の内視鏡観察を行うことのできる優れた検査機器である。検査法としては確立され，その有用性については内外から多数の報告が成されている[1)]。それ以後，食道だけを観察する食道用カプセル内視鏡，大腸を中心に観察する大腸用カプセル内視鏡が，開発され臨床応用されてきた。これらのカプセル内視鏡は，ヒトの消化管の蠕動で消化管内を移動し，自動で写真が撮影されていくわけである。すなわち，その欠点として，消化管の蠕動に任せているがために，我々内視鏡医が観察したいところを自由に観察できないという点が指摘できる。そこで，我々は，体外からコントロールし自走するカプセル内視鏡を開発している。本稿では，現行CEの問題点からみた自走式CEの必要性とその研究開発の現状について概説し，DDSにおける自走式カプセル内視鏡のシステム応用の可能性について考えてみたい。

9.2 カプセル内視鏡開発の歴史と問題点

CEの開発は，1981年に軍事偵察技術をもとにイスラエル国防省軍事技術研究機関の電子・光学部門の主任研究者であったGavriel Iddan博士とイスラエルの消化器内科医Eitan Scapaらによって開発が開始された。「Opening up a new frontier」の理念のもと，簡単に嚥下し，直接小腸を観察できる「カプセル内視鏡」のコンセプトが打ち出された[2)]。Atlas of Video Capsule EndoscopyのFuture Developments of Capsule Endoscopyの章にSwain博士が1994年時のCEの設計図を掲載している。その図ではCCD（charge-coupled device）と光源から成る撮像部とバッテリー，トランスミッター等からなる電源部に別れた2連式のカプセルからなり，CCDはジョイスティックで外部からコントロールできる仕組みになっていた[3)]。その後CMOS（complementary metal oxide semiconductor）の出現により，低消費電力，廉価な小型装置へと改

＊1　Kazuhide Higuchi　大阪医科大学　第二内科　教授
＊2　Eijirou Morita　大阪医科大学　第二内科
＊3　Yasunori Shindo　龍谷大学　理工学部　機械システム工学科
＊4　Sadaharu Nouda　大阪医科大学　第二内科
＊5　Takanori Kuramoto　大阪医科大学　第二内科
＊6　Takuya Inoue　大阪医科大学　第二内科
＊7　Satoshi Tokioka　大阪医科大学　第二内科
＊8　Eiji Umegaki　大阪医科大学　第二内科
＊9　Naotake Ohtsuka　㈱ミュー

良され，1994年に「カプセル内視鏡」として最初の臨床報告がなされた。1998年に現在のギブンイメージング社が設立され，Iddan博士，Swain博士らのチームによって開発が更に本格化するようになった。カプセルサイズ，送信機出力，画像処理装置，バッテリーなど，様々な改良が加えられ，1999年1月に遂に現行モデルの試作システムが完成した[4)]。開発開始から19年，平塚秀雄博士がロープウェイ法によって世界で最初に全小腸の内視鏡観察を行ってから実に29年の歳月を経て，全く新しいコンセプトによる小腸内視鏡が完成した[5)]。そして現在，Swain博士，オリンパス社，我々の研究チームなどが，自走式CEの開発に着手している。

9.3 自走式カプセル内視鏡の必要性

まず，現行CEの問題点について既報を基に概説する。CEの診断は，カプセルにより自動的に撮影された静止画像の診断であるため，通常のチューブ式内視鏡とは異なり，以下に示す様な問題点を有している。現在CEの内蔵電池による駆動時間は8時間であり観察時間に制限があるため，観察が行えるのは全小腸の70〜80%とされ，小腸遠位側に病変がある場合の診断には大きな問題であると報告されている。このため，腸管蠕動亢進剤などの投与による大腸到達率の向上が試みられているが決して満足すべき成績では無い。また，病変や病変が疑われる部位に戻ったり留まったりして詳細に観察することはできない。現在欧米では小腸用以外にも食道用と大腸用のCEが開発され，既に臨床応用されており，その進歩には目を見張るものがあるが，この様に現行の駆動様式である腸管蠕動による受動運動のみでは，観察したいところが自由に観察できず，CEはあくまで低侵襲な腸管のスクリーニング検査としての位置づけを脱することは困難である。この唯一の解決策が，任意の方向に自走し，リアルタイムに内視鏡観察を行い得る機能をCEに付加させることである。この機能が付加されることにより，現在抱えているCEの問題点は生検ができないことを除いてほぼ解決されると言っても過言ではない。

9.4 磁場により駆動制御を行う自走式CE

自走式CEの開発に関するいくつかの取り組みが報告されている。カプセルにウォータージェット，キャタピラ，スクリューを取り付けた自走式カプセルの試みがインターネットなどで報じられているが，論文としての報告はない。この様に現時点においては腸管という限られた空間の中を任意の方向に自走して，CEを運搬するマイクロマシンは未だ確立されておらず，駆動方式もそれぞれの研究グループが模索しているのが現状である。

生体内でのマイクロマシンの駆動方式として，次に挙げる5項目の特徴を有することが必要とされている。それは，①人体に無害である，②小型化できるよう構造が簡単である，③駆動により熱が発生しない，④動力を非接触で供給できる，⑤遠隔操作が可能であることである。我々はこの5項目を満たす駆動方式として磁場による駆動制御に着目し，自走式CEの研究開発を2003年10月より龍谷大学理工学部機械システム工学科（当時教授の大塚尚武先生ら，現株式会社ミュー）と共同で行っている。

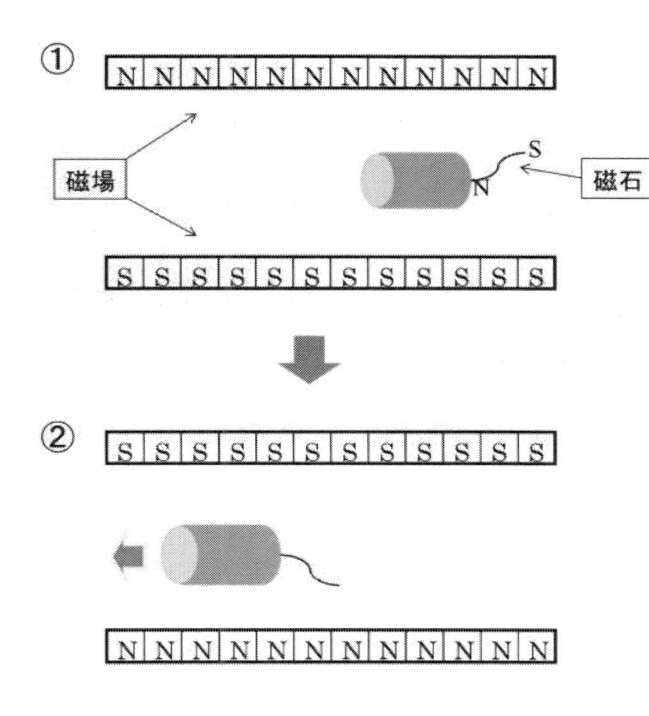

図1　磁場を用いた自走式CEの基本原理
電磁石の磁極が①から②へと変化することで，ヒレに付着した磁石が振動し，ヒレを直接揺動させることにより推進力が生まれ，CEが自走する。

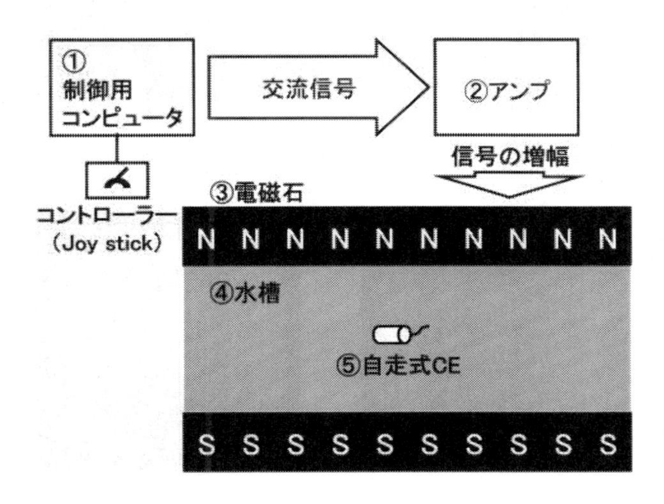

図2　自走式CEの基本システム

我々が自走式CEの駆動方式に選択した磁場による駆動制御の原理について述べる。小さな磁石に交流磁場を与えるとその磁石は振動する。この振動を柔らかいヒレに伝えてヒレを直接揺動させると，振動を推進力に変換することができる（図1）。この交流磁場波形を上手く変化させれば，その進行方向や速度を制御することができる。この原理を用いて，体外で操作可能な主に胃腸内での動作を目的とした医療用マイクロマシンが龍谷大学理工学部機械システム工学科（元大塚尚武教授ら）によって開発された。このシステムの原理図を図2に示す。このシステムは①コンピュータにより発信した交流信号を②増幅器（パワーアンプ）により増幅させ，③電磁石のコイルに電流を流すと交流磁場が発生する。この磁場内に胃腸内を想定した④水槽を置き，水槽内に⑤後部に小磁石付きのヒレを取り付けたマイクロマシンを入れると，水槽内のマイクロマシンをあたかも魚が泳ぐ様に動かすことができる。コンピュータにより，交流電圧の種々の波形パラメーターを変化させることができ，付属のジョイスティックを操作することにより交流電圧の振幅とバイアス値などを変化させ，マイクロマシンに取り付けたヒレの動きを変化させることにより，マイクロマシンの運動速度と進行方向を三次元平面内で自由自在に制御することができる仕組みになっている。

我々が作成した自走式CEとは，この医療用マイクロマシンにCE（PillCam®SB）を装着し，ギブン・リアルタイムモニタリングシステム（RAPID® Access RT）を用いて，マイクロマシンをリアルタイムに駆動制御することにより，腸管内において任意の方向の内視鏡観察を可能にしようとしたものである。大きさはヒレも含めて11×45mmであり，内服は可能である（図3）。

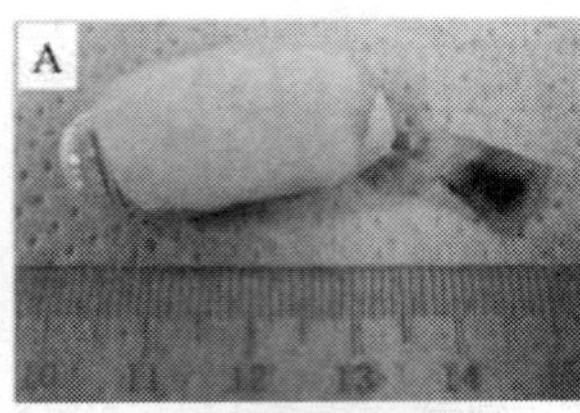

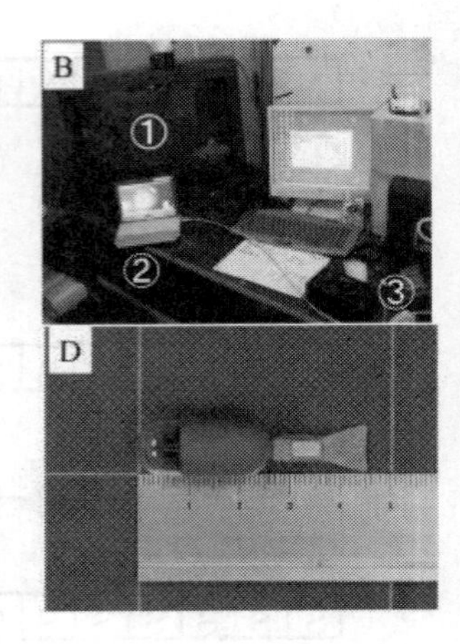

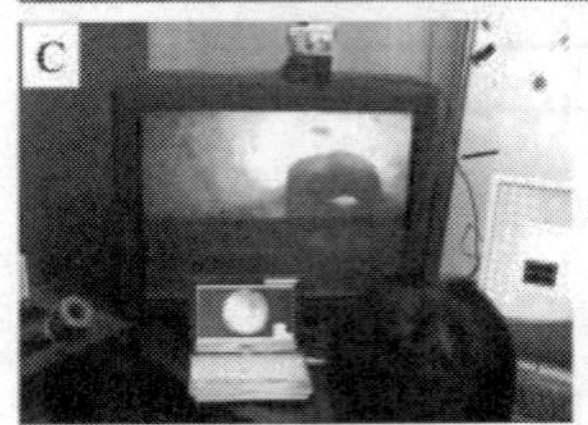

図3

A　自走式CE：第一号機
B　自走式CEのコクピット，①胃模型内設置モニター，②ギブン・リアルタイムモニタリングシステム（RAPID® Access RT），③Joystick
C　リアルタイムモニターをみながら，カプセルを操作する
D　改良型自走式カプセル：これをヒトに研究に用いた

9.5　自走式カプセル内視鏡の研究成果

我々の自走式CEの開発経過とその成果について述べる。まず，既述した自走式CEのシステム内に水の入ったガラス水槽を設置し，目視にて自走式CEの操縦を試みた。その結果，ラジコンカーを操縦する要領で，容易に遠隔操作により水槽内の水面において自由自在に自走式CEを操ることが可能となった。2009年に生体内（犬）での可動・撮影実験に成功し，国際専門雑誌に発表した[6]。その後，さらなる改良を加え，人体に応用しヒトでの可動・撮影実験に成功し（図4，5），この成果を米国シカゴで開催された世界最大規模のDDW（米国消化器病週間）国際会議において2011年5月7・8日に学術発表した[7,8]。それに引き続き，日本国内で2011年6月21日プレス発表を行った。

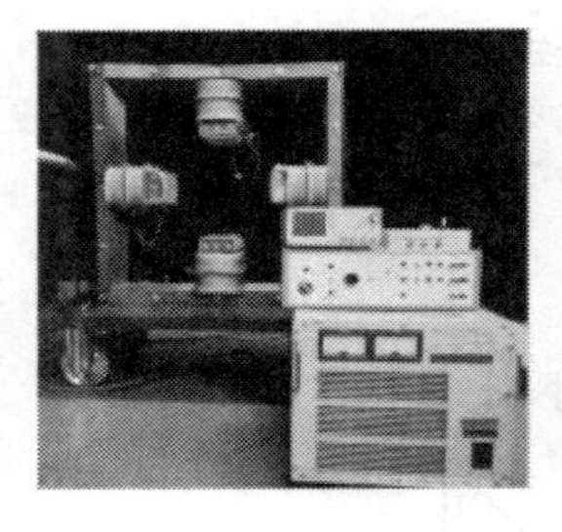

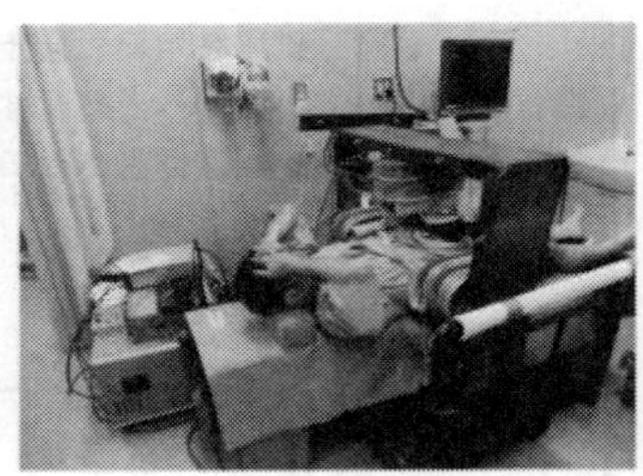

図4　交流磁場発生装置

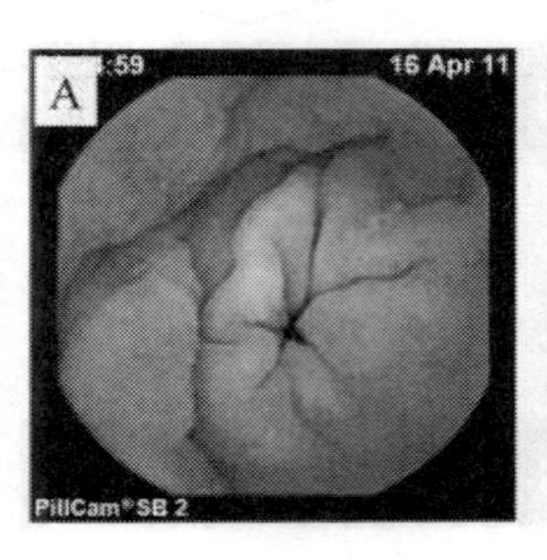

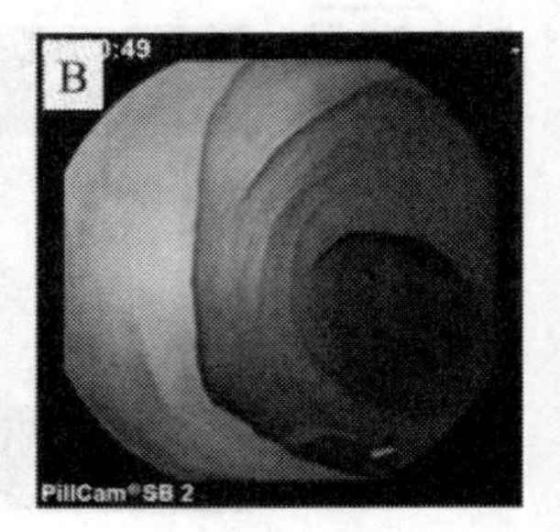

図5

A　カプセルが撮影したヒトの胃の写真
B　カプセルが撮影したヒトの大腸の写真

胃内でこの自走式カプセル内視鏡を動かす場合は，被験者に予め水を飲んでもらい，胃の中の半分くらいを水でみたし，この中を泳がせることになる。また自走式カプセル内視鏡の現在位置は，カプセル内視鏡が撮影し体外に送信したリアルタイムの画像でモニターできるので，そのモニター画面をみながらジョイスティックを動かして移動させる。今回は，カプセルを内服し，実際のヒトの胃内の観察・写真撮影に成功した。

構造が非常に簡素で安価に作成することができるので，近い将来の臨床応用時に不可欠となる使い捨て用途に十分対応可能である。また装着するソケットの大きさを変えるだけで，あらゆるカプセル内視鏡に対応することができる。さらに体外から与える磁場によって駆動するので，駆動時に熱の発生は無く，駆動時間の制限はない。使用する磁場もMRI検査時に浴びる磁場の強さと比べると格段に弱く，人体に影響を及ぼさないと考えられる。

これらのことから，私たちが開発した自走式カプセル内視鏡は消化管を検査するカプセル内視鏡の駆動方式として理想的なものであるといえる。現在，日夜この自走式カプセル内視鏡で全消化管を数時間で検査することができるように試験を繰り返している。

9.6　自走式カプセル内視鏡のDDSにおける可能性

CEは研究開始から僅か20年で実用化に成功しており，今後更に進歩することは万人が希望するところである。海外からの招待講演として「CEの未来」について拝聴することがあるが，ほとんどの演者が近い将来にCEが自走し，生検を初めとする様々な内視鏡処置が可能となるであろうと述べている。その一つに，薬剤の散布がある。この自走式カプセル内視鏡に薬剤を搭載し，必要なところで薬剤を散布することが可能であると考える。さらに，レーザーなどの治療もいずれは，体外からの操作で行えるようになるであろう。現在，我々も自走式CEのシステム確立後に必要となる生検，腸液採取，マーキング，薬剤散布等の機能についても開発に着手している。自走式CEの開発には，様々な分野の専門知識が必要であり，大学・企業の研究グループが産学共同で実用に向けて取り組まなければならない。

十数年前に，“ミクロの決死圏”という映画があったが，まさしくそれを現実化している感がある。リアルタイム画面を見ながらカプセルを操縦し，見たいところを観察し，病変があれば，生検や薬剤を用いた治療をする。人間が小さくなって体内に入ることは不可能であるが，自由に操作できる小型カプセルが開発されれば，これらの医療技術が現実化するのも夢ではないといえる。自走式CEの臨床での実用化には今後10年も掛からないとする意見が多く，我々も同感である。我々の開発した磁場による駆動方式は，自走式CEに必要な様々な条件を満たしており，今後この分野において広く用いられる技術であると同時に，DDSにおいても十分使える可能性の高い方法と考えている。

文　献

1) 最新の内視鏡治療とカプセル内視鏡，樋口和秀，梅垣英次，時岡聡，大阪医科大学雑誌 2008；**67**（1）9-15（2008. 06）

2) Higuchi K., Umegaki E., Morita E. et al., Present status and strategy of NSAIDs-induced small bowel injury. J. Gastroenterol., 2009: **44**: 879-88

3) Swain C. P., Future Developments of Capsule Endoscopy, Atlas of Video Capsule Endoscopy 2002

4) Notes from the Inventor, Iddan G. J., Atlas of Video Capsule Endoscopy 2002

5) 小腸の内視鏡診断，平塚秀雄，胃と腸，1972；**7**；1679-1685

6) E. Morita, N. Ohtsuka, S. Nouda, K. Higuchi et al., In vivo trial of a driving system for a self-propelling capsule endoscope using a magnetic field（with video）Gastrointestinal Endoscopy 2010; **72**; 836-840

7) Ohtsuka N., Umegaki E., Nouda S., Higuchi K. et al., Observation of human stomach by using a body-friendly and self-propelling capsule endoscope 2011, ASGE

8) Kuramoto T., Umegaki E., Higuchi K. et al., Retrograde colon capsule endoscopy from anus using a new self-propelling capsule; the first human trial. 2011, ASGE

ドラッグデリバリーシステムの新展開 II
―核酸医薬・抗体医薬・ワクチン医療を支えるDDS技術―《普及版》(B1265)

2012年 3月 1日 初 版 第1刷発行
2018年 12月 10日 普及版 第1刷発行

監 修 永井恒司，岡田弘晃 Printed in Japan
発行者 辻 賢司
発行所 株式会社シーエムシー出版
東京都千代田区神田錦町 1-17-1
電話 03(3293)7066
大阪市中央区内平野町 1-3-12
電話 06(4794)8234
http://www.cmcbooks.co.jp/

〔印刷 あさひ高速印刷株式会社〕

ISBN978-4-7813-1302-3 C3047 ¥5600E

ドラッグデリバリーシステムの新展開II
—核酸医薬・抗体医薬・ワクチン医療を支えるDDS技術—《普及版》

2012年[illegible]月[illegible]日 初 版 第1刷発行
2018年12月10日 普及版 第1刷発行

監 修 [illegible] 岡田弘晃 Printed in Japan
発行者 [illegible]
発行所 株式会社シーエムシー出版
[illegible]神田錦町[illegible]
[illegible]
[illegible]
[illegible]
[illegible]www.cmcbooks.co.jp

[illegible] © [illegible], 2018

落丁・乱丁本はお取替えいたします。

[illegible]

ISBN978-4-7813-1302-3 C3047 ¥5600E